杨维杰

痛证特效一针疗法

编著◎杨维杰

中国健康传媒集团

中国医药科技出版社

内 容 提 要

本书是杨维杰医师单穴针刺治疗痛证之临床经验总结。全书分两篇，基础理论篇介绍痛证病因病机及相关经络分布、辨证取穴规律等；临床应用篇以病为纲，介绍了临床常见 29 种疼痛疾病的取穴经验。本书理法皆备，选穴简单，临床效验，适合广大从事针灸临床的医师、医学院校学生及中医爱好者阅读、参考。

图书在版编目（CIP）数据

杨维杰痛证特效一针疗法/杨维杰编著 . —北京：中国医药科技出版社，2021.6
（2024.9重印） ISBN 978 - 7 - 5214 - 2386 - 0

Ⅰ. ①杨…　Ⅱ. ①杨…　Ⅲ. ①疼痛—针灸疗法　Ⅳ. ①R246

中国版本图书馆 CIP 数据核字（2021）第 062721 号

美术编辑　陈君杞
版式设计　诚达誉高

出版　**中国健康传媒集团** ｜ 中国医药科技出版社
地址　北京市海淀区文慧园北路甲 22 号
邮编　100082
电话　发行：010 - 62227427　邮购：010 - 62236938
网址　www.cmstp.com
规格　710 × 1000mm ¹⁄₁₆
印张　14 ¼
字数　285 千字
版次　2021 年 6 月第 1 版
印次　2024 年 9 月第 6 次印刷
印刷　河北环京美印刷有限公司
经销　全国各地新华书店
书号　ISBN 978 - 7 - 5214 - 2386 - 0
定价　**56.00 元**

获取新书信息、投稿、为图书纠错，请扫码联系我们。

前　言

针刺治疗痛证广为人知，目前，越来越多的人患有疼痛疾病就会想到找针灸医师治疗，但由于针灸医师水平参差不齐，有时效果不尽如人意。其实针灸同用药一样，药不在多，针亦不在多，如不明道理，即便扎了很多针，甚至患处被"全面包围"，也如同乱枪打鸟，无济于事，反增患者痛苦。下过功夫研究针灸的人都有此体会，只要认识病理，熟悉针理，往往一针就能解决患者痛苦，而且不必针刺患处。针刺疗法既是技术，也是艺术，研究精方简针同精方简药一样重要。

回忆当年，我熟读《针灸大成》，对于歌赋如《标幽赋》《百症赋》《肘后歌》等，更是狠背硬记，不但中医师特考针灸高分通过，也为之后40多年的临床打下了基础。所谓"心中有汤头，临证不用愁"，针灸歌赋等同于方剂歌赋，熟背针灸歌赋，临证同样也不必忧愁。尤其可贵的是，绝大多数的歌赋、歌诀，治病都以一穴为主，是最古朴的一针疗法，是古人心血的结晶。少数歌赋虽以"对穴"及"应穴"形式出现，但有时取两个穴位中的一个穴位就很有效，也可算是"一针"疗法。在对于这些歌诀的反复应用及思辨的过程中，我一直有不少新的体悟，继而有特别的创建。

我个人对针刺治疗痛证曾下过极大功夫，也写过有关的著作。自执业针灸之初，即遵古法传统取穴，上有病下取之，左有病右取之，长期以来，积累了用针少且不针痛处的经验，进而研创出具有个人特色的"一针疗法"。"一针疗法"最大的特点就是远处取穴，以针四肢为主，不仅方便安全，而且取穴少、见效快。

本书分为基础理论篇及临床应用篇两大部分。理论篇首先介绍了疼痛的概念、类型、病机病因、诊断，其次介绍了针灸治疗痛证的总规律。临床篇介绍了各种痛证的治疗。自四肢、内脏到五官之各种疼痛，临床常见的痛证多已包括在内，每种疼痛的治疗都介绍了多种特效一针疗法，并对每一个特效针法都解释了取穴及起效原理，不但给医师加强信心，而且为医师就临床状况灵活取穴提供方便。

本书是我个人治疗痛证之临床经验总结，除小部分曾发表于博客及学术期刊外，大部分内容多年来一直仅收录于特别讲座的教材而未对外公开。此次经整理出版，冠以《杨维杰痛证特效一针疗法》之名，以飨同道。当然，针灸之学浩瀚无边，个人穷一生努力研究所得，也只是在一定范围内的小成就，必有不足之处，还望高明不吝指正。

维杰庚子年（2020）春于洛杉矶

目　录

基础理论篇

临床应用篇

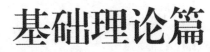

基础理论篇

第一章　概　论

近50年来针灸风行世界，针灸除治疗疑难杂症有特殊效果外，最为众人所知的原因之一就是针灸治疗痛证效果既快又好。在掌握一针疗法治疗痛证之前，若能对痛证有较深的认识，则将更有利于选穴，治疗效果也更佳。本章重点介绍痛证的一些基础知识。

第一节　疼痛的特性与机制

几乎每一个人都有疼痛的经验，但疼痛是怎么回事，为什么会引起疼痛，可能很多人都说不上来。事实上也很难对疼痛下一个确切的定义，这里综合介绍疼痛的基本理论，简单谈谈疼痛的特性及机制。

一、疼痛的特性

疼痛是体内、外伤害性刺激引起的一种主观感觉。疼痛与听觉、视觉、温度觉等都是感觉，除具有一般感觉的特性外，还有特殊的属性。

（1）疼痛是一种原始感觉。各种刺激，包括机械性、温度性及化学性刺激，只要达到一定的强度，造成组织损伤，都可引起疼痛，并伴有强烈的情绪反应。在人们的观念中，疼痛和疾病是紧密联系在一起的，正因如此，疼痛往往成为患者求医的最直接原因。从生物学角度来看，疼痛是一种警戒信号，由此可引起机体一系列的防御性反应。例如，误摸到火炉上的锅会有烫的痛觉，接到疼痛的警告信号，身体发出反射动作，立刻将手缩回，避免形成更大的伤害。对于寒冷的感觉也是如此，如触碰寒冰，先有凉感，之后会有痛感，疼痛意味着再持续下去就会冻伤，大脑收到疼痛信号后"指挥"身体做出反应，避免受伤。再如内脏疼痛，十二指肠溃疡会出现饥饿疼痛，使患者知道马上吃点东西中和过多的胃酸，缓解疼痛。冠心病患者活动过度后，因心肌供血不足，可出现心绞痛，心绞痛的出现迫使患者停止活动，防止心肌缺血进一步加重、产生更严重的后果。

（2）疼痛是一种复合感觉。疼痛的性质除了在程度上有轻有重外，人们对于疼痛的感受也不一致，有刺痛、绞痛、胀痛和烧灼痛等，并含有情绪及经验成

2

分，因此可以说是一种复合的感觉。

二、疼痛的机制

有关疼痛机制的研究，迄今尚不完善，现有的科学研究只是对疼痛本质的某些侧面进行了进一步的阐明。疼痛的外周机制研究包含疼痛感受器及致痛物质两个方面的研究，至于疼痛的认知神经机制研究则以闸门控制理论最具代表性。

在最表层的皮肤结构中，有许多感受器和游离的神经末梢，这些神经末梢受到一定的刺激时会立刻释放大量的化学物质，如前列腺素、P物质和缓激肽，这些物质对疼痛的发生与发展起着关键性作用，可以通过多种途径产生疼痛，统称为致痛物质。平常在体内就有少量的致痛物质存在，其中有的负责神经与神经间传导的任务（例如P物质），它们贮存在神经末梢内或其附近，随时"待命出发"，一旦发生炎症或组织被破坏时，细胞溶解产生大量的致痛物质就会变成引起疼痛的"凶手"。

疼痛的传递与其他感觉信号一样，属于神经生物电传递。疼痛信号沿着一定的神经通路传到丘脑和大脑皮质，再由大脑皮质分析疼痛的程度及部位。这时人就会发出呻吟，并用手去按摩、揉擦以图减轻疼痛，这就是疼痛的一般过程。

1965年，伦敦大学的Melzack和加拿大麦吉尔大学的Wall共同提出了闸门控制理论。他们认为，神经系统无论在何种情况下都只能处理一定数量的感觉信号，当痛觉信号超过一定限度时，脊髓中某些细胞便会产生对这些信号的抑制作用，好像是把它们拒之门外似的，例如有痛觉及揉擦感同时来到脊髓，则守门机构便会将门关闭，使痛的刺激在此止步，疼痛顿觉减轻，所以疼痛时，自然地会在痛处按摩以减轻疼痛，这是很合理的。粗纤维神经（揉擦时产生的感觉是由粗神经纤维传导的）对细纤维神经（疼痛是由细纤维神经传导的）有抑制作用，这是因为粗的神经纤维在疼痛传来时，"门"就变狭小，细的神经纤维在传来疼痛时，"门"就大开着，从末梢传导至大脑的疼痛信号可因各种因素使"闸门"打开或关闭，疼痛随之即可增减。

经验告诉我们，痛有两种时，必只感觉其中较强的痛，这也可以用闸门控制理论来解释。如很多人来进行治疗时主诉为腰痛，待治疗后腰痛缓解才发觉腿也痛。再如一些怕打针的人在打针时咬自己的手指或拧自己的身体，以减轻疼痛，这也是闸门控制理论最常见的例子，由于这种疼痛是自己造成的，所以可以忍受。在产生疼痛的同时，大脑和脊髓中能产生强有力的抑制疼痛的化学物质——内啡肽，这种物质能阻断疼痛报警系统通路，进而使疼痛消失或减轻。运动能减轻疼痛，除可以用闸门控制理论解释外，与内啡肽分泌增加也有关。

值得一提的是，针刺止痛是疼痛治疗学中一颗耀眼的明珠。经过长期研究证明，针刺入人体某一部位时，神经冲动从神经末梢传到脊髓中枢、脑干和丘脑，并刺激大脑产生一定的 5 - 羟色胺（5 - HT）及内啡肽，从而产生止痛作用。

针刺止痛与药物止痛不同，药物是直接作用于中枢神经系统，使用不当时可能会发生成瘾的副作用。针刺则是通过对神经末梢的直接刺激以激发神经系统活动，释放一些活性化学物质来调节痛觉的传递而达到止痛目的。

在镇痛的同时，针刺还能通过调整经络来恢复脏腑功能，消除疼痛的根本原因，因此针刺实为一种值得提倡的镇痛方法。

第二节　引起疼痛的常见疾病

很多疾病可以引起疼痛，常见的有神经病变引起的神经痛，关节炎、软组织疾病及内脏牵引或反射引起的疼痛等，这里概略地谈谈神经痛、关节炎及软组织疾病引起的疼痛。

一、神经痛

神经病变引起的神经痛是临床常见的一种疼痛，一般很少突然发生，多由逐渐变化而引起。初起症状并不明显，在病变处及周围感觉迟钝，略呈麻痹状态，这种感觉由于不痛，常会被忽略，一旦严重，病情爆发就不易迅速治愈。

几乎全身的神经都可发生病变而引起神经痛，而以发生在头面的三叉神经、发生在胸间的肋间神经、发生在腰以下的坐骨神经最易发生病变，疼痛也最严重。当发现以上神经发生病变，出现神经痛时，就要尽快进行诊治。

神经痛一般是在没有受到任何外界刺激的条件下出现的疼痛症状，又称为自发痛。神经痛有以下几个特征：①疼痛剧烈。②疼痛以突然发作居多。③疼痛有一定范围，与神经支配区域有关。④痛发时在神经近表皮处按压疼痛加剧。引起神经痛的原因很多，退化及劳损是主要原因。常见的神经痛如下。

1. 发生在头面部的神经痛

（1）三叉神经痛：半侧颜面部剧烈疼痛，一般为突然发生，每因触及颜面或口腔皮肤引起，说话与进食均能引发剧痛。

（2）后头神经痛：发生在头后半部，部位包括左右后脑、后颈，有时连及下颚也会同时感到疼痛。

（3）舌咽神经痛：疼痛范围包括舌根、喉咙、喉软骨、扁桃体等部位，发作时甚至连及耳前、眼睛。

2. 发生在颈肩部的神经痛

（1）颈部神经痛：疼痛范围主要在颈侧，由于神经丛的分布，肩部及后头也会感觉到疼痛。

（2）肩部和臂部神经痛：与五十肩（冻结肩）类似，但症状并不完全相同，除肩酸、肩痛外，臂部亦会有僵硬麻痹的感觉，并伴有明显疼痛。

3. 发生在胸部的神经痛

（1）肋间神经痛：疼痛时胸部有束缚感，疼痛常自两侧传向中央，胸部左侧发生疼痛的机会较右侧为多。

（2）横膈膜神经痛：横膈膜位于胸腔及腹腔之相接处，发病时胸部下方会有痛感横向延伸，胸口有重压感，疼痛还会传到肩、臂、颈等部位。

4. 发生在腰腿部的神经痛

（1）腰部神经痛：腰部结构复杂，神经自腰椎间分出，并分布到腰部的肌肉，扩散至脚部的皮肤表层，因此与腰部连接的肌肉、肌腱及韧带等病变均可累及神经，进而引发各种疼痛。有时会阴部及尾骨处亦会发生疼痛。

（2）坐骨神经痛：指沿坐骨神经分布的区域，以足部外侧、小腿后外侧、大腿外侧、臀部为主出现的一种放射性疼痛，有时会阴部及肛门也可发生疼痛。

（3）大腿神经痛：大腿外侧（腓侧）皮神经如发生神经炎，会产生疼痛，但不剧烈，一般会有麻痹感、蚁行感或者皮肤紧绷感，活动时更加不适。

二、关节炎及软组织疾病引起的疼痛

关节炎的病变部位在关节与软骨，软组织疾病的病变部位主要在肌肉、肌腱及韧带。

关节以能否活动而论，可分为不动关节及可动关节。不动关节包括颅骨及尾椎，因没有活动的必要，而形成不动关节。可动关节是人体最普通、数目最多的关节，例如肩、肘、腕、手指、股、膝、踝、脚趾等都属于可动关节。

可动关节的基本结构包括关节面、关节囊和关节腔三个组成部分。

（一）关节的基本结构

（1）关节面：每个关节至少都有两个骨面，其中一面呈球形凸面，叫关节头，另一面呈凹形，叫关节窝。在这些骨面上都覆盖着一层光滑而富有弹性的软骨，叫关节软骨。

（2）关节囊：在关节头四周有一层膜包裹着，叫关节囊，内层很薄，富有血管，称滑膜层，外层厚而坚韧，叫纤维层。囊的两端连在相对的两根骨头上。

另有韧带、肌腱、肌肉对关节加以支持与操纵。

（3）关节腔：位于关节面之间，由关节囊包围而成的密闭腔隙，内有滑膜分泌的少量滑液。在关节活动时具有机器中滑润油的功用，它同时供应关节，尤其是软骨的营养。

（二）常见的关节炎

1. 与滑膜炎有关的关节炎

原来薄薄的滑膜由于炎症而增厚，伴有大量炎性细胞浸润，炎症产生的酶类以极慢的速度侵蚀关节，最后引起关节的破坏，甚至畸形。主要常见的疾病有类风湿关节炎、系统性红斑狼疮和牛皮癣性关节炎等。

2. 附着点炎症相关性关节炎

以肌腱、韧带与骨连接点炎症为基本病理变化的关节病，称为附着点炎症相关性关节炎，包括强直性脊柱炎、瑞特综合征以及伴有炎症性肠病的骶髂关节炎等。

3. 退行性关节炎

几乎每个人到一定年龄都会发生，随着年龄的增加发病率升高，这类关节炎包括骨关节炎、骨质疏松及神经源性关节病等。

4. 晶体性关节炎

这是由关节液中化学性微结晶引起的炎症性关节炎，机体为清除这些结晶而引发炎症，包括痛风性关节炎及假痛风性关节炎等。

5. 感染性关节炎

指细菌、病毒等微生物入侵关节腔内导致的关节炎症，最常见的病原体为葡萄球菌、淋球菌和结核杆菌等，这类关节炎若不及时治疗，炎症因子可能蔓延至身体其他部位，或破坏受累关节。

（三）常见的软组织疾病

常见的软组织疾病可分为局部性及泛发两大类。

1. 常见的局部性软组织疾病

（1）肌腱炎：活动、按压或牵拉已发炎的肌腱均能增加疼痛，常发部位有肩、肘、腕、指及臀、膝、踝、脚掌。

（2）韧带炎：常见的有膝与踝韧带炎。

（3）筋膜炎：以与骨骼相接处较易发炎。颈、背、大腿、手、足皆可罹患筋膜炎，但以足掌筋膜炎最常见。

（4）滑囊炎：常随毗连处之肌腱炎发病，常发部位有肩、臀、膝。

（5）关节囊炎：最常见的是肩关节囊炎，严重影响肩关节活动。

（6）肋软骨炎：肋软骨是风湿性软组织疾病的好发部位，因位于胸骨与肋骨间，易被误认为心绞痛。

（7）神经压迫症候群：某些韧带肿大或发炎，会对邻近神经产生压力，引起痛感及麻木，以手腕、手掌、手指（腕管综合征）及大腿上半部与外侧最常见。

2. 常见的泛发性软组织疾病

（1）精神性风湿病：由于精神心理因素，将原本微弱的疼痛信号放大而发生疼痛，与真正风湿病并不相同。

（2）纤维组织炎：其特征是全身多处疼痛，夜间睡眠不好引起晨僵及疲倦，并伴有焦虑及沮丧等。实验室及 X 线摄片找不出致病原因，与心理因素有关。

（3）多发性肌炎：肌肉炎症使肌纤维发生破坏，引起疼痛和肌肉无力。在肌肉发生损伤过程中，大部分患者出现皮肤损害，表现为皮疹和皮肤血管损伤。

（4）风湿性多肌痛：主要见于 50 岁以上老年人，主要累及颈、肩、髋等近端部位大肌群，发病可能缓慢，也可能仅只数天，部分人晨僵十分严重。症状发展亦可为长期乏力、低热、体重减轻，部分人除肌肉痛外，关节也可发生疼痛。

第三节　痛证的中医病因

根据宋代陈无择的三因学说，中医一般将病因分为外因、内因和不内外因三类。外感六淫为外因，五脏情志为内因，房室、饮食、跌扑、金刃等所伤为不内外因。痛证的病因则可分为外因、内因和其他三类。

痛证外感六淫中以风邪、寒邪、湿邪、热邪为主。内因常见为气虚、阴虚、血虚、阳虚。此外尚有其他原因如瘀血疼痛、气滞疼痛和痰饮疼痛等。

治疗疼痛，首先要辨识疼痛的病因，再根据辨证论治原则选用具有针对性的穴位进行治疗。

一、外感外因

外感疼痛即受外邪侵袭而造成的疼痛，常见有风邪致痛、寒邪致痛、湿邪致痛、热邪致痛。

（1）风邪致痛：风有内风、外风之别。外风系指外来之风邪侵犯肌肉、关节、筋脉而产生疼痛，多表现为关节及肌肉游走性疼痛，痛无定处，伴有恶风身楚，脉浮缓。内风则多因血虚、肝风内动或风痰流窜而致头目及肢体疼痛。

风为百病之长，易与湿邪相合而致痛，出现肢体疼痛兼有酸困沉重之感，伴有舌苔白腻、脉浮滑，此种情况多见于风湿性或类风湿关节炎。风邪亦常兼寒、热而成风寒、风热疼痛。

风邪善行而数变，因此风邪致病特点是痛无定处，又常突然发作，并常伴有抽筋、头晕等症。此种情况多见于头痛、高血压、中风、癫痫等。

（2）寒邪致痛：寒为阴邪，性主收引。寒邪外束肌表或寒邪直中易导致气机闭塞，经脉凝滞，则阳气郁遏不得舒展，气血运行不畅或凝滞而产生疼痛。另一种情况是阳虚内寒致使经脉受阻，气血运行不畅而发生疼痛。

寒邪致痛表现为拘急疼痛（有拘急、紧束感），痛势多较急暴，得热痛减，喜热饮，痛有定处，有些患者伴有手足厥冷，舌苔白，脉紧。此种情况多见于风湿性关节炎及类风湿关节炎等。

（3）湿邪致痛：由雨露水湿之邪阻遏气机引起。因湿性重浊黏腻，湿阻气机，经络阻滞不通而引起疼痛，症见疼痛酸重（或困重）如裹（如布帛所包），还可见胸脘满闷、胃口不佳、大便溏薄或肢体麻木等，每遇阴雨天加重。舌苔可见白腻之象，脉濡。湿性重浊，故下肢关节炎多有湿邪在，而头面部湿邪较少，若侵袭于上，多系与风邪相合。

（4）热邪致痛：外感热邪或其他病邪入里化热，热毒耗灼营血，营血结滞不通而产生疼痛。热为阳邪，故多见患部红肿热痛、恶热喜冷。外科疮疡肿毒之疼痛及热性风湿病（如痛风之疼痛）较多见及，多呈胀痛，痛则手不可触按。多伴有恶热、喜冷、口渴、尿赤、舌苔薄黄、脉数。

二、正虚内因

由于脏腑功能不足或气血津液亏损而导致各种疼痛，其总体特点为痛势绵绵不断，酸软无力。气虚证伴少气懒言、自汗等；血虚证伴面色无华、头晕、心悸怔忡；阳虚证伴畏寒肢冷、便溏，遇寒及疲倦加重；阴虚证伴五心烦热、尿赤。

（1）气虚疼痛：多因劳累过度伤气，或素体中气不足所致，气虚推动无力则营血运行滞涩而引起疼痛。临床表现为痛势轻缓，病程长，伴有少气懒言，体倦乏力，纳差，自汗，舌淡，脉弱。

（2）血虚疼痛：失血过多或思虑过度耗伤心血，或摄入不足，或运化不良，导致营血亏虚不能荣养而引起疼痛。临床表现为隐痛、空痛、昏痛，或拘急作痛，伴有面色无华，头晕眼花，心悸怔忡，唇甲色淡，舌淡苔白，脉细。

（3）阳虚疼痛：素体阳虚或久病阳气损伤，或误用苦寒损伤阳气，导致阳虚脉络失于温养，气血运行迟缓或滞涩不通而发生疼痛。临床表现为遇寒和疲劳时痛剧，伴有肢冷畏寒，便溏，自汗，舌淡苔白，脉沉无力。

（4）阴虚疼痛：热病日久或过汗伤阴，阴液不足，脉络失于濡养而引起疼痛。临床表现为疼痛时作时止，五心烦热，盗汗，尿赤便秘，舌红少津，脉细数。

三、其他病因

以下之气滞、瘀血、痰饮亦有归为内因者。

（1）气滞疼痛：多由精神情绪因素，如忧思恼怒、情志不舒导致脏腑气机郁滞不畅而引起疼痛，多发于胸胁脘腹，以内脏病为多见。此种疼痛多呈胀痛、闷痛，症见脘腹、胁肋胀痛，攻窜不定，并常伴有胸闷、嗳气等症状，嗳气和矢气后常觉舒适。每遇情志不遂而加重，亦可因精神刺激而发作或加重，嗳气或太息（深呼吸）则痛减，舌苔白，脉弦。

（2）瘀血疼痛：多因外伤如金刃创伤、跌打损伤导致气滞、气虚不能推动血行，瘀血阻滞，脉络不通引起疼痛。临床表现为痛点固定不移，久痛不休，拒按，痛如针刺，午后及夜间加重，胸痛常伴有胸闷气急，腹部常可触及肿块，有些局部可有瘀斑或流血，舌青紫或有瘀点，脉细涩。

（3）痰饮疼痛：痰饮（水气）、痰浊停滞导致阳气不得舒展，气机升降失调，运行不畅，阻滞经络引起疼痛。症见疼痛伴昏昏沉沉，发蒙发麻，痰饮影响胸胁的气机升降，多表现为胸脘满闷、疼痛，伴有呼吸困难、气短气促，痰饮上泛可有头痛头昏，伴恶心呕吐，苔白腻，脉弦滑。

（4）虫痛：主要指肠道寄生虫所引起的腹痛，多绕脐作痛，乍痛乍止。

（5）食痛：指由饮食或暴食引起的腹痛，特点为按之痛剧，伴恶心呕吐，嗳有腐败卵气，大便酸臭，多见于慢性胃肠炎及消化不良等。

第四节　痛证的中医病机

中医治疗痛证充分体现了辨证论治及整体观念的特色，因此常能取得较好的疗效。早在3000多年前的《黄帝内经》就对疼痛的病因及机制做了详细探讨，后世又有发展和提高。

《黄帝内经》论述痛证的条文很多，较集中的有《素问》的《举痛论篇》《痹论篇》及《灵枢》的《论痛》《周痹》等篇，其中尤以《举痛论篇》之论述较为完备。《黄帝内经》论述痛证之机制大致分为下列几点。

一、不通则痛

关于不通则痛，《血证论》有云："瘀血在经络脏腑之间，则周身作痛，以其堵塞气之往来，故滞碍而痛。"即不论伤于何处，为何物所伤，其病机总是败血瘀结于经络，致血瘀气滞，不通则痛。

1. 经络气机不通

《素问·举痛论篇》说："寒气入经而稽迟，泣而不行，客于脉外则血少，客于脉中则气不通，故猝然而痛。"

此条之后段指"气不通"致痛，自无疑义，而其前句之"血少"并非指血虚，而是寒邪使经络收缩，造成脉道内运行的气血相对减少，又因寒则血液凝涩，加重了脉中气血的阻滞，以致经络气机不通而感到疼痛。这种由脉气不通造成的痛证最为常见，例如多种外感表证的疼痛、部分外伤疼痛或瘀血疼痛、阳虚寒痛等。

2. 局部组织受压

《素问·举痛论篇》说："寒气客于经脉之中，与炅气相薄则脉满，满则痛而不可按也；寒气稽留，炅气从上，则脉充大而血气乱，故痛甚不可按也。"

此条所谓"脉满""脉充大而血气乱"就是指经络内气血壅塞，脉管承受压力增大而致痛，或使原有的疼痛加剧。在水寒邪气的作用下，水液在肢体的某些部位凝聚积蓄，渐向周围肌肤筋脉挤压而产生疼痛。

二、不松则痛

《素问·举痛论篇》又说："寒气客于脉外则脉寒，脉寒则缩蜷，缩蜷则脉绌急，绌急则外引小络，故猝然而痛"；"寒气客于肠胃之间，膜原之下，血不得散，小络急引故痛"。

《黄帝内经》论痛，病因多为寒气，这是因为寒邪为阴邪，有收引凝滞作用，易伤阳气，造成气血凝滞，经络收引，筋脉拘急而痛。《素问·调经论篇》说："血气者，喜温而恶寒，寒则涩不能流，温则消而去之。"《素问·举痛论篇》说："得炅则痛立止"，意为寒痛喜温。而事实上，疼痛确以属寒者为多，寒愈甚则痛愈重，以温药治疗多能取效，或以针灸疏通气血。

寒气能造成络脉挛缩牵引致痛，而使用过度亦能造成筋膜挛缩转急致痛。《灵枢·筋脉》说："手太阴之筋……其病当所过者支转筋痛。"可见络脉和筋膜的运动功能反常，即过度地或强直性地收缩牵拉是致痛的又一机制。某些外邪引起的头身强痛、转筋痛，及寒、湿、热等外邪内袭所致的脘腹急痛、绞痛（如霍乱腹痛之类），肝阳上亢或肝风内动所致的筋脉掣痛等均为此种机制，称之为"不松则痛"。

肌肉疼痛除了急性的扭、挫、拉伤之外，大部分皆起因于肌肉的过度使用，也就是说同一姿势维持太久，使得肌肉必须持续性地收缩而无法放松，压迫血管，阻碍血液流通（血瘀），致使肌肉缺血缺氧，新陈代谢失常，进而诱发会造成疼痛的炎性物质释放。这些炎性物质包括酸性代谢产物、组织胺、5－羟色胺、缓激肽等，在刺激末梢感觉神经后，经由脊髓神经通路传送到脑部的接收中心，使我们感到疼痛。如果造成肌肉紧张疲劳的姿势一直没有改变，肌肉缺血缺氧的状况也就一直存在，这种致痛的炎性物质也就不断地释放，不断地刺激肌肉反射性地再收缩，造成肌肉紧张—疼痛的恶性循环。这种因肌肉过度使用所造成的肌肉疼痛，西医称之为"肌筋膜疼痛综合征"，中医则谓之为"劳伤"或"劳损"。目前绝大多数的疼痛都属于此一范围，如使用电脑过多所致的颈椎病、腕管病、腱鞘炎等。

当然，这种"不松则痛"也可归在"不通则痛"的范围，与气滞血瘀的病机是相符的。肌肉紧张会造成气滞血瘀，气滞血瘀也会造成肌肉紧张。

西医治疗肌筋膜疼痛综合征，肌肉松弛剂是必用药，其目的就是要使肌肉放松，但却无法有效根治。中医的补气养血、活血化瘀、疏经通络（此类药物能促进血液循环，扩张末梢血管，肌肉因得到充分的血液供应而不紧张）、温经散寒等药物组成的方剂才是治疗肌肉紧张酸痛的最佳选择。

三、不荣则痛

《灵枢·本脏》云："血和则经脉流行，营复阴阳，筋骨劲强，关节清利矣。"《素问·举痛篇》言："血虚则痛。"《灵枢·阴阳二十五人》说："血气皆少则喜转筋，踵下痛。"

前述"不通则痛"并不能概括及解释所有的疼痛，还有一些以虚为主的痛证，为筋脉得不到津血阳气的濡养、温煦，因而拘急收引致痛。血主濡之，起营养和滋润脏腑、形体、九窍等组织器官的作用。若血虚不能滋养，筋脉失养，则脉络拘急而致疼痛。《医林改错》云："元气既虚，必不能达于血管，血管无气，必停留而瘀。"所谓的"元气既虚"即指气虚致心脏无力及动脉搏动不足，则血行动力不足，血流迟缓，运行涩滞，乃至血瘀，痹阻经络发为痛证。这些都在说明"不荣则痛"也是疼痛的一大原因。当然，《黄帝内经》所载也不排除其他痛因，内容散见于其他各篇，但其病理机制大致不出前述三个范围。

第二章 人体各部之经络分布与循经取穴

俗谚："不知脏腑经络，开口动手便错。"知悉脏腑生理现象及经络之循行与分布，实为学习针灸之重要条件，而熟悉经络尤为首要。一般之针灸学者对整体经络之循行，大致均能有一定概念，但对于每一部位之经络分布，则未必熟稔，以致严重影响疗效。因此，对于人体各部之经络分布，实有认真分析、深入研究之必要，唯有切实掌握经络之分布，对于疼痛治疗才能真正抓住要点，提高临床疗效。以下就人体各部之经络分布略做分析。

一、头面部

手足三阳经和主一身之阳的督脉均上至头部，所以说"头为诸阳之会"。手之三阳从手走头，足之三阳从头走足。手足阳明皆分布于头面之正面，足阳明胃经起于鼻之交頞中，入齿挟口，环唇，从颊车上耳前过客主人，维络面上，为面部之主要经络。前额、面颊、下颌关节、下颌、上齿列、口唇皆为足阳明胃经分布之区，手阳明大肠经分布于下齿到达口唇、鼻孔及鼻翼，故有"面病专于阳明"之说。手足太阳之分布以头部之后侧为主，足太阳膀胱经分部于顶部两侧及枕部，手太阳小肠经分布于面颊、耳及耳前、两眼角、颧。手足少阳之分布以头部侧面为主，足少阳胆经分布于颞部、耳及耳周围、乳突，手少阳三焦经分布于耳及耳周围、面颊。督脉分布于枕部及顶部之正中线。

部分阴经也到达头面部，但多循行于深部：足太阴脾经到达舌根，散布于舌下；足少阴肾经到达舌根两侧；足厥阴肝经循喉咙之后，入颃颡，连目系，上出额，与督脉会于颠，其支者，从目系下颊里，环唇内；手少阴联系目系；任脉循面入于眼眶下。另外，阳维脉经前额到项后，阴跷、阳跷交会于目内眦。至于其他经脉虽不直接到达头部，但与头面也都有间接关系，下面再分项就头各部位之经络分布略加说明。

1. 头额

（1）足阳明胃经循发际至额颅，额颅一带之疼痛可取胃经穴位治疗。

（2）足太阳膀胱经起于目内眦，上额交颠。前额痛及颠顶痛可取膀胱经穴位治疗。

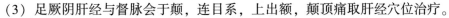

（3）足厥阴肝经与督脉会于颠，连目系，上出额，颠顶痛取肝经穴位治疗。

2. 头顶

（1）左右两侧的足太阳膀胱经在头顶相交，头顶痛可取膀胱经穴位治疗。

（2）督脉循行于头顶正中线，督脉穴位能治头顶正中线痛。

（3）足厥阴肝经与督脉交会于颠顶，肝经穴位能治颠顶痛。

（4）手少阳三焦经与足少阳胆经的经别也到达头顶，有时取此二经之穴位亦有效。

3. 脑髓

（1）督脉属脑。

（2）足太阳膀胱经络脑。

（3）足阳明胃经的经别循目系，入络脑。

（4）足厥阴肝经与督脉会于颠。

因此，督脉、肝经、膀胱经、胃经穴位都能治脑内痛。

4. 后头

以足太阳膀胱经为主，阳维脉亦至后头风府处，针刺膀胱经之束骨穴治疗后头痛最效。

5. 偏头

以少阳经为主，手少阳在前，足少阳在后，阳维脉亦行于偏头部，足太阳膀胱经之支脉亦经偏头至耳上角。偏头以耳部为中心，至耳部之经络甚多，详见耳部之分析。偏头痛以手足少阳经穴为主，但耳上角之偏头痛膀胱经亦能治疗。

6. 眼（肝开窍于眼）

（1）联系目系的有足厥阴肝经、手少阴心经、足少阳胆经的经别、足阳明胃经。

（2）到达眼周围的有阳跷脉、阴跷脉（两跷脉交于目内眦）、足太阳膀胱经（起于目内眦）、足少阳胆经（起于目锐眦，而至于目锐眦之后）、手太阳小肠经（至目锐眦，支者至目内眦）、手少阳三焦（至目锐眦）、任脉。

7. 耳（肾开窍于耳）

（1）到达耳周围并进入耳中的经脉有足少阳胆经（起于目外眦，向上到额角，下耳后，沿颈部手少阳之前到肩上……其分支从耳后进入耳中，出走耳前，到目外眦后）、手太阳小肠经（至目锐眦，却入耳中）、手少阳三焦经（上项，系耳后，直上出耳上角，以屈下颊至𬼎，其支者从耳后入耳中，出走耳前，过客主人前，交颊至目锐眦）。

（2）到达耳周围但不进入耳内的经脉有足太阳膀胱经（其支至耳上角）。

（3）足阳明胃经循颊车，经过耳前，此外手阳明大肠之经别入耳（在耳中入合宗脉），手足少阴、太阴以及足阳明五络，皆会耳中。

8. 鼻（肺开窍于鼻）

（1）到达鼻周围的经脉有手阳明大肠经（上挟鼻孔）、足阳明胃经（足阳明交于鼻之颏中，下而循鼻）、手太阳小肠经（手太阳之支，抵鼻）。

（2）到达鼻咽部的有足厥阴肝经（循喉咙之后，上入颃颡，连目系）。

9. 口唇（脾开窍于口）

足阳明胃经挟口环唇，手阳明大肠经挟口，督脉、冲脉环绕口唇，足厥阴肝经环绕唇内，任脉至下唇，阳跷脉挟口角。

10. 舌（心开窍于舌）

到达舌部的经脉有足太阴脾经（连舌本，散舌下）、足少阴肾经（循喉咙，挟舌本）、手少阴心经之经别（手少阴之别，系舌本）。

11. 齿

足阳明胃经入上齿中，手阳明大肠经入下齿中，手阳明之经别遍齿。

二、颈项咽喉

1. 咽喉

任脉与冲脉会于咽喉，足阳明胃经及足少阴肾经均循喉，足厥阴肝经循喉咙之后到鼻咽部（循喉咙之后，上入颃颡），手少阴心经（从心系，上挟咽，系目系）及足太阴脾经亦沿食道到咽部（上膈，挟咽，连舌本）。手太阴之经别、手阳明大肠经之经别和手厥阴心包经之经别也都到咽喉。

2. 颈项

颈项后正中线为督脉，前正中线为任脉，其他六条阳经上头均须经过颈项，其分布由前至后分别为：①足阳明胃经行于颈部前面，约当颈动脉搏动处。②手阳明大肠经在颈部前外侧，约当面动脉搏动处。③手太阳小肠经在颈部侧面，约当下颌角处。④手少阳三焦经在颈部侧面，约当耳垂及耳后缘。⑤足少阳胆经在颈部侧面，约当乳突后缘（但胆经与三焦经在颈部有交叉）。⑥足太阳膀胱经在后项部，约当斜方肌外缘，挟督脉距离寸半下行。（以上前三条经脉在耳前，后三条经脉在耳后）

三、胸乳腹脐

胸乳腹脐为躯干之正面，整体而言，胸腹面有四条经脉通过：胸腹面正中线为任脉，第一侧线（在胸部约当胸骨旁线二寸，在腹部为正中线旁开五分）为足少阴肾经，第二侧线（在胸部为锁骨中线，在腹部为正中线旁开二寸）为足阳明胃经，足阳明胃经外侧（约距二寸）为足太阴脾经。

1. 胸

（1）在正面，除任脉从胸之正中上达面部外，手少阳三焦经布于膻中（并注散胸中），足厥阴肝经络膻中，手厥阴心包起于胸中（膻中），冲脉挟脐上行至胸中而散，跷脉上循胸里而行，足少阴肾经注胸中。

（2）在侧面，除胃经自乳部中线通过外，脾经亦在胃经外侧通过（另外脾之大络布于胸中），手心主（心包）之正别下渊腋三寸入胸中。其他如肺经、心经亦经过侧胸进入上臂（当然，手上各经必须与本脏联络，亦必通过胸部），足少阳胆经亦下胸中。

2. 乳

足阳明胃经通过乳中而下乳内廉，手阳明大肠之正从手循膺乳，另外胃之大络名虚里，出右乳下。论治时，乳部周围属胃，乳头则属肝）。

3. 腹

任脉循腹部正中央而行（任脉之别则散于腹中），足阳明正入腹里，足三阴均抵腹而交会于关元。论治时，一般将脐上称上腹，属太阴，脐下称小腹，属冲任奇经，脐腹属少阴，左右为少腹，属厥阴。

4. 脐

脐腹之治疗常从少阴着手。脐部经络分布为任脉贯脐，冲脉起于气冲，并足少阴肾经挟脐上行，足阳明胃下挟脐（距脐二寸）而行。

四、腰背脊臀

腰背脊臀为躯干之背面，背面中线为督脉，背面中央两侧各有两条足太阳膀胱经通过，还有督脉的别络，腰部还有足少阴肾经分布。

1. 腰

足太阳抵腰中，有两条经脉挟督脉各寸半及三寸而行，足少阴之别贯腰，督脉沿脊抵腰中。

2. 背

背部中央及中央两侧之经络分布，除足少阴不上达外，大致与腰相同，唯手三阳皆有经脉会于大椎，通过背部之外上方，肩峰附近为手阳明大肠经，其后为手少阳三焦经，肩胛部则为手太阳小肠经，至于肩膊附近除膀胱经外，尚有胆经抵达该处。

3. 脊

整条脊椎皆为督脉所贯通，腰以下之脊椎尚有足少阴肾经贯通，脊椎上部之大椎穴为诸阳之会，各阳经均抵于此。

4. 臀

臀部经络分布与腰大致相同，在此从略。

五、躯干侧面

躯干侧面主要为足少阴胆经（足少阳胆经循胁里，其直者过季胁）与足厥阴肝经（足厥阴上贯膈，布胁肋），此外，手厥阴心包络之支循胸出胁，足厥阴之大络布肋。

六、前后阴

经过外生殖器并与内生殖器直接有关的经脉有冲脉、任脉、督脉与足厥阴肝经，经过外生殖器的经脉还有足少阳胆经及阴跷脉。

1. 前阴

分布于前阴的经络如下。

（1）足厥阴肝经循股阴，入毛中，环阴器，抵小腹。

（2）足厥阴肝经之别循胫上睾结于茎。

（3）任脉起于中极之下，以上毛际。

（4）督脉起于小腹以下横骨中央，女子则入系延孔，其络循阴器，合于篡间而绕于篡后，男子循茎下至篡，与女子同。

（5）阴跷脉循阴股入阴。

（6）足少阳胆经出气街而绕毛际。

（7）足少阳之正入毛际，合厥阴。

2. 后阴

足太阳之正，下属五寸别入肛。足太阳膀胱经不入肛门，但此经的会阳、承山等穴均能治疗肛门病，是因为足太阳经别"别入于肛"。

七、脏腑

（1）肝脏：通达肝脏的经脉有足厥阴肝经属肝，足少阳胆经络肝，足少阴肾经上贯肝膈。

（2）心脏：通达心脏之经脉有手少阴心经起于心中出属心系，手太阳小肠经络心，足太阴脾经注心中（其支者从胃，别上膈，注心中），足少阴肾经络心（其支者从肺出络心），督脉贯心，其他如足太阳膀胱经、足少阳胆经、足阳明胃经的经别及手厥阴心包经的络脉等均与心脏有联系。

（3）脾脏：通达脾脏的经脉有足太阴脾经属脾，足阳明胃经络脾。

（4）肺脏：通抵肺脏的经脉有手太阴肺经属肺，手阳明大肠经络肺，手少阴心经上肺，足少阴肾经入肺中，足厥阴肝经上注肺（其支者从肝别贯膈，上注肺）。

（5）肾脏：通抵肾脏的经脉有足少阴肾经属肾，足太阳膀胱经络肾，督脉亦络肾。

（6）胃腑：通抵胃部的经脉有足阳明胃经属胃，足太阳脾经络胃，足厥阴肝经挟胃，手太阴肺经循胃口，手太阳小肠经抵胃。

（7）其他：其他各脏腑，除本经之归属及表里经之相络外，大小肠尚有脾经与之相联络。

八、四肢

（1）手：由于心、肺、心包皆位于上焦，所以这三脏的经络皆走于身体上部之手，与此三脏表里之小肠、大肠及三焦亦皆行走于手。脏为阴，行走于阴面（白肉部分），腑为阳，行走于手之阳面（黑肉际），阴面及阳面各有三条经络平均分布，阴面之后侧（小指侧）为少阴，系心经所分布（手少阴心循小指之内出其端），中央（中指侧）为厥阴，系心包经所分布（手厥阴心包循中指出其端），前侧（大指侧）为太阴，系肺经所分布（手太阴肺出手大指之端）。阳面之前侧（大、食指侧）为阳明，为大肠经所分布（手阳明大肠起于大指、次指之端），中央（中指及无名指侧）为少阳，系三焦经所分布（手少阳三焦起于手小指、次指之端），后侧为太阳，系小肠经所分布（手太阳小肠起于小指之端）。三阳为表，三阴为里，太阳之对侧为少阴，少阳之对侧为厥阴，阳明之对侧为太阴，恰合阴阳表里之原则。

（2）足：足部之经络亦为表里配合，阳面自前向后依次为足阳明胃经（足阳明胃入中趾内间，其支者入中趾外间）、足少阳胆经（足少阳胆经入小趾、次趾之间）、足太阳膀胱经（足太阳膀胱循京骨至小趾外侧），阴面自前向后依次为足太阴脾经、足厥阴肝经、足少阴肾经。足部经络之分布次序大致如此，但是足太阴脾经与足厥阴肝经在小腿及足跗部则略有出入。《灵枢·经脉》云："肝足厥阴之脉，起于大趾丛毛之际，上循足跗上廉，去内踝一寸，上踝八寸，交出太阴之后。"由此可知，在内踝上八寸以下的小腿及足跗部分，厥阴经则是行于太阴经之前的。

以上为经络在人体的分布。深入了解各部经络之分布，有助于认识疾病的反应系统及治疗的传导系统，因此，我们对待经络不但要从整体上研究其循行，更要掌握各经在各部位之分布，如此才能真正达到提高疗效的目的。

第三章　腧穴治痛规律

十四经腧穴由于所属经脉及所在部位不同，主治作用亦各不相同。根据有关针灸文献，并结合个人数十年的针灸教学体会和临床实践经验，对十四经腧穴及特定要穴主治特点，与相关董氏奇穴的治痛规律进行归纳，综合简介如下。

一、腧穴主治疾病的普遍性

（1）腧穴所在，主治所在。腧穴在何部位就能主治何部的病变，即所谓的"以痛为输"。如头部诸穴能治头痛；五官部所在之诸穴能治该穴所在之五官疾患及疼痛；腹部之穴位能治腹部诸疾患及疼痛。董氏奇穴所在亦有相同作用，不过董景昌老师一般很少针刺局部。

（2）经脉所过，主治所在。十二经脉病与所属穴位密切相关，每条经脉上的穴位是该条经脉脉气所发的部位，通过刺激这条经脉的穴位，就能治疗这条经脉、对应脏腑的疾病。每个经穴的主治都可联系到本经的外经病候及脏腑病候两个方面。例如肺经的穴位既能治咳喘、气逆等肺脏病变，又能治疗该穴所属经络所过之处的病痛。如太渊、鱼际、列缺、尺泽、孔最等穴既能治咳喘，也能治胸痛；胃经的足三里、丰隆、门金、陷谷、内庭等穴治疗头前部及太阳穴、口齿、咽喉、胃肠病痛。

（3）手足三阳经腧穴可治头、面、五官疾患及疼痛。由于手三阳经从手走头，足三阳经从头走足，故能治头、面、五官疾患。例如手足少阳经的叉三（或液门）、中渚、支沟、临泣、侠溪诸穴能治少阳头痛（偏头痛）；手足阳明经的大白（或三间）、曲池、内庭、门金（或陷谷）诸穴能治阳明头痛（额面头痛）等。

（4）手足三阴经腧穴均治胸腹部疾患及疼痛。手足三阴经均循行于胸腹部，手三阴经腧穴以治疗胸部疾患为主，足三阴经腧穴以治疗腹部疾患为主。如太渊、尺泽、内关、大陵、郄门可治胸闷、喘嗽及胸痛，太冲、公孙、阴陵泉、三阴交、大都诸穴可治腹胀、气逆、腹痛等。当然手三阴经诸穴也能治下腹病，足三阴经诸穴也能治胸膈病，如内关穴能治腹痛、太溪治心胸疼痛等。

（5）腰背部腧穴能治内脏病、急性病。腰背部的腧穴是太阳与督脉二经的腧穴，这些腧穴主要治疗局部病、内脏病。在上背部之腧穴善于宣肺降逆，治喘咳及胸痛等；肝胆俞善治肝胆病及肋痛；下背部腧穴善治肠胃病及腹痛；腰臀部之腧穴善通调二便、调经及治腰臀痛。腰背部腧穴一般以治急性病症为主，刺血效果尤佳，也能治疗慢性病，多以灸法为用，也可根据脏腑辨证取穴，病在哪一脏，即取哪一脏之背俞穴。背俞穴背部点刺可治疗多种疾病，尤其善治久年病痛，例如膝痛取三金（含魄户、膏肓、神堂）、肘痛取双河（含大肠俞、小肠俞）等，疗效极佳。

（6）胸腹部腧穴均治内脏病、慢性病。胸腹部的腧穴包括手足三阴经、胃经以及任脉的腧穴，这些腧穴可以治疗五脏六腑病、慢性病症，刺血也能治急性病。上部（胸骨上部）约当胸肺处之穴位能降气止咳喘，治食道疾病及胸痛有效，中府、膻中、俞府诸穴皆能治咳嗽、胸痛等；中部（脐以上之上腹部）约当胃肠处之穴位善于调理脾胃，主治消化系统疾患，例如中脘、幽门、梁门、上脘等穴可治胃痛、呕吐；下部（从会阴至脐之下腹部）约当下腹部之穴位，主治生殖器疾患及疼痛。

二、特定穴主治疾病的特殊性

（一）五输穴

1. 井穴

井穴善治急痛。例如，少商对咽喉痛有特异作用，在治疗急性咽喉炎及急性扁桃体炎时甚效，用三棱针在少商点刺出血治疗感冒喉痛当场痛止，感冒亦快速痊愈。下面就井穴治痛简单举例。

商阳治喉痛、喉肿、颌肿有良效，治感冒喉痛配少商点刺出血少许，可立止喉痛。

厉兑治目赤肿痛、麦粒肿及牙痛皆甚效。本穴配内关能治胃脘火热之痛。

少泽治眼病眼痛、咽喉肿痛、头痛、耳聋、耳鸣，点刺对三叉神经痛有镇定止痛之效，还能治尺神经痛。

少冲治急性角膜炎，点刺出血颇有疗效。

关冲治头部疾患，如眼（大眦）痛、咽喉痛（治急性咽喉炎时点刺出血效果甚佳）。

足窍阴治目疾有效，治肋间痛亦有效。

2. 荥穴

荥穴治外经及外感性疼痛。《灵枢·邪气脏腑病形》篇说："荥输治外经，合治内腑。"这里的外经与经络有关，与外邪也有关。荥穴部位较浅，所以用治体表外经病，也就是说荥穴善于治疗各经所过的体表和所属经脉病变。外经病多为感受风湿所致筋肉疼痛之病，多取荥穴，如上牙痛取内庭、下牙痛取二间等。荥穴所治亦与外邪有关，这是因为外感或为风寒，或为风热，而荥穴或属水，或属火，因此善于治疗外感，对于外感引起之疼痛选用荥穴治疗有效。下面就荥穴治痛简单举例。

鱼际善治外感病及急性扁桃体炎、喉痛，还能治闪腰岔气、胸胁挫伤，此外能治手掌痛、腱鞘炎、上肢及肩痛、咳引尻痛、骶尾骨疼痛等。

二间治齿痛甚效，治肩关节周围炎有效，还能治岔气、腰痛。

内庭治牙痛、经痛甚效。

大都治新旧腰痛亦有特效。

前谷治颈项肩臂痛甚效。

足通谷治头顶痛。

液门常用治咽喉痛（喉痛甚效，本穴善于治外感之体痛）。

侠溪治眼病，治胆经之坐骨神经痛也有效，亦可治胸胁胀满疼痛。

行间治疗肝火上炎所致的头痛、目赤肿痛、胁痛有效，能治眩晕头痛，常用治青光眼眼痛，亦治肋间神经痛、胸胁及小腹胀痛。行间用治膝痛、膝肿甚效，此外还治下颚痛（开口不灵）。

3. 输穴

《难经·六十八难》说："输主体重节痛。"阳输为木主风，阴输为土主湿，输穴善治风湿，故主体重节痛。体重节痛常系土湿有余，或土气不足，或木土（肝脾）不和之病。《黄帝内经》曰："病时间时甚者，取之输。"（按：间者，间歇也；甚者，重也）输穴又善于治疗有时间性之病变，即定时发病，或有时间歇（停止），有时严重（例如风湿病，平时尚好，天气变则加重，或某些病白日尚好，晚间则加重等）。一般宜配合时间流注应用，取发作时间所属经络之输穴治疗，这个可根据子午流注纳子法应用。例如，每天在肝经时间（夜1~3点）发作即取肝经输穴太冲治疗，在胃经时间（晨7~9点）发作即取胃经输穴陷谷治疗，其他类推。下面就输穴治痛简单举例。

太渊治感冒（属肺）而身体沉重（属湿应土）、疼痛甚效。《杂病穴法歌》说太渊可治偏正头痛，配列缺更佳。

三间（大肠经输穴）对于大肠经之痛证甚有疗效，治三叉神经痛、目痛、头痛（感冒头痛效果尤佳，配液门甚效）疗效甚佳，还能治腹痛、腰痛、坐骨神经痛、心口痛、五十肩。

陷谷为胃（土）经输（木）穴，能调理肝脾，治肝脾（木土）不和之病，对本经所过之各种疼痛皆有疗效，常用于治疗太阳穴附近之偏头痛，立即见效。

治胃痛亦甚效。

太白治疗痔漏痛及"腹痛大便难"。

后溪治腰痛及落枕甚效，治颈椎病、急性闪腰岔气、腰椎病及太阳经坐骨神经痛、三叉神经痛皆颇效。

束骨治疗后头疼痛、颠顶痛效果显著而迅速，对腰、背（肩胛内缘）、股腿（太阳经坐骨神经循行部），凡膀胱经所过处之疼痛亦皆有效。

太溪治肾绞痛甚效，治牙痛亦颇效。

大陵治急性胃炎、胸痛，临床还可治腕关节炎。

中渚对于上肢（肩臂肘指）疼痛、肩背痛、心痛彻背、久患腰痛均有特效。治疗脊间心后痛亦甚效，还能治疗急性扁桃体炎、牙痛，亦能治疗腰痛、腰酸、背痛、坐骨神经痛、足外踝痛，对脊椎骨刺也有效。本穴治疗急性腰扭伤、慢性腰痛甚效，我亦常用于治疗起坐性腰痛，对环腰一带痛也有效。

足临泣对胆经循行部位疼痛皆有疗效，为眼科要穴，也是治疗子宫、胃、胆等痛证的有效腧穴。

太冲治血管性头痛及颠顶痛有效，可治风火牙痛、虚火牙痛，治颞颌关节痛、手连肩痛、胃痛、胆囊炎、胆石症、疝气、妇女痛经皆有效，又因肝经穿过喉咙深处，故治喉痛特效。

4. 经穴

经穴可治与发音有关部位之疼痛。《灵枢·顺气一日分为四时第四十四》说："病变于音者，取之经。"经穴对于病变导致声音失常皆有疗效。

阳溪治咽喉、齿、耳等有效，用治腰痛亦甚有效。

解溪配商丘、丘墟可治脚背痛及足踝肿、脚踝扭伤（《玉龙歌》），亦治手腕挫伤。董师常在解溪至内庭线上刺血治牙痛，甚效。

商丘治局部病，如足关节扭挫伤、关节炎等有效。歌诀均认为本穴系治疗脚背痛之要穴。

灵道治疗尺骨神经痛或麻痹有效。

阳谷治手膊诸疾，对手神经痛亦有效。

昆仑治后头痛、眉棱骨痛，亦可治目痛、落枕、腰背痛等。治牙痛甚效，尤其治肾火上炎之牙痛甚效（《医宗金鉴》）。能疏通筋络治功能性腰痛，兼治太阳经腰病，疗效良好。昆仑亦治落枕、肩拘急等，治脊痛甚效。

复溜善治急慢性腰痛，除肾亏腰痛外，治疗闪挫岔气亦极有疗效。我常用之治闪腰，又常用治足跟痛、骨刺。

间使治心痛、狭心症有效，配内关治心经循行部位之坐骨神经痛、大腿后正中央痛、胸闷、胸痛。

支沟治胸脘痞闷、胁肋疼痛、胁间神经痛，亦治急性腰扭伤、腰痛难以转侧。治坐骨神经痛，以本穴配外关，对于胆经循行部位之坐骨神经痛效果极好。

阳辅对于伤风感冒之扁桃体肿、偏头痛尤具特效，亦可治胆经经络循行之疼痛，常配支沟、内关治胸胁痛。又治全身关节痛，治腋下淋巴结肿大有效。

中封治阴缩、小便困难有疗效（《医宗金鉴》），还能治睾丸炎、膀胱炎、尿道炎等。

5. 合穴

《难经·六十八难》说："合主逆气而泄。"每一脏腑皆有其逆气之病，肝气上逆则肝阳上亢，肺气上逆则气喘咳嗽，胃气上逆则便秘呕吐，脾气上逆则嗳哕腹胀，肾气上逆则小便不通等，皆可取该经之合穴治疗。也可取相关之合穴，例如高血压之头痛可取阳陵泉（肝胆表里）、曲池（肝与大肠通）等合穴，胃痛取胃经合穴足三里有效。

"饮食不节得病者，取之于合"，消化系统疾病多取足三里、曲池、阴陵泉等合穴。尺泽、委中、足三里刺血均能治饮食不节、急性胃肠病变。

"经满局血者……取之于合"，是说经络有瘀血皆可在本经之合穴刺血，如委中、尺泽、曲泽、足三里等合穴都是刺血常用穴位，常用来治疗本经有瘀血的病变，久痛多有瘀血，故多可治痛证。

至于"合治内腑"是说合穴可用于治疗对应六腑的疾病，也包括脏病。针刺足三里，当胃弛缓时，会使收缩增强，胃紧张时，能使之弛缓，并可解除幽门痉挛。又如阳陵泉，针刺能增强胆囊的运动和排空能力，因此对胆石症有一定作用，已众所周知。

（二）郄穴

郄穴主治急性病、疼痛病。"郄"有间隙之意，是各经经气深聚的部位，多气多血。郄穴治疗本经循行部位所属脏腑的急性病症及疼痛甚效。如肺经郄穴孔最治疗哮喘甚效（配尺泽或鱼际更佳），治咯血、支气管扩张、肺结核（配阴郄）疗效亦甚佳。郄门（心包郄）治惊悸、心神不宁（配神门），治心绞痛、早搏（配心俞、膻中）疗效甚佳。又如胃经郄穴梁丘治疗胃痛甚效。总之，郄穴多用于治疗本经脏腑经脉之气突然阻滞所发生的急性病症、痛证。

（三）八会穴

八会穴治疗特异病。八会即脏会章门、腑会中脘、气会膻中、血会膈俞、筋会阳陵泉、髓会悬钟、骨会大杼、脉会太渊。这些腧穴对脏、腑、筋、骨、气、血、脉、髓等诸疾患有特殊治疗作用。如章门为脾之募穴，五脏之养皆赖于脾，对五脏之病皆能治疗，但以肝脾之病为主。中脘穴可治多种腑病，但以治消化系统疾病为主，尤其为治疗脾胃疾患最常用之穴，善治胃痛。阳陵泉治筋病甚效，治疗肋痛特效，治疗偏头痛、肩痛亦甚效。悬钟穴能治脑病、血液病，治疗髋骨痛甚效。脉会太渊治血栓性脉管炎（血栓性小腿腓肠肌剧痛）疗效甚好。

（四）原穴

原穴总治本经及本脏病。十二原穴与人体的原气密切相关，是脏腑经络之根本——原气所过而流止的穴位，主要用治五脏疾病，透过表里关系也能治六腑疾病。原穴的主治特点在于既可补虚，又可泻实，具有所谓"双向性调节"作用。因此，原穴不但可以治疗所属脏腑疾患，与脏腑相关的器官、肢体疾病，还可治本经经脉病，不论虚证、实证、寒证、热证、急性病、慢性病都能治疗，可以说原穴是治疗本经及本脏病的"总治穴"。

大肠经原穴合谷穴常用于治疗五官病，所谓"面口合谷收"，用治齿、眼、鼻、喉病皆有卓效，尤擅治齿痛及牙齿敏感。合谷穴为治牙痛特效穴，一般左治右，右治左，用动气针法强刺激可立止牙痛，治下牙痛效果尤佳，配足三里则可治上下齿痛。合谷穴治咽喉肿痛、急性扁桃体炎、感冒，配少商穴疗效甚好。本穴还可治妇人痛经、足跟痛。

小肠经原穴腕骨穴五行含木性，主屈伸不利之病，可治多种风湿病，治腕痛、肩背颈疼痛效果尤为显著。腕骨穴除治疗颈、腰、腿痛有卓效外，《杂病穴法歌》云"腰连腿疼腕骨升"，治疗腰连腿之坐骨神经痛亦甚效，与后溪同用为治疗坐骨神经痛之特效针。

膀胱经原穴京骨穴能治后头痛，配太冲可治剧烈头痛，配内关、通里、心俞治心痛、心肌炎。京骨穴又治膝痛及股关节痛。

三焦经原穴阳池穴治疗手腕痛效果甚佳，治疗腕痛所致之肩不上举效果尤佳，基于对应理论亦可治踝关节扭伤。本穴配曲池、合谷、外关治肘部和腕部疼痛。阳池亦可灸治急性睾丸炎。

胆经原穴丘墟穴治头目耳痛，对肝胆郁热，循经上扰清窍之头目耳病颇有疗效，还可治肋间神经痛、胆囊炎、胆绞痛。丘墟穴亦治脚背、脚腕疼痛。

（五）络穴

络穴治两经病。络穴大多位于表里经联络之处，因此络穴的主治特点在于治疗表里两经的有关病症，所以有"刺一络，治两经病"的说法。络穴的作用、临床应用主要有以下几个方面。

（1）治疗本经及相表里经脉病症。例如手太阴肺经之络穴列缺能治疗肺经之咳嗽、喘息，又能治疗手阳明大肠经之病候，如齿痛及头项疾患（所谓"头项寻列缺"）。又如足阳明胃经之络穴丰隆，既能治疗喉痹、呕吐、胃痛等足阳明胃经之病，还能治疗面浮肿、四肢肿、胸闷、身重等足太阴脾经病候。脾经之络穴公孙，除治疗脾经各症外，也能治疗胃痛、腹泻、前头痛等胃经症状。其他各络穴亦是如此。

（2）治疗某些急性病及久年慢性疾病。根据络脉理论，采取刺络放血疗法可治多种急性病。在正常情况下，浮络是体内向体表运行气血的重要通路，当病邪侵袭人体时，气血瘀滞，有些络脉也会相应地出现瘀血，又医家有"初病在经，久病入络"之说，认为血、气、痰、湿等邪气积聚日久常常由经至络，故各种慢性疾病均可取络穴。用三棱针点刺这些络脉出血，使病邪得以外泄，其疗效较一般刺法迅速。例如，在足阳明胃经之络穴丰隆点刺放血，可以痰瘀并治，治疗许多疑难杂症。

（3）某些络穴用于治疗奇经病。络穴中的列缺、公孙、内关、外关四个穴位属于特定穴中的八脉交会穴。列缺通任脉，公孙通冲脉，内关通阴维，外关通阳维，这四个络穴不仅可以治疗各自所属经脉、脏腑的病变和相表里经脉、脏腑的病变及疼痛，也可治疗与其脉气相通的奇经的病症与疼痛，治疗范围更为广泛。

第四章 疼痛的辨证与针灸要点

一针疗法之取穴要注重时间及空间的配合，凭借天人合一的整体宏观思想，运用一针疗法更能得心应手。关于时间观及空间观之应用，最可作为根据者即《灵枢·经顺气一日分为四时》所说"病在脏者取之井，病变于色者取之荥，病时间时甚者取之输，病变于音者取之经，经满而血者，病在胃，及以饮食不节得病者，取之于合"及《难经·六十八难》说"井主心下满，荥主身热，输主体重节痛，经主喘咳寒热，合主逆气而泄，此五脏六腑井荥输经合所主病也"。

一、时间观

时间观指既要注重疼痛发病时间，也要顾及治疗时间，两者结合起来，可以使治疗更为圆满。

（一）疼痛时间

根据疼痛发病时间的急慢而选择穴位。疼痛分急痛与慢痛。

1. 急痛（新痛）

急痛指刚得不久的疼痛，治疗时可选择以下穴位。

（1）郄穴：郄穴多气多血，善于调理气血不和之证，且善治急症，急痛多有气血不和，且多发作急，故郄穴善治之。"郄"有间隙之意，是各经经气深聚的部位，多位于经络循行迂曲之处，气血汇聚流灌如注于孔隙之中，故郄穴亦为气血出入较深之部位，气血聚集。除胃经郄穴梁丘略高于膝外，其他经郄穴全部分布在四肢肘膝以下，郄穴主治特点是对于本经循行部位所属脏腑的急性病症及疼痛甚效。如肺经郄穴孔最治疗哮喘甚效（配尺泽或鱼际更佳），治咯血、支气管扩张、肺结核（配阴郄）疗效亦甚佳，郄门（心包郄）治惊悸、心神不宁（配神门），治心绞痛、早搏（配心俞、膻中）疗效甚佳。总之，郄穴多用于治疗本经脏腑、经脉之气突然阻滞所发生的急性病症、痛证，以实证为主。郄穴取穴方便，为治急症首选。

董氏奇穴地士穴与肺经郄穴孔最相近，治疗肺系急性感冒及气喘效果甚好。解穴与多气多血之梁丘功效接近，特能调整气血，治气血逆乱及晕针。

（2）阿是穴：阿是取穴是一种"以痛为腧"的取穴之法，所取乃"快"或

25

"痛"处，即反应点（如快然、舒适）或压痛点。"快""痛"有助于辨病之虚实。阿是穴在有病痛时出现，大多出现在病患局部，但也有很多不出现于病患局部，而在病患处附近甚至远隔部位出现。一般而言，这些压痛点必与病患处有经络上的联系或俞募关系或交会关系，当然，阿是穴也可出现在无经无穴之部位。阿是穴虽然取穴方便，且有一定效果，但在临床中必须注意，绝不能全部以阿是穴来治病止痛，更不能以其作为主穴，而应仅作为辅助或配合。

（3）反应穴：一切病变的反应症状，不是形成一种气色，就是形成一种形迹，如红、肿、痛、痒、发青之类，在发生病变时，常有一些特别的反应。根据这些反应，或针刺，或放血，或艾灸，甚至只用手指点按或刮搔，而不受经络及穴位之拘束，这种刺法常能收到很好的效果。（关于病变反应取穴法，在我的著作《针灸宝典》及《针灸经纬》中皆有专章详细介绍）

（4）五输穴

①井穴——病在脏者取之井。古人以失神形无知者为病在脏，在中风昏厥时，常有神志改变，故可取井穴治之。井穴能醒脑开窍，宁神泄热及泻实祛邪，常用于神志突变之急救。井穴治疗急痛或外感急症效果亦好，例如在少商或商阳点刺立止感冒喉痛，在少泽点刺可止三叉神经痛。

②荥及输——病变于色者取之荥。"荥输治外经""荥主身热"，这里的外经与经络有关，与外邪也有关，外感症或为风寒，或为风热，荥穴或属水，或属火，因此善于治疗外感症。外感症虽不急如中风昏迷，但风者善行而数变，常突如其来，亦属急症，只是较中风昏厥略缓而已。

2. 慢痛

（1）输穴——"输主体重节痛"，主时间时甚（间歇性），输穴可治疗阵发性病变，即治缓急之间的病变。所谓"时间时甚"就是有时间歇（停止），有时严重，这种状况在临床最为常见，疼痛除伤风及癌症所致之痛外，几乎皆为时间时甚之痛。风湿及筋肉疼痛之病多取输穴，这些疾病亦多为慢性病。

根据时间时甚，对于定时发病者，根据发病时辰所主脏腑选该脏腑之输穴治疗甚效，例如每晚三时多发病，三时多属寅时，为肺经主时，不论是什么病，不论什么时候来治疗，都可径取肺经输穴太渊治疗。

（2）合穴——主腑病（久病入腑，久病多瘀——刺血在合）。"合治内腑"，"经满而血者病在胃，及饮食不节得病者，取之于合"。合穴之主治以脏腑病为主，多为慢性病，又"经满而血者……取之于合"，是说经脉有瘀血者可在合穴刺血，久病多瘀，久病易致瘀，可在肘弯、腿弯之合穴刺络放血。中医认为久病多入肾，治疗以补肾为先，也有人认为久病脾胃功能必然较差，主张补脾胃。合穴属土（阳经合穴）与水（阴经合穴），土与脾胃相应，为后天之本，水与肾

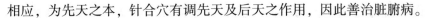

相应，为先天之本，针合穴有调先天及后天之作用，因此善治脏腑病。

（3）络穴——久病入络（痰瘀并治——丰隆）。对于所有属脏腑难治性疾病，都可以在丰隆放血。众所周知，丰隆穴是痰会穴，为胃经络穴，因胃与脾相表里，所以可治脾脏疾患。中医学认为脾是生痰之源，肺为贮痰之器，所以丰隆穴是治痰非常好的穴位。在西医学中所谓血中脂肪浓度高，或胆固醇过高，在中医学里则是与痰有很大的关系，中医学认为久病、怪病、杂病、难病都与痰瘀有关，所以在丰隆穴放血可治之。

（二）治疗时间

（1）四时分刺法：四时分刺法始载于《黄帝内经》，又可分为四季分刺法及一日四时分刺法两大类。四季分刺法即春刺荥，夏刺输，秋刺合，冬刺井。四时分刺法即朝刺荥，午刺输，夕刺合，夜刺井。《灵枢·顺气一日分为四时》曾提出："脏主冬，冬刺井；色主春，春刺荥；时主夏，夏刺输；音主长夏，长夏刺经；味主秋，秋刺合。"《灵枢·顺气一日分为四时》亦曾提出："春生、夏长、秋收、冬藏，是气之常也，人亦应之，以一日分为四时，朝则为春，日中为夏，日入为秋，夜半为冬。"指出在一天之中，可以像春夏秋冬一样划分四时，来说明疾病在一天的变化情况，因此在治疗时，我们亦可根据四季分刺法予以施治，效果亦佳。依据四时分刺法，则早上以刺荥穴为主，中午以刺输穴为主，傍晚以刺合穴为主，深夜以刺井穴为主。临床应用时可就病症所在经络按时选取穴位，依病情需要也可略加一二穴作为辅助治疗。

（2）其他时间刺法：可根据当时来诊时之时辰经络流注，或以子午流注纳甲法或纳子法选针该经之开穴穴位。

（3）不定时：也可不按四季四时分刺法及子午流注法用针，仅选特效针治疗亦可，当然若能配合时间选穴，效果则更佳。

二、空间观

空间观即诊断与取穴的空间观。取穴的空间观有几个要点：疼痛部位、取穴部位。

首先看疼痛在哪个部位，然后针对疼痛部位选穴治疗，这样才能有的放矢，效果才好。部位又包括经络、脏腑、具体位置等。

1. 经络

经络是决定取穴的第一要则，所谓"经络所过，主治所及"，疼痛部位在哪一经络，就优先选取哪一经络穴位。对经络越熟悉，取穴越能得心应手，对于经络，必须总体及个体皆了然于心。

（1）总体经络：是指每一条经络之走向，例如胃经（或其他经）在头面、胸腹、四肢等处的循行位置。

（2）个体经络：指要考虑每一部位有哪些经络经过，例如鼻子周围有大肠经及胃经经过，中央有督脉通过，内部有肝经通过，所以合谷配太冲治疗鼻病有效，其原因为内外交治也。又如嘴部周围有大肠经及胃经绕过，内部有肝经通过，所以以大肠经及胃经之下合穴上巨虚治疗口歪眼斜特效，以太冲治疗亦甚效。

除此主要经络之外，对于表里经、同名相通经、脏腑别通经都要考虑进去，治疗才更周详。

2. 脏腑

"不明脏腑经络，开口动手便错"，这句话强调医师临床辨证施治，必须以脏腑经络为依据。人体一切功能活动都离不开脏腑经络，临床表现虽多，但究其实质，总不外乎为脏腑、经络的病理反应，因此，认识脏腑、经络的证治机理，对于临床施用针刺治疗具有重要意义。脏腑与经络证治在针刺临床方面同等重要，绝不能重经络而忽视脏腑。

3. 具体位置

（1）五体（皮、脉、肉、筋、骨）：疼痛在筋则在与筋有关之穴位针刺，在骨则在与骨有关之穴位针刺。例如五十肩为筋病，可在尺泽贴筋刺之，甚效；坐骨神经痛可在三间或后溪贴骨，或风市穴抵骨刺之，甚效。

（2）上下（全息）：疼痛在哪个部位的上、中、下部，如以手臂取穴治疗而言，分为上、中、下三部，将手臂举起，内关在上部能治疗心脏病，肝门在中部对应中焦治疗肝脏病，心门在下部治疗膝痛、尾椎痛等下部病（当然从倒象来看，则心门在上部，又治心脏病）。

三、治痛宜忌

针刺治痛取穴即便正确，但如果忽略了一些事项，也会影响疗效，所以对下列事项要加以注意。

（1）忌口："扎针不忌口，白费医家手"。扎针宜忌口，若不忌口，不但无效，可能更痛。痛证一般忌冰冷寒凉、花生、香蕉、糯米等；痒证忌海鲜、鸡肉、辣椒等（具体视实际情况而论）。

（2）活动适宜：有些病要活动，如五十肩、半身不遂等，有些则不宜多动，如骨刺、坐骨神经痛、落枕等。

（3）保暖：受寒是许多病，尤其是风湿疼痛的诱发原因之一，因此要注意保暖。

四、特别讨论

治疗痛证注意以下两点有助于增强疗效。

(1) 诸痛痒疮，皆属于心："诸痛痒疮，皆属于心"，心经之少府穴为火中之火穴，清火及镇定作用甚强，治各种痛痒皆效。

(2) 凡十一脏皆取决于胆：《素问·六节藏象论篇》说："凡十一脏，取决于胆也。"我们知道，治少阳病的小柴胡汤加减可以治疗很多疾病，基于同样的原理，属少阳经的几个穴位如风市、悬钟、阳陵泉、足临泣等，或临近胆经的几个董氏奇穴如侧三里、侧下三里、足五金、足千金也能治疗许多疾病。尤其是风市穴（即董氏奇穴中九里），几乎对所有的疼痛都有很好的效果。

风市是我常用穴位之一，可以说此穴对所有的疼痛都有效果，特别是治疗少阳经疼痛效果更佳。临床时，如果对难治病存疑，不知如何下手，可以首先扎风市以止痛，再查其他原因，对症治疗。

风市穴在古时属于奇穴，《针灸资生经》与《针灸大成》始列入正穴。中医学认为痛证和风证与风有关，"市"有往来地方的意思，风市即是痛证往来的地区。董师在治疗患者的时候，针对局部疼痛，会用相应的奇穴，对于全身多处疼痛，则用风市穴或加中渎穴倒马，这两个穴位具有良好的止痛作用，中渎之渎即水道，为水经过的地方，从穴位名称看本穴与湿有很大的关系。风与湿可以引起疼痛，风市、中渎两穴并用则风湿并治。我们再根据"以肉治肉""以肉治湿"的原理，风市的位置是肌肉丰富的地方，也善于治湿，另外风市位于胆经上，肝与胆相表里，所以可以治疗肝与胆的疾患，肝胆皆主风主筋，故风市治风、筋所致之痛。扎风市的时候针抵骨头，能相应到肾脏，又可以治肾脏疾病。对应于五行体系，风寒湿皆可以治疗。《灵枢·经脉》认为少阳主骨，太阳主筋，因此我常以少阳经的风市穴治骨刺。

此外，筋会阳陵泉、髓会悬钟亦在胆经，能治多种疾病。古有"肝合筋也""肝脏筋之气""筋脉皆肝所主"等说，而"胆腑者，主肝也。肝合气于胆"，由于肝胆相表里，肝主筋，胆亦与筋有关系。阳陵泉位于膝部，《素问·脉要精微论篇》曰："膝者筋之府"，膝为众筋会聚之所，足之三阳、三阴各条经筋都结于膝部，阳陵泉位于诸筋中，为筋会，能够"以筋治筋"。

髓会悬钟，悬钟别名绝骨穴，位于绝骨上方，即古人所谓"踝上小骨绝处为是""骨之绝处，髓则随骨而滋，有下润之势"。绝骨为骨绝之处，当为骨与髓交通会聚之处，又《针灸甲乙经》说本穴在"足外踝上三寸动脉中，寻摸尖骨者是。足三阳之大络"，与足太阳、少阳、阳明皆有关，通过足太阳与足少阴肾相表里，而肾主藏精，精能生髓。又《灵枢·经脉》说："胆足少阳之脉……是主骨所生病者"，即胆主骨病，这也为足少阳胆经之绝骨作为髓会找到了较实际的理由。

阳陵泉能治疗各种筋病（多指运动功能性疾病）。悬钟为髓会，能治疗髋部之大骨痛，又与足太阳、少阳、阳明皆有关，故能治疗多经多种疾病。悬钟治中风后遗症、脑震荡后遗症及脑性麻痹均有良好功效，治偏头痛、三叉神经痛、面神经麻痹、睡中咬牙及肩臂手腕痛亦有殊效，以治风痰之证见长。

五、常见痛证与经络取穴简表

为了方便取穴，以下就常见痛证与全身各部所分布之经络所属及应用穴位列表如下（包含十四经穴及董氏奇穴）。（表1）

表1　痛证部位所属经络与主治穴位

疼痛部位		所属经络	主穴 （以远处为主）	奇穴
头部	后头	膀胱	束骨、昆仑	正筋、正宗
	侧头	胆、三焦	足临泣、中渚	侧三里、叉三、中白
	头顶	督、膀胱、肝	束骨、太冲	正会、正宗
	前额	胃	公孙、陷谷	火散、天皇
	颧骨	小肠	后溪	腕顺、侧三里
	鼻骨	胃	陷谷	门金、大白
	下颌	胃	陷谷	火主、门金
	颏部	胃、任脉	陷谷	门金
颈部	前颈	胃、任脉	解溪、太溪（肾经夹任）	门金、肾关
	侧颈	大小肠、三焦、胆	外关、足临泣、合谷、后溪	三重、六完、水曲
	后颈	胆、督脉、膀胱	束骨、昆仑	正筋、正宗
腰背部	脊椎部	督脉、膀胱	束骨、昆仑、委中	正筋、正宗、二角明
	椎旁部	膀胱	束骨、昆仑	中白、灵骨
	肩胛部	小肠	后溪	重子、重仙
胸部	腋下线	胆	阳陵泉	六完、火主
	中央线	任脉、督脉	太溪	火串
	胸旁线	肾	太溪	火串
	乳中线	胃	梁丘、陷谷	火串
	季肋部	肝、胆、脾	阳陵泉、支沟	火串

续表

疼痛部位		所属经络	主穴 （以远处为主）	奇穴
腹部	腹中线	任脉	太溪（肾经夹任）	水相
	乳中线	脾	太白、三阴交	火菊、门金、解穴
	侧腹线	肝、胆	阳陵泉、太冲	火串
	前阴部	肝	太冲、蠡沟	灵骨、火主、肾关
上肢内侧部	桡侧	肺	太渊、列缺	土水、重子
	正中	心包	内关（远针三阴交）	人皇
	尺侧	心	通里（远针太溪）	心门
	手掌	心包、心	劳宫、少府	肾关、侧三里
上肢外侧部	桡侧	大肠	三间、合谷	灵骨
	正中	三焦	液门、中渚、外关	侧三里、侧下三里
	尺侧	小肠	后溪	心门、肾关
髋部	前侧	胃	陷谷	叉三、灵骨
	外侧	胆	足临泣	灵骨、三重
	后侧	膀胱	束骨	心门、腕顺一二
下肢部	前侧	胃	内庭	叉三
	后侧	膀胱	束骨	腕顺一二
	内侧	肝、脾、肾	公孙、太冲、太溪	灵骨、火主
	外侧	胆	阳陵泉	次白、手五金

注：①主穴以远处穴为主。②主穴有多个者，用一个即可，也可一起用，加强作用。③奇穴有多个者，用一穴即可，也可一起用，加强作用。

六、 一针疗法治痛特点及手法

（一） 一针疗法治痛特点

本人之一针疗法选穴以远处取穴为主，手法则以平补平泻为主，最常用之针法有动气及倒马、牵引等。

1. 选穴

远处选穴有以下几个优点。

（1）平衡：《标幽赋》说："交经缪刺，左有病而右畔取。"古法针刺重视左病右取，右病左取，如此有平衡之作用。

（2）疏导：《标幽赋》说："泻络远针，头有病而脚上针。"远处针刺有疏导作用，一般以同名经交经法取用（如手阳明通足阳明，手少阳通足少阳），此外则是以"脏腑别通"为经络应用之中心思想,即肺与膀胱通、脾与小肠通、心与胆通、肾与三焦通、心包络与胃通,如此不仅可治疗多经,而且通过一手一足、一阴一阳、一上一下、一脏一腑达到疏导平衡的作用,更有上下交济的作用(详见《杨维杰针灸思路》或《董氏奇穴原理解构》)。

(3)记忆:远处取穴系透过高级神经传导,不同于局部浅针取穴,因此有较强之"记忆性"及"储蓄性",最适合于现代忙碌者之诊治,不必每天针治,一周针 2~3 次即有很好的效果。

(4)安全:取穴以手脚部位最多,取穴灵活、方便而安全,纵然在胸腹腰背部取穴,亦以浅针点刺为主,绝对安全。

(二)手法

一针疗法所用之手法不讲究复杂,仅以动气、倒马、牵引、三刺等简单平补平泻手法即能达到治病之目的。

1. 动气

动气针法是我于 1972 年所定,我见董师针后嘱患者活动患处,但老师无以名之,我乃将此法称为"动气针法"。董师认为人体有自然抗能,并有相对平衡点,所以常采用"交经巨刺",以远处穴道疏导配以活动患处,疗效惊人。尤其对于疼痛性病症,往往能立即止痛。例如三叉神经痛,董师针健侧侧三里、侧下三里两穴,并令患者咬牙或动颚,可立即止痛;坐骨神经痛,针健侧灵骨、大白两穴,并令患者活动腰腿,亦可立即止痛。虽说奇穴有奇用,但是动气针法的功效也是不可忽视的。动气针法不只限于奇穴有效,更适用于十四经穴,不但适用于止痛,用于内科病症亦有疗效。动气针法具体操作如下。

(1)先决定针刺穴道。

(2)进针后有酸、麻、胀等感觉即为得气,然后一边捻针一边令患者稍微活动患部,疼痛便可立即减轻,表示针穴与患处之气已经相引,达到疏导及平衡作用,可停止捻针,视情况留针或出针。

(3)如病程较久,可留针稍久,中间必须捻针数次以行气,可令患者再活动患部引气。

(4)如病在胸腹部,不能活动,可用按摩或深呼吸之法,使针与患处之气相引,疏导病邪。例如治胸闷、胸痛,针内关,然后令患者深呼吸,患者可立觉舒畅。

动气针法简单实用,且在不明虚实症状前亦可使用,但必须能使病痛部位自由活动或易于按摩,因此必须在远处穴位施针。依个人经验,仅在五输、原、络、俞、募、郄、会等特定穴位灵活运用即可,值得推广应用。

2. 倒马

倒马针法系董师所创用之特殊针法,指利用两针或三针并列方式加强疗效的

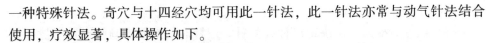

一种特殊针法。奇穴与十四经穴均可用此一针法，此一针法亦常与动气针法结合使用，疗效显著，具体操作如下。

（1）先在某一穴位施针（如内关）。

（2）然后取同经邻近穴位再刺一针（如间使或大陵），这样就形成了所谓的倒马针。

（3）在倒马针的基础上可用补泻法，也可用动气针法与之配合，加强疗效。

这种邻近两针同时并列的针法较之散列的多针疗效确切，如在内关取穴施针之效果如果等于一分，加取间使穴使成并列之倒马针，则其效果并不只是二分的增加，而可能是三分或五分，究其原因，可能是有互助合作、"一鼓作气"的强化作用。

全身有很多部位都可使用倒马针以增强疗效，如内庭、陷谷合用治疗胃肠病效果显著，针内关、间使治心脏病有特效，支沟、外关治胁痛、小腿痛、坐骨神经痛，手三里、曲池治头晕、鼻炎、肩臂痛、腰膝痛。其他如合谷、三间倒马，复溜、太溪倒马，申脉、金门倒马等不胜枚举，可以推广使用。

倒马针两针或三针并列，实亦寓有全息的意味，若三针并列，则也还有上针治上、中针治中、下针治下的意义，两针并列，则有上针治上部、下针治下部的意义。

《窦太师流注指要赋》后附的接经法就曾提出鱼际、太渊治心肺痛，大都、太白治胃心痛，行间、太冲治肝心痛等，强调通接经气，证明在十四经上很早就有此类针法的应用。董氏奇穴的倒马针法与其类同，倒马针法之"倒"同"导"，不需要用特别导气手法，也有通接经气作用。

3. 牵引

我在多年临床经验中，根据动气针法研创出牵引针法，这种针法对于痛、痒、麻证疗效尤佳。

牵引针法的作用在于疏导平衡，取对侧远处另一端之穴位与同侧远处另一端之穴位形成相互牵引的形态，仍然不取近处穴位，使其可以"动引其气"，痛点在两穴中央，两穴相引，必然通过痛点，由于"通则不痛"，可以立即抑制疼痛而达到治病之目的。牵引针法效果之佳，较动气针法尤有过之而无不及。牵引针法具体操作如下。

（1）先在健侧远端选取穴位作为治疗针。

（2）再在患侧另一端选取一穴作为牵引针。

（3）然后在两端同时捻针，使两针互相感应。

（4）令患者稍微活动或按摩痛点后，再稍微捻针，痛可立止。也有许多患者当在两端穴位施针时，未用手法即已止痛，这就是两穴相互感应的关系（可以说穴位也有牵引的作用)。

（5）收效后根据情况决定出针或留针。留针时，中间需频频或定时捻针以催气。

这种针法施用简单，效果良好，例如左肘痛，可在右侧风市刺一针，再在左侧合谷刺一针，可立止肘痛。又如右肩痛，可在左丰隆取穴，再针右侧中渚，可以立止肩痛。再如左膝盖痛，可取右侧内关，再取左侧太冲，可立止膝痛。

一般而言，牵引之疏导穴，以取患侧该经之荥输穴为主，所谓"荥输治外经"，尤其是痛证，则多以输穴为主，"输主体重节痛"。例如肩痛，除在对侧远处施针治疗外，如属阳明部位，则以同侧三间取穴牵引，如为侧肩痛（少阳部位），则在中渚牵引，如为后肩痛（太阳部位），则在后溪牵引，其他各种疼痛均可以此类推。总之，以患者肢端输穴为牵引穴，以健侧远端为治疗穴，临床多可取效，这种取穴法也正符合了《黄帝内经》"上有病而下取之（远取以疏导），左有病而右取之（对取以平衡)"的理论。如果双侧同病，例如双膝痛，可针双内关，再针双太冲，捻左侧内关穴针，活动右膝，捻右侧内关穴针，活动左膝，其作用仍然是对侧交互影响的。

有时牵引针也不必绝对针肢端远处，例如面部的病症都可用迎香作牵引，因迎香为大肠经之终点、胃经之起点，大肠经及胃经循行整个面部，面部疾病如青春痘、脂溢性皮炎、鼻炎等都可用迎香作为牵引针（也是治疗针），极为有效。这种例子不多，可以说是牵引针法的一种变化取穴法。

牵引针法应用时，一针在上，一针在下，实寓有"交济"之意，由于上下相通，作用更强；又由于一针在健侧，一针在患侧远端，也含有交叉取穴之意，而且不论是治疗针或牵引针，皆有治疗作用，也可以说是双重治疗，基于这些原因，疗效甚好。

牵引针法也可以与倒马针法合用，效果亦佳，例如左侧坐骨神经痛，可针右侧奇穴灵骨、大白，再针左侧申脉。灵骨、大白相互构成倒马，但它们与申脉却形成牵引。

4. 三刺针法

三刺针法是我根据《黄帝内经》理论所研创的针法。《灵枢·官针》说："所谓三刺则谷气出者，先浅刺绝皮，以出阳邪，再刺则阴邪出者，少益深，绝皮致肌肉，未入分肉间也；已入分肉之间，则谷气出，故〈刺法〉曰始刺浅之，以逐邪气而来血气；后刺深之，以致阴气之邪；最后刺极深之，以下谷气。此之谓也。"经文所述有浅、中、深三种不同的刺法，首先是浅刺到皮肤，可疏泄卫分浅表的阳邪，再刺较深可以疏泄营分的阴邪，最后刺入极深，较皮肤的浅层略深一些，刺进肌肉而不到分肉之间，就可以通导谷气，起到补虚之效。《灵枢·

终始》也说："一刺则阳邪出，再刺则阴邪出，三刺则谷气至，谷气至而止。"

几十年来，我常以此手法治病，进针看似一次刺入，实则分为三阶段，进入到天部稍作捻转，再继续深入至人部，再稍作捻转，最后再深入至地部，再稍作捻转后留针，只是动作稍快，看似一刺完成，虽说不用补泻，然已寓补泻于其中。这样三阶段的进针法，患者不会感觉刺激太重，就不会有惧怕及不良反应，只会有好的效果。此种针法不刻意地行针对性补泻，却在平补平泻中达到了先泻后补的作用，最后得到平衡。

特殊针法类别很多，绝非仅有本文所述的四种，但这几种针法是我个人常用的针法，这些针法不但收效快，而且可以用于一些虚实难断或虚实夹杂的病症，特此介绍出来，以供大家研究、应用。

临床应用篇

第一章　头　痛

头痛是临床极为常见的症状，可见于多种急慢性疾病，是患者的一种自觉症状。其涉及范围很广，如感冒、五官疾患（如鼻窦炎）、神经性头痛、血管性头痛、三叉神经痛、颈源性头痛、颅内病变及某些心血管和神经系统疾患等均可引起头痛。

中医对头痛的辨证，可分病因病性辨证及经络辨证。

一、病因病性辨证

一般将其分为外感与内伤两大类：外感头痛以风邪侵袭为主，又有兼挟寒、热、湿之不同；内伤头痛又可分为肝阳上亢、气血亏虚、痰湿内阻及瘀血阻滞等几种。

（1）外感头痛：头痛呈急性发作，如椎如刺，痛有定处。风寒头痛常伴有恶寒、发热、肢体疼痛、脉紧；风热头痛常伴发热、口渴、咽痛、脉浮数；兼挟湿邪，则头痛如戴帽，并伴有胸闷、食欲不振、肢体沉重、脉濡、舌苔白腻。

（2）肝阳上亢：头痛呈慢性发作，痛而兼眩，并伴口苦、烦躁、易怒、面红赤或有烘热感，舌质红，脉弦数。

（3）气血亏虚：头痛隐隐而作，头目昏重，神疲乏力，气短，面色无华，喜温恶凉，如遇劳累或用脑过度则加重，休息则减轻，脉细弱，舌质淡，舌苔薄白。血虚甚者常以眉棱骨及两太阳穴疼痛为重，午后尤甚，并伴有心悸、失眠等。

（4）痰湿内阻：头部昏蒙沉重，时而胀痛，并伴有恶心、呕吐、胸闷、腹胀，舌苔白腻，脉滑。

（5）瘀血阻滞：头痛较剧，痛有定处，多呈刺痛、胀痛，夜间尤甚，多伴有外伤史，舌质暗紫，或有瘀点，脉细涩。

二、经络辨证

除根据中医辨证施治采用中药治疗外，还可根据经络辨证采用针刺治疗，见效快，疗效显著。根据经络学说，按头痛部位分为三阳头痛和厥阴头痛。

（1）前额痛：主要病在阳明经。以前额部疼痛、眉棱骨痛、眼眶疼痛为主，见于眼、鼻、咽喉疾患，热性病及贫血，包括西医学之眶上神经痛。

（2）偏头痛：主要病在少阳经。常见于耳部疾患、西医学之偏头痛（最常见者为血管神经性头痛，系头部血管功能障碍所致，详见后述偏头痛章节）及神经官能症、颈源性头痛（颈椎增生或损伤致脑供血不足）等。

（3）后头痛：病在太阳经和督脉。见于高血压、脑膜炎、脑部肿瘤、颈椎和软组织损伤、枕神经痛等。若后头痛伴有喷射性呕吐和高热、颈项强直，属颅内病变（如脑部肿瘤等），当慎重处理。其中枕神经痛较为常见，是枕神经分布的后头部的疼痛，可向头顶放散，头部活动、咳嗽等可加重，常由受寒引起。在枕神经出口处（风池穴）可有压痛。

（4）头顶痛：病在厥阴经。见于神经官能症（神经官能性头痛为无器质性病因的头痛，常伴见其他神经衰弱症状，如思想不能集中、记忆力减退、失眠等。头痛常集中于头顶或有如戴帽状的重压感）、脑炎、脑震荡等。中医认为肝阳上亢亦常见头顶作痛，并伴有头部眩晕等症。

（5）全头痛：要区别虚实，实邪多外感，虚证则多气血亏虚。

对各种不同原因的头痛，必须注意详问病史、发病急慢新久、头痛时间和伴发症状，并完善有关的检查，做出诊断。针刺治疗头痛效果极佳，如针刺多次无效或头痛继续加重者，应考虑某些颅脑病变，查明原因，及时治疗原发病。

从经络把握是针刺治疗头痛的关键。头部的经络分布详见第二章人体各部之经络分布与循经取穴，另于以下相关各节再个别详述之，以下就各种头痛举出治疗之特效一针。

第一节 前头痛

前头痛以前额部疼痛、眉棱骨痛、眼眶疼痛为主，包括眶上神经痛、鼻渊性头痛。眉棱骨痛多为风热之邪袭于经络，气血瘀滞，不通则痛，相当于西医学的筛窦炎、额窦炎所致的眉棱骨部突然疼痛。

眶上神经痛，临床颇为多见，因为疼痛部位在眼眶和额部，并伴有眼球胀痛感，中医称为"头目痛""眉棱骨痛"。鼻渊性头痛属阳明经头痛，多由鼻渊引起，为感受外邪，邪热上扰闭窍所致。鼻渊以鼻塞、鼻流浊涕以及嗅觉障碍为主症，伴有前额部隐痛、头昏、眠差、记忆力衰退等症，又名"脑漏"，类似西医学的急慢性鼻窦炎，其发生多由风热之邪壅于鼻窍或肝胆火盛，胆移热于脑所致。

前头痛疼痛部位以前额及眼眶为主。所属经络如下：①足阳明胃经，足阳明胃经循发际至额颅，额颅一带疼痛可取胃经穴位治疗。②膀胱经及督脉，足太阳膀胱经起于目内眦，上额交颠，前额痛及颠顶痛取膀胱经穴位有效。③足厥阴肝经与督脉会于颠，连目系，上出额，颠顶痛及额头痛取肝经穴位治疗有效。

中医辨证主要区分外感和内伤，外感伤于寒热以太阳经为主，内伤饮食如寒饮上冲或胃热上攻以胃经为主。

常用之特效一针疗法穴位如下：公孙、阴陵泉、中脘、太冲、丰隆、三间、大白、束骨、昆仑、攒竹、迎香、印堂等。下列选出个人常用的穴位加以说明。

公　孙

【位置】　公孙穴在太白后 1 寸，当足背第 1 跖骨与第 1 楔状骨接合处，即足背骨最高点，取穴时按其高点，向内侧移下，当骨边陷中赤白肉际处取穴。

【针法】　正坐或仰卧取穴，针尖向脚掌心进针 5 ~ 8 分，针后嘱患者活动头，若病久者可留针稍久，留针期间嘱患者每 5 分钟活动头部 30 秒 ~ 1 分钟。

【解析与经验】　公孙穴为脾经络穴，脾胃经相表里，故为治疗胃病之要穴。我常用本穴治疗眉骨、鼻骨及前头痛等，皆有特效，止痛极速。公孙为八脉交会穴之一，通于冲脉，"冲为血海"，对于血管性头痛亦有效。（按：董氏奇穴火菊与公孙穴邻近但贴骨取穴，亦可用，尤适用于久病前头痛者。）

阴陵泉

【位置】　阴陵泉穴在膝下内侧屈膝横纹头陷中，即胫骨内侧辅骨直下方陷窝中，平齐胫骨粗隆下缘。（按：董氏奇穴天皇与阴陵泉在同一位置。）

【针法】　正坐垂足取穴或平卧取穴，直刺，从小腿内向外刺入，针入 5 分 ~ 1 寸。留针 30 分钟，每 10 分钟捻针 1 次，留针期间嘱患者每隔数分钟活动患部。

【解析与经验】　阴陵泉为脾经合穴，根据脾胃经表里及"合治内腑"的原则，治疗前头痛及眉骨、鼻骨痛效果极佳。又，本穴在小腿全息分布的最上点，全息与头面对应，这也是治疗头痛有效之原因。（按：针此穴只需要卷裤管，无须脱袜，为我治疗前头痛首选。）

中　脘

【位置】　中脘穴在脐上 4 寸，岐骨下至脐间 1/2 处。

【针法】　针入 1 ~ 1.5 寸，可留针 30 ~ 45 分钟，每隔 10 ~ 15 分钟捻针 1 次，留针期间嘱患者每 5 分钟活动头部 30 秒 ~ 1 分钟。

【解析与经验】　本穴系手太阳小肠经、手少阳三焦经、足阳明胃经和任脉之会穴，八会穴中之腑会，亦为胃之募穴，是治疗脾胃疾患最常用的有效穴位之一。前额系足阳明经循行之部位，前额部头痛习称阳明头痛，多由脾胃病所致。前头痛多兼痰饮，痛时兼昏眩，二目难睁，甚或欲呕，针中脘能健胃祛痰，因此治疗前头痛甚效。又胃之募穴中脘为阳明胃腑经气聚注所在，且阳明经为多气多血之脉，针中脘可调理气血，对于气血不足及不和之前额头痛尤有卓效。又中脘穴善降上逆之浊气，腑气通顺则头痛遂除。我应用此穴治疗数十例多年之前头痛，往往针 2~3 次即痊愈。

太 冲

【位置】 太冲穴位于足大趾本节后 2 寸，第 1、2 跖骨骨间腔中。

【针法】 直刺，从足背向下进针 1 寸。针入后嘱患者活动头部或做闭眼睁眼动作，动引其气，可立刻止痛。

【解析与经验】 太冲穴为肝经俞穴，五行属土，为木经土穴，疏肝及调理肝脾不和之作用极强，对压力及情绪所致疼痛甚效。又肝主藏血，血虚头痛、肝阳头痛取本穴皆有效。本穴又为肝经原穴，理气活血作用甚强，且肝经"连目系，上出额""经脉所过，主治所及"，本穴治疗以眼眶周围为主的疼痛（亦称眶上神经痛）效果尤佳。如穴位再向后贴近骨缘，即火主穴，针刺效果更佳，往往 1 针即止痛，并迅速痊愈，盖贴骨治骨，能与肾相应，而有补水润木之功。又据经验，不论前头或头顶之痛，有痛甚则呕现象者，属厥阴头痛，此乃肝经之病及于脾胃，针太冲穴甚效，盖太冲穴性属土，与脾胃亦相关也。

眶上神经痛，临床颇为常见，疼痛部位在眼眶和额部，并伴有眼球胀痛感，中医也称"头目痛""眉棱骨痛"，太冲穴能疏肝理气，通络活血，有止痛的功效，临床应用一般 1 次即愈，若反复者可隔日 1 次，多针几次。

丰 隆

【位置】 丰隆穴在外踝尖上 8 寸，或犊鼻下 8 寸，约当犊鼻与解溪的中点，即髌骨下缘至踝关节横纹之中点平行，距胫骨前缘 1 横指（1.5 寸）。

【针法】 直刺 1.5 寸，针入得气后嘱患者活动头部，可速止头痛。久病则留针 30~45 分钟，每 10~15 分钟捻针 1 次，每 5 分钟嘱患者活动头部 30 秒 ~1 分钟。

【解析与经验】 《百症赋》说："强间丰隆之际，头痛难禁"，可见本穴自古即用来治疗头痛。丰隆为阳明胃经之络穴，又为痰会，善于健脾化痰，祛湿通络及调理气血（阳明经为多气多血之经），前额及颞颌处为阳明经所过，经络所及，主治所在，本穴刺血则痰瘀并治，对于久治不愈之头痛及各种疑难怪病，皆极为有效。本穴治疗伴晕眩之头痛亦甚有效，所谓痰眩头痛，即取丰隆为痰会之

41

意也。

三 间
（或大白）

【位置】 三间穴在食指之拇指侧，本节之后内侧陷中。

【针法】 握拳取穴，直刺 1 寸，从桡侧向尺侧刺入，针刺得气后令患者头部左右前后活动，可立觉轻松。一般留针 30 分钟，每隔 10 分钟捻针 1 次，捻针时仍嘱其活动头部 30 秒~1 分钟。

【解析与经验】 三间为手阳明太阳经输穴，手足阳明同名经相通，前头为手足阳明经所过，经络所及，主治所在，而"输主体重节痛"，为治痛最常用之穴位。且头为至高之位，多因风而患病，本穴属木应风，故能治之。又脏腑别通，大肠与肝通，亦能治属风之病，因此亦为治疗头痛特效点，非只前头痛有效，其他头痛亦多能见效。如系多年疼痛，中医认为久病多兼肾虚，本穴再向前贴骨，即大白穴，大白穴位于接近第 2 掌骨侧，属全息点之头点，刺之效果尤佳。

束 骨

【位置】 束骨穴在足小趾外侧，本节后陷中，赤白肉际处，即足外侧缘，第 5 跖骨小头后，骨的下缘。

【针法】 直刺 1 寸，针入后嘱患者每几分钟活动头部，以引针气，下针后可立止头痛。留针 30 分钟，每隔 10 分钟捻针 1 次，捻针时活动头部。

【解析与经验】 膀胱经起于睛明，上行至前额，"经过眉头"。束骨为膀胱经输穴，"输主体重节痛"，为治痛最常用之穴位，因此对于本经所过之处的疼痛皆有特效。本穴为膀胱经（水经）之木穴，木与肝相应，与头痛关系密切，本穴有补水润木之效，治疗肝肾阴虚之头痛疗效尤佳。

昆 仑

【位置】 昆仑穴在足外踝后侧陷凹中，即当外踝与跟腱中央凹陷部。

【针法】 斜刺，针尖对向内踝前缘刺入 1 寸。刺入穴位得气后，嘱患者摇动头部或皱眉闭眼动引其气，前头及眉棱骨痛可立刻缓解。留针 30 分钟，每隔 10 分钟捻针 1 次，仍嘱患者摇动头部或皱眉闭眼动引其气。

【解析与经验】 昆仑穴为膀胱经（属水）之经穴（属火），能疏通气血，清利头目，并有补水济火之功，膀胱经行过前头眉棱骨旁、头顶以及后头，经脉所过，主治所及，因此能治前额痛。而且昆仑穴正当脚部（从踝至跖趾）全息部位之头面点，这也是其能治疗头痛的原因之一。经穴主喘咳寒热，故本穴治疗外感之眉棱骨及头痛尤佳。

第二节　偏头痛

偏头痛是临床常见症状，女性多见，为一种发作性头痛，属于中医学"偏头痛""头风"等范畴。血管神经性头痛是由血管收缩功能障碍引起的半侧头痛，发病与受寒、疲劳、情绪异常波动等因素有关，以反复发作性剧烈头痛为特征，头痛急起剧烈，发病前常有视幻觉、偏盲、唇指麻木等先兆症状，开始时偏在一侧（或左侧，或右侧），以后可扩散成全头痛，同时可伴有面色苍白或发红、眼结膜出血、畏光、流泪、疲倦无力、恶心、呕吐、腹胀、腹泻、情绪改变等自主神经功能紊乱及消化道症状，呈周期性发作，常在青年起病，数月或数年间经常发作。头痛为搏动性钻痛、钝痛或刺痛，每次发作时可持续数小时到数天。女性偏头痛多在月经期前后发作明显，体检无异常发现。本病发作时采用针刺治疗，一针即能快速止痛。

颈源性头痛是因颈椎受伤或骨质增生，以及软组织损伤导致椎动脉及其进入枕骨大孔处受压，从而脑供血不足，亦可导致枕小神经和耳大神经受压，引起头痛。

偏头以少阳经为主，手少阳三焦经在前，足少阳胆经在后，阳维脉亦行于偏头部，足太阳膀胱经之支脉亦从头顶经偏头至耳上角，故耳上之头痛有时也与膀胱经有关。胃经循颊车，上耳前，循发际，至额颅太阳穴后方，自下关至头维穴耳前额颅属胃经。

偏头痛常用之特效一针疗法穴位如下：足临泣、陷谷、侧三里、四花外、一重、悬钟、丝竹空、风池、太阳、太冲、阳辅、涌泉、翳风、肝俞、膈俞、内关。下列选出个人常用的穴位加以说明。

足临泣

【位置】　足临泣在足小趾、次趾本节后陷中，去侠溪 1.5 寸，小趾、次趾本节后，跖骨上，踝之前陷中取之。（按：在足小趾、4 趾缝后有一大横筋，筋上两骨间是足临泣，筋下乃地五会。）

【针法】　对侧取穴，即健侧取穴。针入 8 分～1 寸，针入后每隔数分钟活动头部，留针 30 分钟，每隔 10 分钟捻针 1 次，捻针时活动头部。

【解析与经验】　本穴为足少阳胆经输穴，胆经循行于偏头侧，输穴止痛效果甚好，所以治偏头痛甚效。本穴为木经土穴，治疗与胃有关或木土不和（肝脾不和）、情绪及压力所致之头痛尤其有效。如系久病，则穴位可稍偏后贴骨进针，所谓久病入肾，贴骨进针，则与肾相应，疗效尤佳。本穴又为八脉交会穴之一，通于带脉，能疏通经络，为治疗血管神经性头痛常用穴。（按：足临泣治疗偏于耳上之偏头痛最有效。）

陷 谷

【位置】 陷谷在足第 2 趾外方直上，足第 2、3 跖骨结合部之前凹陷中取穴。

【针法】 向足心刺或直刺均可，针深 1 寸。若一侧痛，则针对侧（即健侧），双侧痛，则双侧陷谷均针，针入后令患者活动或按摩太阳穴，可速止头痛。留针 30 分钟，每 10 分钟捻针 1 次，并按摩太阳穴，或令患者自行活动头部亦可。

【解析与经验】 足阳明胃经"出大迎，循颊车，上耳前，过客主人，循发际，至额颅"，可见侧额太阳穴为胃经循行所过。陷谷穴为胃经输（木）穴，"输主体重节痛"，是治本经疼痛要穴。又陷谷穴为土经木穴，疏肝健脾之作用亦甚好，对于肝郁气滞引起之头痛亦颇有效。

门 金

【位置】 门金在足第 2 趾外方直上，在足第 2、3 跖骨结合部之前贴骨取穴进针。

【针法】 向足心刺或直刺均可，针深 1 寸以上。若一侧痛，则针对侧（即健侧），双侧痛，则双侧均针，针入后令患者活动或按摩太阳穴，可速止头痛，留针 30 分钟，每 10 分钟捻针 1 次，并按摩太阳穴，或令患者自行活动头部。

【解析与经验】 本穴在胃经陷谷穴后贴骨，穴在胃经，经络所过，主治所及，故能治偏头痛。除寓有陷谷之木土之性外，因为系贴骨进针，还含有水性，所谓久病入肾，本穴尤其善于治久病之偏头痛，效果较陷谷佳。（按：陷谷及门金治疗偏太阳穴之偏头痛最有效。）

侧三里

【位置】 侧三里穴在四花上穴（膝眼下 3 寸，与足三里平行，贴胻骨）向外（少阳经方向）横开 1.5 寸。

【针法】 直刺进针，进针得气后嘱患者轻微活动头部，针下后可立止头痛，留针 30 分钟，每隔 10 分钟捻针 1 次，捻针时活动头部。

【解析与经验】 侧三里穴在足三里旁开 1.5 寸，介于阳明经（土经）与少阳经（木经）之间，善治木土不和之病，对于阳明经及少阳经病变皆有疗效，不论少阳经之偏头痛，还是介于少阳、阳明经之间的太阳穴头痛皆有疗效。对于因情绪所致（木土不和）之偏头痛，疗效尤佳。若久病偏正头痛，配肾关穴疗效尤佳，盖久病入肾，且肾关穴脾肾双治，对阳明头痛（前头痛）亦有效，如此双穴相辅，疗效尤佳，侧三里穴配肾关穴可根治多年之各种偏正头痛。

四花外

【位置】 在四花中穴（胃经条口穴上 5 分）向外（少阳经方向）横开 1.5 寸。

【针法】 直刺进针，进针得气后嘱患者轻微活动头部，针下后可立止头痛，留针 30 分钟，每隔 10 分钟捻针 1 次，捻针时活动头部。一般皆在此穴刺血，效果尤佳。

【解析与经验】 中医认为"久病必有瘀，难病必有瘀"，又说"怪病必有痰，杂病必有痰"，四花外穴位当丰隆附近，痰会丰隆，在此针刺可治痰病，刺血既治痰病，又治瘀血，所谓痰瘀并治。对于偏头痛，尤其是久年偏头痛，病机多呈痰瘀交阻，在此刺血极好，配合四花中穴（条口穴上 5 分）点刺出血疗效更佳，亦能兼治久年不愈之前头痛。

悬 钟

【位置】 外踝高点上 3 寸，腓骨后缘处取穴。

【针法】 直刺健侧悬钟穴，针深 1.5 ~ 2 寸，进针得气后嘱患者轻微活动头部，针下后可立止头痛，留针 30 分钟，每隔 10 分钟捻针 1 次，捻针时活动头部，隔日 1 次。如能力求针感沿足少阳经上行，使针感上达患侧头部尤佳。

【解析与经验】 悬钟穴又名绝骨穴，为足三阳经之大络，足三阳经之病皆能治之。少阳主风，阳明主痰，偏头痛多属风或痰，故针本穴有效。悬钟又系八会穴之髓会，有促进脑部血液循环及祛风化痰之功效，治面神经麻痹、三叉神经痛、中风后遗症、脑震荡后遗症及脑性麻痹均有显著功效。本穴可疏少阳经气，使经脉通畅，邪无痹阻，通则不痛，足少阳经循行自头至足，循行于侧头、耳目、颈项，根据"经脉所过，主治所及"的原则，以及"上病下取"之法，治头部病尤其是少阳经所过之偏头痛甚效。

丝竹空

【位置】 丝竹空在眉后陷中，即眉梢外侧陷凹处。

【针法】 直刺 3 分，或从前向后沿皮向率谷穴（耳尖直上，入发际 1.5 寸）方向透刺 1 ~ 2 寸（《玉龙歌》说："偏正头风痛难医，丝竹金针亦可施，沿皮向后透率谷，一针两穴世间稀"），得气后施以快速捻转手法，强刺激，使针感扩散至半边头部。留针 20 ~ 30 分钟，隔日 1 次。

【解析与经验】 丝竹空穴能散风止痛，通调三焦气机，自古为治头痛名穴，刺血尤有卓效，以毫针治疗亦甚效，如《通玄赋》说："丝竹疗头痛难忍。"《卧岩凌先生得效应穴针法赋》说："丝竹头痛不忍，应在风池"，配合风池则有包夹之势，疗效更佳。风池在胆经，又为足少阳、阳维之会，为治风要穴，尤擅治疗头风（头痛及头晕），为治偏正头痛要穴。丝竹空、风池合用，疗效尤佳，可立止偏头痛，对于其他头痛亦有疗效。

风 池

【位置】 耳后乳突后方，项肌隆起外侧缘，与耳垂相平之陷凹中。

【针法】 针刺患侧风池穴，患者俯卧或俯趴于椅背上，斜刺，针尖向对侧眼窝方向刺入，刺5 ~ 7 分。

【解析与经验】 风池穴为足少阳胆经及阳维脉会穴，为治风要穴，"诸风掉眩"，凡肢体动摇、头目眩晕之症皆可取之。《胜玉歌》《玉龙歌》《医宗金鉴》均指出本穴为治头痛要穴，治疗偏头痛及枕神经痛有即时效果，对于久年痼疾，针 3 ~ 5 次可达长期不发或痊愈之效果。（按：风池穴与丝竹空两穴合用，可立止偏头痛，对其他头痛亦有疗效。对于严重之大面积偏头痛，两穴久留针往往 1 次而愈。）

内 关

【位置】 仰掌，于腕横纹上 2 寸（从腕横纹至肘横纹合 12 寸，当前臂近端 5/6 与远端 1/6 处），掌长肌腱与桡侧腕屈肌腱之间取穴。

【针法】 仰掌伸手取穴，直刺 1/8 寸，从两筋间刺入，针刺得气后令患者头部左右前后活动，可立觉轻松。一般留针 30 分钟，每隔 10 分钟捻针 1 次，捻针时仍嘱患者活动头部 30 秒 ~ 1 分钟。

【解析与经验】 内关穴属八脉交会穴，通于阴维，为临床常用要穴。系手厥阴心包经之络穴，别走手少阳三焦经，理气作用极强，又善治血分病，心包与足阳明胃经相通，阳明经多气多血，因此本穴调理气血作用甚强。手足同名经相通，内关属手厥阴心包经，与足厥阴肝经相通，为治疗（肝）风及痰火（心包与痰火相关）要穴，对于阳明经所过之前头痛与偏头痛甚效，尤擅治痰火肝风以及血管神经痛。

太 阳

【位置】 在颞部，当眉梢与目外眦之间，向后约 1 横指凹陷处。

【针法】 视青筋用三棱针点刺同侧太阳穴，使出血，然后迅速将头侧翻，向下滴血，双侧各出血20～30滴。每隔7～10天点刺1次，轻者1～2次即愈，重者2～3次可愈。

【解析与经验】 本穴系经外奇穴，为足少阳及足阳明交会之处，又有手太阳及手少阳经脉分布周围，少阳主偏头，故对于偏头痛有疗效。新病多属风，或为风热，或为风寒，刺血皆能散之；若系久年偏正头痛，《黄帝内经》言"宛陈则除之"，久病入络，则更非刺血不足以速愈或根治。用三棱针点刺出血能起到疏风通络、祛邪散滞之效，往往1次而愈，重者2～3次亦可愈。我以太阳点刺出血治疗久年头痛（多例病程超过20年），皆在3次以内治愈。

第三节　头顶痛

督脉循行于头顶正中线，故督脉穴位能治头顶正中线痛。督脉两边（距中央1.5寸）为膀胱经，左右两侧的足太阳膀胱经在头顶相交，故头顶痛亦可取膀胱经穴位治疗。足厥阴肝经与督脉交会于颠顶，肝经穴位亦能治颠顶痛。对于头顶痛之治疗取穴以上述三条经脉腧穴为主。手少阳三焦经与足少阳胆经的经别也到达头顶，有时取此二经之穴位亦有效。

头顶痛常见于脑炎、脑震荡、神经官能症（神经官能性头痛为无器质性病因的头痛，常伴见其他神经衰弱症状，如思想不能集中、记忆力减退、失眠等，头痛常集中于头顶或有戴帽状的重压感）等，中医认为肝阳上亢亦常见头顶作痛，并伴有头部眩晕等症。

头顶痛常用之特效一针疗法穴位如下：束骨、涌泉、太冲、后溪、至阴、列缺。

束　骨

【位置】 足小趾外侧，本节后陷中，赤白肉际处，即足外侧缘，第5跖骨小头后，骨的下缘。

【针法】 先针一侧（一般男左女右），直刺1寸，针入后嘱患者每隔几分钟活动头部，以引针气，针下后可立止头顶痛，若效差可再加另一侧（以下各穴均同）。留针30分钟，每10分钟捻针1次，捻针时活动头部。

【解析与经验】 历代医家喜用涌泉穴治疗头顶痛，取天顶对地门之对应关系，亦有人认为头顶痛为厥阴头痛（肝经上至头顶），而喜针太冲，孰不知束骨穴治疗头顶痛效果尤佳。膀胱经循至头顶，并贯入脑内，膀胱经腧穴可治疗头顶及脑部疾患，束骨为膀胱经输穴，"输主体重节痛"，故可治头顶痛。又本穴为膀胱经（属水）之木穴，穴性木与肝同气相求，针之有补水润木之功，综上，束骨穴治疗头顶痛，从经络、五行来说，皆有特效。

涌 泉

【位置】 在足底部，约当足底2、3趾缝纹起始处至足跟连线之前1/3与后2/3交点。卷足时足前部凹陷处即为涌泉穴。

【针法】 刺入8分，针入后嘱患者每隔几分钟活动头部30秒，以引针气，针下后可立止头痛，留针30分钟，每间隔10分钟捻针1次，捻针时活动头部。

【解析与经验】 本穴为肾（水）经井（木）穴，针此穴能补水润木，治水不涵木之头顶痛。此外，头顶与脚底对应亦系针刺有效之原因，如《肘后歌》说："顶心头痛眼不开，涌泉下针足安泰。"古人亦多针刺此穴治疗头顶痛。

太 冲

【位置】 《医宗金鉴》曰："从行间上行二寸许，足跗间动脉应手陷中。"取穴可从中蹈趾、次趾之间，循歧缝上压，压至尽处是穴，与董氏奇穴火主相合。

【针法】 针入1.5寸，得气后嘱患者每隔数分钟活动头部30秒，以引针气，针下后可立止头痛，留针30分钟，每间隔10分钟捻针1次，捻针时活动头部。

【解析与经验】 太冲为肝经原穴，治疗本经病变疗效甚佳。肝经上入颃颡，连目系，上出额与督脉会于颠，故头顶痛、颅内痛皆可取本穴治之。又本穴亦为输穴，"输主体重节痛"，治疗疼痛疗效甚佳。从太冲透涌泉，有补水润木之功，可加强疗效。肝经与月经关系密切，故治疗妇人行经时之头顶痛及其他头痛效果尤佳，往往1～2次即愈。

后 溪

【位置】 在手掌尺侧，微握拳，当小指本节后远侧掌横纹头赤白肉际处。

【针法】 直刺，握拳从外侧向内侧进针，针5分～1寸。得气后嘱患者每隔数分钟活动头部30秒，以引针气，针下后可立止头痛，留针30分钟，每间隔10分钟捻针1次，捻针时活动头部。

【解析与经验】 后溪为手太阳小肠经输（木）穴，手足太阳经相通，经过头顶两旁，本穴为八法交会穴之一，与督脉相通，督脉通过头顶正中线，故可治头顶痛。本穴五行属木，与肝（属木）厥阴相应，对于厥阴之头顶痛有效。又本穴为输穴，"输主体重节痛"，治疗疼痛效果甚好。综上，本穴可治疗头顶痛及后头痛（太阳经亦经过后头）。

至　阴

【位置】　在足小趾外侧，距趾甲角旁1分处。

【针法】　用毫针直刺1～2分。得气后嘱患者每隔数分钟活动头部30秒，以引针气，针下后可立止头痛，留针30分钟，每间隔10分钟捻针1次，捻针时活动头部。

【解析与经验】　至阴穴为膀胱经井穴，是太阳经的"根"穴，有疏通经络、调整阴阳、清头明目的作用，对于头面各病皆有疗效。《肘后歌》说："头面之疾针至阴"，至阴穴治疗头痛效果极佳，尤适用于膀胱经循行之头顶及后头痛。

列　缺

【位置】　两手虎口交叉，一手食指押在另一手桡骨茎突之上，当食指尖到达之处，筋骨陷是穴。

【针法】　用毫针刺列缺穴，斜尖向肘部皮下斜刺5分～1寸，得气后嘱患者前后、左右略摇动头部1分钟，久病留针30分钟，每10分钟捻针1次，再嘱其活动头部1分钟。

【解析与经验】　列缺自古为治偏正头痛之要穴。《兰江赋》说："头部痛，须寻之。"本穴为八脉交会穴，通于任脉，又为肺经络穴，肺主气，络穴善治血脉病，因此本穴气血皆调，而有调治多种病症的功效。由于手太阴经经别合于阳明经别，而手阳明经循行于颈项部位，因此头顶痛针刺该穴有效。本穴在前臂全息点之最上部，对应于头部，亦是治疗头痛有效之原因。

第四节　后头痛

后头两边以足太阳膀胱经为主，正中以督脉为主，阳维脉亦至后头风府处，后头痛主要责之于太阳经和督脉，针刺膀胱经之束骨穴治疗后头痛最效。后头痛常见于高血压、颈椎和软组织损伤、枕神经痛等，亦见于脑膜炎、脑部肿瘤。若后头痛伴喷射性呕吐和高热、颈项强直，属颅内病变（如脑部肿瘤等），宜慎重处理。后头痛以枕神经痛较为常见，可向头顶放散。由感冒受寒引起者，当头部活动、咳嗽时疼痛可加重。后头痛在枕神经出口处（风池穴）一般有压痛。

后头痛常用之一针疗法穴位有束骨、昆仑、后溪、至阴、风池等。

束 骨

【位置】 在足小趾外侧,本节后陷中,赤白肉际处,即足外侧缘,第5跖骨小头后,骨的下缘。

【针法】 直刺1寸,针入后嘱患者每几分钟活动头部,以引针气,下针后可立止头痛。留针30分钟,每隔10分钟捻针1次,捻针时活动头部。

【解析与经验】 后头为膀胱经及督脉循行所过,膀胱经挟督脉,《标幽赋》云:"泻络远针,头有病而脚上针",远取束骨穴治疗后头痛有特效。束骨为膀胱经之输穴,"输主体重节痛",为治痛最常用之穴位,因此对于本经所过之处的疼痛皆有特效。且本穴为膀胱经(水经)木穴,针之有补水润木之效,因此无论从经络、五行还是穴性来说,束骨穴都是治疗后头痛的特效穴。

昆 仑

【位置】 昆仑穴在足外踝之后侧陷凹中,即当外踝与跟腱之中央凹陷部。

【针法】 斜刺,针尖对向内踝前缘而入。刺入穴位得气后,嘱患者摇动头部或皱眉、闭眼动引其气,痛可立止。

【解析与经验】 昆仑穴为膀胱经(属水)之经穴(属火),能疏通气血,清利头目,并有补水济火之功。膀胱经循行过前头眉棱骨旁、头顶以及后头,经脉所过,主治所及,因此能治后头痛。且昆仑穴正当脚部(从踝至跖趾)全息部位之头面点,这也是其能治头痛的原因之一。

后 溪

【位置】 在手掌尺侧,微握拳,当小指本节后远侧掌横纹头赤白肉际处。

【针法】 直刺,握拳,从外侧向内侧进针,针5分~1寸。得气后嘱患者每隔数分钟活动头部30秒,以引针气,针下后可立止头痛,留针30分钟,每间隔10分钟捻针1次,捻针时活动头部。

【解析与经验】 后溪为手太阳小肠经之输(木)穴,手足太阳经相通,经过后头两旁,且为八脉交会穴之一,与督脉相通,督脉经过后头中央,因此可治疗后头疾患。又本穴为输穴,"输主体重节痛",治疗疼痛最具效果。综上,针刺后溪穴治疗头痛(后头痛)效果甚好。

至 阴

【位置】 在足小趾外侧,距趾甲角旁1分处。

【针法】 用毫针直刺1~2分,得气后嘱患者每隔数分钟活动头部30秒,以引针气，针下后可立止头痛。留针 30 分钟，每间隔 10 分钟捻针 1 次，捻针时活动头部。

【解析与经验】 膀胱经挟督脉，行经头顶及后头，至阴穴为膀胱经井穴，系阴阳交会、气血流注的终点和起点，有疏通经络、调整阴阳、清头明目的作用。另外，膀胱经"结"于头面，"根"于至阴，根结相应，《标幽赋》曰："泻络远针，头有病而脚上针。"《肘后歌》说："头面之疾针至阴。"针刺至阴穴治疗头面各病皆有疗效，尤其是治头痛效果极佳，对于膀胱经所挟及所行之头顶及后头痛皆极有效。（按：由于井穴对应头顶，后头合并头顶痛者，针此穴甚效。）

风　池

【位置】 耳后乳突后方，项肌隆起外侧缘，与耳垂相平之陷凹处。

【针法】 患者俯卧或俯趴于椅背上，斜刺，针尖向对侧眼窝方向刺入，刺 5 ~ 7 分。用少提插、多捻转的手法，使患者有明显的酸、麻、胀感，留针 30 分钟，留针期间每隔 10 分行针 1 次。

【解析与经验】 风池穴为足少阳胆经及阳维脉之会，顾名思义，为治风、镇定要穴。《伤寒论》说："太阳病……不解者，先刺风池、风府"，足证太阳病亦得用之。《胜玉歌》《玉龙歌》《医宗金鉴》均指出本穴为治头痛要穴，对于枕神经痛能取得即时效果，久年痼疾针 3 ~ 5 次可达到长期不复发或痊愈之效果。（按：后头合并偏头痛，针此穴甚效。）

第五节　偏正头痛

偏正头痛一般包括前头痛及偏头痛，也有人认为为整个头痛，目前多以前者为是。偏正头痛之特效一针包括以下穴位：耳尖、列缺、太渊、风池、太阳、中渚、三叉三、三间、大白。

列　缺

【位置】 在腕横纹上 1.5 寸，左右两手虎口相交叉时，一手食指押在另一手桡骨茎突之上，当食指尖到达之处，筋骨陷是穴。

【针法】 治疗头痛时一般用截法，斜尖向太渊穴皮下针刺 5 分 ~ 1 寸，得气后嘱患者前后、左右略摇动头部 1 分钟，久病留针 30 分钟，每 10 分钟捻针 1 次，再嘱其活动头部 1 分钟。

【解析与经验】 列缺为四总穴之一，自古为治偏正头痛之要穴。《灵光赋》说："偏正头痛泻列缺。"《四总穴歌》说："头项列缺寻。"《席弘赋》说："列缺头痛及偏正，重泻太渊无不应。"《兰江赋》说："头部痛，须寻之。"列缺为肺经络穴，别通大肠经，为八脉交会穴，通于任脉，可治肺、大肠、任脉有关疾病。又络穴善治血脉病，本穴在肺经上，肺主气，因此本穴气血皆调。肺与膀胱通，膀胱经经过头顶及前额、后头，又贯入脑中，列缺位置在前臂全息点之最上部，对应于头部，故治偏正头痛有效。

太　渊

【位置】　掌后内（拇指）侧横纹头，仰掌，按其陷凹中有脉搏动处之外侧即是穴。

【针法】　直刺，从掌侧面向背侧面刺入，深 3～4 分。有针感后嘱患者前后、左右略摇动头部 1 分钟，久病留针 30 分钟，每 10 分钟捻针 1 次，再嘱其活动头部 1 分钟。

【解析与经验】　太渊穴自古为治偏正头痛要穴。太渊为脉会，善治血脉病，又在肺经上，为肺经输土穴，理气作用甚好，善调气血。又本穴在前臂之前端，全息分布与头部对应。综上，太渊穴治疗偏正头痛效果显著。

风　池

【位置】　耳后乳突后方，项肌隆起外侧缘，与耳垂相平之陷凹处。

【针法】　针刺患侧风池穴，患者俯卧或俯趴于椅背上，斜刺，针尖向对侧眼窝方向刺入，刺 5～7 分。用少提插、多捻转的手法，使患者有明显的酸、麻、胀感，留针 30 分钟，留针期间每隔 10 分钟行针 1 次。

【解析与经验】　风池穴为三焦经、胆经、阳跷脉之会，为治风、镇定要穴，举凡"诸风掉眩"，即肢体动摇、头目眩晕之症皆可治之。《胜玉歌》《玉龙歌》《医宗金鉴》指出本穴为治头痛要穴，对于偏头痛及枕神经痛均能取得即时效果，对于痼疾，针 3～5 次可达到长期不复发或痊愈之效果。本穴亦治疗感冒头痛。

太　阳

【位置】　在颞部，当眉梢与目外眦之间，向后约 1 横指凹陷处。

【针法】　视青筋用三棱针点刺双侧太阳穴，使出血，然后迅速将头侧翻，向下滴血，双侧各出血 20～30 滴，每隔 7～10 天点刺 1 次，轻者 1～2 次即愈，重者 2～3 次可愈。

【解析与经验】　本穴系经外奇穴，为足少阳及足阳明交会之处，又有手太阳及手少阳经脉分布周围，阳明主前头，少阳主偏头，故对于前头痛及偏头痛皆有疗效。新病多属风，或为风热，或为风寒，刺血皆能散之；若系久病之偏正头痛，《黄帝内经》言："宛陈则除之"，久病入络，非刺血不足以速愈或根治，数十年之严重头痛，往往 1 次而愈，重者 2~3 次亦可愈。（按：偏正头痛，当然以太阳刺血最为特效，尤其是多年久病，多有瘀血，刺血痊愈最快。）

中　渚

【位置】　在手背第 4、5 掌骨间，指蹼缘（液门穴）后 1 寸处。

【针法】　握拳，直刺 5~6 分深，用捻转提插强刺激手法，有针感后嘱患者前后、左右略摇动头部 1 分钟，留针 30 分钟，每 10 分钟捻转 1 次，再嘱其活动头部 1 分钟。

【解析与经验】　中渚为三焦经之输木穴，输穴专治疼痛，故本穴有疏通经气、止痛的作用。少阳主偏头，阳明主前头及太阳穴附近，本穴位于少阳经，与土相应，对阳明及少阳头痛（前额及两侧痛）皆有效果。

三叉三

【位置】　手背第 4、5 指指缝（歧骨）间陷中为液门穴，旁边筋下骨旁为三叉三穴。

【针法】　握拳取穴，避开浅静脉，沿筋下贴骨间隙进针 1~1.5 寸，局部可有酸、麻、重、胀感，有针感后嘱患者前后、左右略摇动头部 1 分钟，留针 30 分钟，每 10 分钟捻转 1 次，再嘱其活动头部 1 分钟。先刺一侧，多见效，如不见效可于 10 分钟后加刺对侧三间或大白，头痛随即减轻或消失。

【解析与经验】　三叉三穴治疗由感冒、鼻窦炎、神经衰弱、脑动脉硬化等引起的各种头痛。有人用液门穴治疗亦有疗效，盖液门系手少阳三焦经之荥穴，荥主热病及外感病，《黄帝内经》曰："荥输主外经"，能清热泻火，祛风定痛。本穴紧临液门，除有液门之功效外，贴筋与肝及风相应，贴骨与肾及寒相应，针 1 寸达中渚穴（属土），与脾及湿相应，同时也有中渚之功效，因此针刺三叉三穴治疗各种原因所致之头痛效果显著，配三间或大白疗效尤佳。三叉三穴也善治五官各病。

三间
（或大白）

【位置】　三间穴在食指之桡侧，本节之后内侧陷中。

【针法】　握拳取穴，直刺 1 寸，从桡侧向尺侧刺入，针刺得气后令患者左右、前后活动头部，可立觉轻松。一般留针 30 分钟，每隔 10 分钟捻针 1 次，捻针时仍嘱其活动头部 30 秒～1 分钟。

【解析与经验】 三间为手阳明大肠经输穴，"输主体重节痛"，为治痛最常用之穴位。且头为至高之位，多受风而患病，本穴属木应风，故能治之。又脏腑别通大肠与肝，亦能治风。三间穴为治疗头痛特效穴位，非只治前头阳明头痛有效，治其他头痛亦多能见效。如系多年疼痛，中医认为久病多兼肾虚，本穴再向前贴骨，即大白穴，以骨治骨，且大白穴接近第 2 掌骨侧，属全息点之头点，刺之效果尤佳。

耳 尖

【位置】 在耳轮之外缘最高点。

【针法】 用三棱针刺出血，或用血糖仪之采血片在耳轮之外缘最高点轻轻点刺即能出血。

【解析与经验】 由于太阳经循行至耳上角，少阳经绕耳，在此点刺能治太阳经及少阳经所过之前额、偏头、头顶等部位疼痛。又太阳主表，少阳主风，因此本穴善治表证及风证，对于感冒引起的偏正头痛更为适宜。

第六节　颅内痛

督脉属脑，足太阳膀胱经络脑，足阳明胃经的经别循目系，入络脑，足厥阴肝经与督脉会于颠，因此督脉、肝经、膀胱经、胃经穴位均能治颅内痛。颅内痛常用之特效一针穴位有束骨、涌泉、太冲、至阴。

束 骨

【位置】 足小趾外侧，本节后陷中，赤白肉际处，即足外侧缘，第 5 跖骨小头后，骨的下缘。

【针法】 针刺双侧束骨穴，直刺 1 寸，针入后嘱患者每隔几分钟活动头部，以引针气，针下后可立止头顶痛。留针 30 分钟，每隔 10 分钟捻针 1 次，捻针时活动头部。

【解析与经验】 历代医家喜用涌泉穴治疗头顶痛，取其天顶对地门之对应关系，亦有人认为头顶痛为厥阴头痛（肝经上至头顶）而喜针太冲，孰不知束骨穴治疗头顶痛效果尤佳，膀胱经循经头顶，并贯入脑内（颅内），经络与头顶及脑部有关，束骨为输穴，"输主体重节痛"。又本穴为膀胱经（属水）之木穴，穴性木与肝同气相求，针之有补水润木滋肝之功。治疗头顶痛，从经络、五行来说、皆允为特效。

涌 泉

【位置】 在足底部，约当足底2、3趾缝纹起始处至足跟连线之前1/3与后2/3交点，卷足时足前部凹陷处，即涌泉穴。

【针法】 刺入8分，针入后嘱患者每隔几分钟活动头部30秒，以引针气，针下后可立止头痛，留针30分钟，每间隔10分钟捻针1次，捻针时活动头部。

【解析与经验】 本穴为肾（水）经井（木）穴，木与肝相应，盖头顶痛、颅内痛皆与肝肾有关。又此穴能补水润木，有滋补肝肾之意，此外，头顶与脚底对应亦系针刺有效之原因。《肘后歌》说："顶心头痛眼不开，涌泉下针足安泰。"古人亦多用此穴治疗头顶痛及颅内痛。

太 冲

【位置】 太冲穴取穴见《医宗金鉴》记载："从行间上行二寸许，足跗间动脉应手陷中，取穴可从蹋趾、次趾之间，循歧缝上压，压至尽处是穴。"如此则与董氏奇穴火主相合。

【针法】 针入0.5寸，得气后嘱患者每隔数分钟活动头部30秒，以引针气，针下后可立止头痛，留针30分钟，每间隔10分钟捻针1次，捻针时活动头部。

【解析与经验】 太冲为肝经原穴，治疗本经病变疗效甚佳。肝经上入颃颡，连目系，上出额，与督脉会于颠，故头顶痛、颅内痛皆可取本穴治之。又本穴为输穴，"输主体重节痛"，治疗疼痛疗效甚佳。从太冲透涌泉，有补水润木之功，可加强疗效。

至 阴

【位置】 在足小趾外侧，距趾甲角旁1分处。

【针法】 用毫针直刺1~2分。得气后嘱患者每隔数分钟活动头部30秒，以引针气，针下后可立止头痛，留针30分钟，每间隔10分钟捻针1次，捻针时活动头部。

【解析与经验】 膀胱经挟督脉，行经头顶及后头，并循头顶，贯入脑内，经络与头顶及脑部有关。至阴穴为膀胱经井穴，系阴阳交会、气血流注的终点和起点，有疏通经络、调整阴阳、清头明目的作用，且膀胱经"结"于头面，"根"于至阴，根结相应。刺此穴正与《标幽赋》"泻络远针，头有病而脚上针"相合，又《肘后歌》说："头面之疾针至阴"，远取至阴穴治疗头面各病皆有疗效，对于膀胱经所挟及所行之头顶、后头及头内痛皆极有效。

✻本章小结✻

治疗头痛时，根据部位选择任一特效穴位针刺多能见效，两穴合用则疗效更佳，选穴时多采用远近结合的方式。根据我个人数十年之经验，治疗各种头痛一般选远处穴位针刺为主，尽量不针局部穴位，然后施以动气针法，让患者活动痛处，疗效既快且好。

前额痛，以远取脾经（与胃经相表里）的公孙或阴陵泉为佳，其次取手阳明经的三间，近则可取印堂或攒竹，对眼、鼻、咽喉和热病所引起的头痛皆有效，《通玄指要赋》说："脑昏目赤，泻攒竹以偏宜。"印堂在正全息分部中与肺相应，尤适用于外感所致之热病及前额痛。攒竹及印堂可留针，或稍施以强刺激不留针，与前述穴位形成牵引。

偏头痛，近取太阳穴刺血最佳，远取足临泣治疗偏于耳上之偏头痛最有效，陷谷及门金治疗偏于太阳穴之偏头痛最有效。近取可针刺悬颅穴，沿皮向两侧透刺，《百症赋》说："悬颅、颔厌之中，偏头痛止。"虽《百症赋》如此说，但我近取一般以风池穴或丝竹空一穴为主，风池与丝竹空两穴合用，可立止偏头痛，对于严重之大面积偏头痛，两穴可久留针，往往一次而愈。

后头痛，以远取手足太阳之输穴束骨和后溪为佳，近取天柱等穴。《灵枢·厥论》说："厥头痛，项先痛，腰脊为应，先取天柱，后取足太阳。"《标幽赋》说："头风头痛，刺申脉与金门"，二穴均属足太阳，也善治后头痛。我个人最常用束骨穴，刺之可立止后头痛。

头顶痛，以远取涌泉、太冲为多，这是上病下取法，《肘后歌》说："顶心头痛眼不开，涌泉下针足安泰。"我个人则常取束骨以补水润木，疗效亦佳。近取则可针百会，有时取内关，取手足厥阴同名经相通、养心平肝息风之效。

一般头痛均可取三间（属全息点之头点，因此亦为治疗头痛特效点）、列缺（"头项列缺寻"）或太渊（为脉会，在肺经，气血皆调，又为全息头点），《席弘赋》说："列缺头痛及偏正，重泻太渊无不应。"或取风池、合谷，《玉龙歌》说："偏正头风有两般，有无痰饮细推观，若然痰饮风池刺，倘无痰饮合谷安"，这就是说偏正头痛若有痰可针风池，无痰则针合谷。《指要赋》说："风伤项急，始求于风府；头晕目眩，要觅于风池。"足见风池、风府对头部病症有重要治疗作用。

对于全头痛，不要前头一针、后头一针、偏头一针如此堆积取穴，可根据前述取列缺、太渊或风池、合谷。根据我的经验，大白（或三间）及三叉三（或液门）皆能治之，两穴合用见效更快，我将其命名为"头痛杨二针"。

顽固性头痛或多年头痛（含偏正头痛）多有瘀血，可在太阳穴或耳尖、耳背处放血，达到根治效果。

第二章 三叉神经痛

三叉神经痛表现为面部三叉神经分布区内出现短暂的剧烈疼痛，具有突然性、周期性的特点，多见于中年人及老年人，女性多于男性。

疼痛发作以上、下颌支（第 2 支、第 3 支）分布区最为常见，额部（第 1 支）较少发生。根据我临床 40 多年经验，单侧 3 支同时发病或两侧同时发病者少见。疼痛呈发作性、刀割样、撕裂样或烧灼样剧痛，可伴有疼痛侧面部肌肉抽搐、流泪、流涕及流涎等现象。每次发作持续数秒钟或数分钟，之后缓解。可连续数天或一日内数次发作，每日发作多次甚至几十次。疼痛常因说话、咀嚼、刷牙或触摸面部某一区域而诱发，这种激发点称为"扳机点"。患者常因恐惧疼痛而不敢洗脸、刷牙和进食。

如同时发现其他神经系统损害，或疼痛呈持续性而阵发性加剧时，应考虑为继发性三叉神经痛，其原因可能为颅内疾患，需详细检查原因，及时治疗原发病。

三叉神经痛疼痛部位在面颊及额部，主要为阳明经与少阳经分布，与足阳明胃经关系最为密切。阳明胃经与少阳胆经均循行于侧头、面部，另外，小肠经"上颊，至目锐眦，却入耳中；其支者，别颊上䪼（音"拙"，包括颧骨连及上牙床的部位），抵鼻，至目内眦，斜络于颧"，与三叉神经痛有密切关系。本病在中医学归属于"面痛""头风""齿痛""眉棱痛"和"阳明头痛"。明代王肯堂之《证治准绳》一书中称本病为"面痛"，认为由"风毒传入经络，血凝滞而不行"所致，如系风热或风寒外袭，或者肝胆郁热上冲，均可导致经络气血阻滞，不通则痛，以致面部疼痛。

原发性三叉神经痛是一种顽固难治的病症，西医学还缺乏绝对有效而又无副作用的治疗方法。从临床效果而言，针刺疗法是目前治疗三叉神经痛最有效的方法之一。

本病的发作常与情绪变化和疲劳有关，因此平时及在针刺治疗期间皆应注意切勿过分操劳，避免精神刺激，并忌食辛辣刺激性食物。

治疗原发性三叉神经痛常用的特效一针疗法穴位如下：侧三里、三间、大白、后溪、三阴交、四花外、肾关、耳尖、下关、颧髎、四白、人迎、听宫等。这里择要选介几个穴位。

侧三里

【位置】 侧三里穴在四花上穴（膝眼下 3 寸，与足三里平行）外（少阳经方向）横开 1.5 寸。

【针法】 直刺进针，进针得气后嘱患者张口活动面颊部 1~2 分钟，针下后可立止疼痛，留针 30 分钟，每隔 10 分钟捻针 1 次，捻针时令患者张口活动面颊部1~2 分钟。

【解析与经验】 三叉神经痛疼痛部位在面颊及额部，主要为阳明经与少阳经循行区域。侧三里穴在足三里旁开 1.5 寸，介于阳明经（土经）与少阳经（木经）之间，善治木土不和之病，对于阳明经及少阳经之病变皆有疗效，善治牵涉少阳、阳明经的偏头痛及三叉神经痛，若因情绪所致（木土不和即肝脾不和）或加重，则疗效尤佳。若同时久患偏正头痛及三叉神经痛，配肾关穴疗效尤佳，一则久病入肾，针肾关可补肾，一则肾关在脾经上，透过脾与小肠通治三叉神经痛亦有效，如此两穴相辅，疗效尤佳。

后 溪

【位置】 在手掌尺侧，微握拳，当小指本节后远侧掌横纹头赤白肉际处。

【针法】 直刺，握拳，从外侧向内侧进针，针 5 分~1 寸（约 8 分）。得气后嘱患者每隔数分钟张口活动面颊部（或按摩）1 分钟，以引针气，针下后可立止疼痛，留针 30 分钟，每间隔 10 分钟捻针 1 次，捻针时张口活动面颊部 1 分钟。

【解析与经验】 小肠经"其支者，从缺盆循颈，上颊，至目锐眦，却入耳中；其之者，别颊上颐，抵鼻，至目内眦，斜络于颧"，这段经文指出颊、颧、鼻、目内外眦皆小肠经所过，与三叉神经分布区域大致相合，"经脉所过，主治所在"，后溪为手太阳小肠经输（木）穴，"输主体重节痛"，治疗阵发性疼痛更为有效（输主时间时甚之病）。本穴五行属木，与风相应，风之性常突如其来，三叉神经痛常突发而至，有风之突发性，因此本穴治疗三叉神经痛甚为有效。

三 间
（或大白）

【位置】 三间穴在食指之拇指侧，本节之后内侧陷中。

【针法】 握拳取穴，直刺 1 寸，从桡侧向尺侧刺入，针刺得气后令患者张口活动面颊部（或按摩）1 分钟，以引针气，针下后可立止疼痛，留针 30 分钟，每间隔 10 分钟捻针 1 次，捻针时仍嘱其张口活动面颊部 1 分钟。

【解析与经验】　三间为手阳明大肠经输穴，"输主体重节痛"，为治痛最常用之穴位，头面阳明经循行与三叉神经区域有关，经脉所过，主治所在，故可治疗三叉神经痛。本穴五行属木，与风相应，风之性常突如其来，三叉神经痛常突发而至，有风之突发性，因此本穴治疗三叉神经痛甚为有效。如系多年疼痛，中医认为久病多兼肾虚，本穴再向前贴骨，即大白穴，大白穴位于接近第 2 掌骨侧，属全息点之头点，因此亦为治疗头面痛特效穴，刺之效果尤佳。

四花外
（董氏奇穴）

【位置】　在四花中穴（胃经条口穴上五分）向外（少阳经方向）横开
1.5 寸。

【针法】　一般在此穴刺血效果尤佳。在此穴周围寻找青筋（即静脉血管），用三棱针对准血管快速浅刺 1～2 分，以出血 20～30 滴为度，见血可立止疼痛，每隔 1 周刺血 1 次，至治愈为止。

【解析与经验】　本穴在胃经络穴丰隆穴旁，能治阳明经之面部痛。中医认为"久病必有瘀，难病必有瘀"，又说"怪病必有痰，杂病必有痰"，四花外穴位当丰隆附近，"痰会丰隆"，在此针刺可治痰病，在此刺血可既治痰病，又治瘀血，即所谓痰瘀并治，对于三叉神经痛，尤其是久年之三叉神经痛（病机多呈痰瘀交阻），刺血治疗效果极好，又因此穴在胆胃经之间，治少阳阳明两经合并之三叉神经痛甚效。

肾关
（董氏奇穴）

【位置】　在阴陵泉直下 1.5 寸，胫骨之内侧。

【针法】　直刺，针深 1.5～2 寸，针刺得气后令患者张口活动面颊部（或按摩）1 分钟，以引针气，针下后可立止疼痛，留针 30 分钟，每间隔 10 分钟捻针 1 次，捻针时仍嘱其张口活动面颊部 1 分钟。

【解析与经验】　肾关为补肾要穴，此穴在天皇穴（阴陵泉）下，有脾肾双补（阴陵泉为土经水穴，能脾肾双补）作用，能健脾益气祛湿，补肾祛寒，寒湿并治，治疗脾经之病疗效甚佳。小肠经循行经过三叉神经痛之部位，与脾经相通，治疗三叉神经痛有效。又因阴陵泉善治前额病变，本穴在阴陵泉下，治疗面部、肩部病变效果甚佳。

太 白

【位置】 在第 1 跖骨之内缘前方，大趾内侧拐骨后陷凹处，即本节（核骨）旁赤白肉际凹陷处是穴，正坐垂足取之。

【针法】 直刺 1.5 寸，针刺得气后令患者张口活动面颊部（或按摩）1 分钟，以引针气，针下后可立止疼痛，留针 30 分钟，每间隔 10 分钟捻针 1 次，捻针时仍嘱其张口活动面颊部 1 分钟。

【解析与经验】 太白为脾经输穴，"输主体重节痛"，小肠经循行经过三叉神经痛之部位，本穴通过脾经与小肠经通，治疗三叉神经痛疗效甚佳。太白亦为原穴，调理脾胃作用甚强，尤擅调理气机，且输穴对应面部五官（详见我的著作《董氏奇穴讲座治疗学》谈太极全息与对应），此亦即治疗三叉神经痛有效之原因。

三阴交

【位置】 内踝中点上 3 寸，当胫骨内侧后缘。

【针法】 直刺 1.5 寸，针刺得气后令患者张口活动面颊部（或按摩）1 分钟，以引针气，针下后可立止疼痛，留针 30 分钟，每间隔 10 分钟捻针 1 次，捻针时仍嘱其张口活动面颊部 1 分钟。

【解析与经验】 三阴交为脾、肝、肾三条阴经之交会，能疏肝祛风，健脾益气，补肾祛寒，治疗脾经之病疗效甚佳。小肠经循行经过三叉神经痛之部位，三阴交通过脾经与小肠经通，兼之本穴善治风寒湿交杂之病，治疗三叉神经痛有效。

耳 尖

【位置】 在耳轮之外缘最高点。

【针法】 用三棱针刺出血，或用血糖仪之采血片，在耳轮之外缘最高点轻轻点刺即能出血。

【解析与经验】 由于太阳经循行至耳上角，少阳经绕耳，在此点刺能治太阳经及少阳经所过之前额、偏头、三叉神经分布区等部位疼痛。又太阳主表，少阳主风，因此本穴善治表证及风证，对于因感冒而诱发之病痛更为有效。

颧 髎

【位置】 外眼角直下，颧突（颧骨高点）下缘凹陷处，平迎香穴。

【针法】 取健侧颧髎穴，正坐平视，以毫针垂直刺入 8 分～1 寸，施以捻转提插中强刺激，然后按摩面颊痛处 1 ~ 2 分钟，留针 30 分钟，每 10 分钟捻针 1 次，捻针时按摩面颊痛处 1 ~ 2 分钟。或取患侧颧髎，用泻法或平补平泻法，使出现触电样针感，针感扩散至整个面颊部，针刺用泻法或平补平泻法，留针 30 分钟，每隔 10 分钟行针 1 次，仍用泻法或平补平泻法。

【解析与经验】　三叉神经痛部位主要在面颊及颧额部，颧髎是手太阳小肠经和手少阳三焦经之会穴，素为治疗三叉神经痛及面肌痉挛之常用穴，古今医家多用于治疗口眼㖞斜、眼睑瞤动、面肿齿痛等症。《针灸大成》说："主口㖞，面赤，目黄，眼瞤动不止，胕肿齿痛。"针刺本穴可疏导面部之经气，起到清热散风、通经活络、通则不痛之效。（按：此属近部、局部取穴，我目前已不取用。）

下　关

【位置】　在面部耳前方，颧骨下缘，下颌骨髁状突前方，当颧骨下颌切迹所形成的凹陷中。

【针法】　闭口取穴，取健侧下关穴，直刺，从外稍斜向前内进针 5 分。施以捻转提插中强刺激，然后按摩面颊痛处 1 ~ 2 分钟。留针 30 分钟，每 10 分钟捻针 1 次，捻针时按摩面颊痛处 1 ~ 2 分钟。或取患侧下关，用泻法，针刺入穴位后，施以较强刺激之提插或捣刺手法，使患侧面部出现触电样针感，达到"气至病所"，则收效较好。

【解析与经验】　下关穴为足阳明胃经与足少阳胆经之交会点，对于面部及面部与偏头交会部位之病痛，如齿痛、齿龈炎、颜面神经麻痹及耳鸣、耳痛、耳聋等皆有疗效。三叉神经痛为少阳阳明两经合并之病，针刺下关穴治疗甚效。

太　阳

【位置】　在颞部，当眉梢与目外眦之间，向后约 1 横指凹陷处。

【针法】　视青筋用三棱针点刺患侧太阳穴，使出血，然后迅速将头侧翻，向下滴血，双侧各出血 20 ~ 30 滴。每隔 7 ~ 10 天点刺 1 次，直至病愈。若在不刺血期间配合针刺治疗，则效果更佳。

【解析与经验】　本穴系经外奇穴，为足少阳与足阳明交会之处，又有手太阳及手少阳经脉分布周围，阳明主前头，少阳主偏头，针刺治疗头面病痛皆有疗效。新病多属风，或为风热，或为风寒，刺血皆能散之；若系久年三叉神经痛，《黄帝内经》言："宛陈则除之"，久病入络，则更非刺血不足以速愈或根治。

✽本章小结✽

　　三叉神经痛是临床上常见的疾病，疼痛并不固定在某一经或某一神经支上，常常兼有两经或两叉神经疼痛，或上、中支或中、下支神经疼痛，则可联合各自有效治疗穴共用，虽是合用，但还是各支取一针即可。

　　我治疗三叉神经痛最常以后溪配大白，各以单边轮流取穴，或左后溪右大白，或右后溪左大白，效果甚佳，我将其命名为"叉痛杨二针"。久病则配合在太阳刺血，效果甚好。

第三章　颈部软组织损伤

颈部软组织损伤，又称颈部伤筋，一般常称为落枕。多为运动或劳动中不慎扭伤颈部筋脉，或颈项过度疲劳，以致气血运行不畅，经络阻滞，或由于醉睡时姿势不正，枕头过高，或感受风寒，外邪袭入经络，致使气血凝滞、筋脉拘急而成此病。属中医"伤筋"范畴。

临床表现以颈项强直、疼痛为主（多表现为一侧项部肌肉强直）。患者自觉颈项强硬不舒，局部肌肉痉挛痛重，触之有明显压痛。颈部活动受限（脖子不能左右及前后转动），转颈时疼痛加剧并向肩部及上臂放射。头项可向一侧歪斜（头斜向患侧，下颌歪向健侧），如经常落枕，极易形成颈椎病。西医学中劳损性颈椎关节病、项肌风湿痛之治疗与本病类同。

从经络来看，颈项后正中线为督脉，前正中线为任脉，其他六条阳经循行上头均需经过颈项，颈项部经脉分布由前至后分别为：①足阳明胃经行于颈部前面，约当颈动脉搏动处。②手阳明大肠经在颈部前外侧，约当面动脉搏动处。③手太阳小肠经在颈部侧面，约当下颌角处。④手少阳三焦经在颈部侧面，约当耳垂及耳后缘。⑤足少阳胆经在颈部侧面，约当乳突后缘（胆经与三焦经在颈部交叉）。⑥足太阳膀胱经在后项部，约当斜方肌外缘，挟督脉距离寸半下行。以上前三条经脉循行在耳前，后三条经脉循行在耳后。落枕主要以督脉及手足太阳经病变为主，其次是胆经。

治疗落枕有效的一针疗法穴位非常多，常用的特效穴有重子、重仙、承浆、内关、外关、束骨、绝骨（悬钟）、支沟、落枕、正筋、养老、听宫、风池、阳陵泉、大椎、后溪、天井、中渚、液门等。这里选介几个我个人常用的穴位。

重　子

【位置】　虎口下约1寸，即大指掌骨与食指掌骨之间。

【针法】　手心向上，在大指掌骨与食指掌骨之间，虎口下约1寸处是穴。针5分~1寸（0.8寸左右），得气后嘱患者每隔数分钟活动颈部1分钟，以引针气，针下后颈部可立觉轻松。留针30分钟，每间隔10分钟捻针1次，捻针时活动颈部。

【解析与经验】 当颈背肩疼痛时，重子穴及重仙穴常有青筋浮现，既能反映病变，也可取之进行治疗。本穴在肺经循行范围，故擅治呼吸系统疾病及胸痛，与膀胱经相通，故治肩背痛。重子在手掌上的卦位为艮卦，艮为山为背，也主本穴能治疗背痛。

重 仙

【位置】 在大指骨与食指骨夹缝间，离虎口2寸，与手背灵骨穴正对相通。五指并拢，沿掌食指中央线之延长线，与大拇指本节高骨做一垂直线，交叉点即为重子穴，自重子穴与掌缘平行斜下1寸即重仙穴。

【针法】 用1.5寸针，针入1寸，一般针1针（重子）即可，2针（重子、重仙）同时下针效果更佳。得气后嘱患者每隔数分钟活动颈部1分钟，以引针气，针下后颈部可立觉轻松。留针30分钟，每间隔10分钟捻针1次，捻针时活动颈部。

【解析与经验】 本穴在肺经循行范围，故治呼吸系统疾病及胸痛，与膀胱经相通，故治肩背痛，为治肩背痛之特效针。我30多年来以此穴治疗落枕患者不下数百例，均有立竿见影之效，配承浆穴效果更佳。疼痛以颈部为主时，取重仙穴效果佳，疼痛偏于肩部时，取重子穴效果佳，颈部和肩部均痛时，重子、重仙穴一起针刺疗效最好，如再加取承浆，嘱患者活动颈部，则疗效更佳，患者多可立觉疼痛明显缓解。

后 溪

【位置】 在手掌尺侧，微握拳，当小指本节后远侧掌横纹头赤白肉际处取穴，握拳时，在掌指关节后横纹头处。

【针法】 直刺，握拳，从外侧向内侧进针，针5分~1寸（0.8寸左右）。得气后嘱患者每隔数分钟活动颈部1分钟，以引针气，针下后颈部可立觉轻松，留针30分钟，每间隔10分钟捻针1次，捻针时活动颈部。

【解析与经验】 《灵枢·杂病》篇载："项痛不可俯仰，刺足太阳；不可以顾，刺手太阳也，"刺手太阳所指即为刺本穴，《针灸大成》《针灸聚英》亦有"后溪穴主治颈项强，不得回顾"之说。后溪为手太阳小肠经输（木）穴，手太阳小肠经与足太阳膀胱经相衔接，同名经相通，经过后颈两旁（手太阳小肠经在肩部有分支），又本穴为八脉交会穴之一，与督脉相通，督脉通过后颈中央，因此本穴为治疗后颈强硬及疼痛之常用穴。本穴为输穴，"输主体重节痛"，治疗重（强硬）痛最具效果，后溪穴有宣通太阳经气、缓解筋脉强急拘挛的作用，因此本穴治颈项强硬及疼痛疗效甚好，近人有"头项后溪取"之说。

承　浆

【位置】　下唇棱下之凹陷中。

【针法】　斜刺，从前下向后上方刺入 2～3 分。得气后嘱患者每隔数分钟活动颈部 1 分钟，以引针气，针下后颈部可立觉轻松。留针 30 分钟，每隔 10 分钟捻针 1 次，捻针时活动颈部。

【解析与经验】　在古歌诀中，十四经腧穴治疗项强最常用的穴位是承浆穴，如《通玄指要赋》《玉龙歌》《胜玉歌》《卧岩凌先生得效应穴针法赋》都以承浆为治疗项强之首选穴。承浆穴为任、督、手足阳明经之会穴，督脉通过后颈，任脉能滋阴，阳明经多气多血，能调理气血，因此本穴具有较强的镇痛及镇静作用，为治疗神经疾患的常用要穴之一。针此穴治疗后颈之病，是前后对应法的应用，有以阴治阳（以任脉穴治督脉病）的意味，对于颈部正中之疼痛效果尤其好。

中　渚

【位置】　在液门穴后 1 寸，当第 4、5 掌骨小头后缘指蹼缘（液门）后 1 寸凹陷处取穴。

【针法】　握拳直刺，从掌背侧向掌侧刺入 8 分～1 寸，得气后嘱患者每隔数分钟活动颈部 1 分钟，以引针气，针下后颈部可立觉轻松。留针 30 分钟，每隔 10 分钟捻针 1 次，捻针时活动颈部。

【解析与经验】　三焦经起于无名指的尺侧端，循臂之外侧上行至肩项部，达耳、目、面颊、额等部位，根据"经脉所过，主治所及"，在本经远端取穴可治之。又中渚穴为三焦经输穴，《难经·六十八难》说："输主体重节痛"，故本穴可用于治疗少阳经脉之重痛病如颈项、肩背沉重、疼痛，如落枕即是。由于手少阳经筋循颈合于太阳经筋，落枕为筋强之病，选用中渚穴，因其属木应肝，肝主筋，能疏通经气，舒筋活络，达到通则不痛之目的。

内　关

【位置】　仰掌，于腕横纹上 2 寸（从腕横纹至肘横纹合 12 寸，当前臂近端 5/6 与远端 1/6 处），掌长肌腱与桡侧腕屈肌腱之间取穴。

【针法】　仰掌伸手取穴，直刺 8 分～1 寸，从两筋间刺入，针刺得气患者有酸、胀、麻、重感后，嘱患者左右、前后活动颈部，可立觉轻松。一般留针 30 分钟，每隔 10 分钟捻针 1 次，捻针时仍嘱其活动颈部 30 秒～1 分钟。

【解析与经验】　内关穴属奇经八脉交会穴，通于阴维，为临床常用要穴，系手厥阴心包经之络穴，别走手少阳三焦经，理气作用极强，又络穴善治血分病，本穴可谓气血同调。手厥阴心包经与足厥阴肝经手足同名经相通，也能治肝木风筋之病。根据心包络所治"实则心暴痛""虚则头项强"，内关善治头项强，以之治疗落枕特效。

悬　钟

【位置】　外踝高点上3寸，腓骨后缘处取穴。

【针法】　直刺健侧悬钟穴，针深1.5~2寸，进针得气后嘱患者左右、前后活动颈部，可立觉轻松。一般留针30分钟，每隔10分钟捻针1次，捻针时仍嘱其活动颈部30秒~1分钟。

【解析与经验】　悬钟穴又名绝骨穴，为髓会，系足三阳经之大络，足三阳经之病皆能治之。足少阳经脉循颈至项上头，绕肩胛；足太阳循经下项，挟脊抵腰中；足阳明行于头面颈部。因为足三阳经均循行于颈部，根据"经脉所过，主治所及"及"上病下取"之法则，取刺本穴，能通经活络，宣散风寒，疏畅三阳经脉之壅滞，使经脉通畅，气血调和，邪无痹阻，通则不痛，则颈项强痛等症状可除，落枕之病速愈。虽足三阳经之病皆能治之，但以治足少阳经病，即侧项痛疗效尤佳。

束　骨

【位置】　在足小趾外侧，本节后陷中，赤白肉际处，即足外侧缘，第5跖骨小头后，骨的下缘。

【针法】　直刺1寸，针刺得气患者有酸、胀、麻、重感后，嘱患者左右、前后活动颈部，可立觉轻松。留针30分钟，每隔10分钟捻针1次，以引针气，捻针时仍嘱其活动颈部30秒~1分钟。

【解析与经验】　颈项为膀胱经及督脉循行所过，膀胱经挟督脉，《灵枢·杂病》篇载："项痛不可俯仰，刺足太阳；不可以顾，刺手太阳也"，不能俯仰，刺足太阳即为刺束骨穴。虽曰治"不能俯仰"，依经验"不能顾"亦能治之，只是对于"不能俯仰"效果更好。束骨为膀胱经输穴，"输主体重节痛"，为治痛最常用之穴位，因此对于本经所过之处的疼痛皆有特效。本穴为膀胱经（水经）之木穴，木与筋相应，治颈项强痛疗效尤佳。

正　筋

【位置】　在足后跟筋中央上，距足底3.5寸。

【针法】　用2寸毫针快速刺入穴位，抵骨更佳。强刺激提插捻转，同时嘱患者上下、左右活动颈部。左侧疼痛取右侧穴位，右侧痛取左侧穴位，双侧痛则左右侧同时取穴，留针30分钟。每隔10分钟捻转1次，并嘱患者上下、左右活动颈部。一般1次告愈。

【解析与经验】 正筋穴在足踝（阿基里斯腱）上，据足躯逆对理论则对应颈部，治疗颈部病效果甚好。本穴系针入阿基里斯腱，可谓"以筋治筋"，又膀胱经行经颈项，因此本穴治疗颈项强硬或疼痛效果极佳。"以筋治筋"还能治抽筋之病，可治胃痉挛痛、脚抽筋。本穴配正筋上2寸之正宗，形成倒马针刺则疗效更佳。

落　枕

【位置】 位于手背第2、3掌骨间，掌指关节后半寸处，手背第2掌指关节尺侧缘处。

【针法】 患者握拳，用1寸毫针快速刺入穴位，强刺激提插捻转，同时嘱患者上下、左右活动颈部。左侧疼痛取右侧手背穴位，右侧痛取左侧手背穴位，双侧痛则左右手背同时取穴。每日针刺1次，留针30分钟，每隔10分钟捻转1次，并嘱患者上下、左右活动颈部。一般1次告愈。

【解析与经验】 落枕穴是治疗落枕的经验穴，有行气活血通络之功效，主要用于治疗落枕时颈项侧面不舒，即以少阳经病变为主者。

❊本章小结❊

颈部软组织损伤是临床上常见的症状，常波及肩背部。上述穴位虽以治疗颈部为主，但大部分穴位也能治疗肩部或背部症状。如欲进一步了解颈肩痛及颈背痛之治疗，可参考肩关节周围炎之治疗，或参考肩背部疼痛之治疗。

我治疗颈部强硬紧痛、左右转动不适者，常针后溪；治疗前后、上下转动不适者，常针束骨。都可配承浆穴，疗效极佳。

落枕一般为一侧颈部转动不灵，一动即痛，常常是颈部、肩峰（肩井穴）连及背部疼痛，我常用对侧重子穴、重仙穴倒马，针后颈部，患者多可立即活动自如，疾病而愈。

当今车祸后遗症很多，正筋穴应用的机会很多，如开车时常因车辆突然减速或停止，头部猛烈前冲，引起颈项部损伤，针刺治疗效果最好。一般多取正筋穴，如加正宗形成倒马进行针刺，可缩短疗程，也可以用承浆配正筋，两者皆是特效穴，刺之有上下交济作用，疗效更佳。

第四章　颈椎病

颈椎病又称颈椎综合征，是由于颈椎退行性病变及颈椎骨质增生（常为颈椎肥大性改变或颈椎间盘后突引起），致使颈椎间隙变窄，刺激和压迫了颈神经根、脊髓、椎动脉和颈部的交感神经等而出现的一种症状繁杂的综合症候群，故称为颈椎综合征。本病发病缓慢，多见于中年以上，但近年来有年轻化的趋势。表现为颈肩部疼痛反复发作，疼痛常向一侧或双侧上肢放射，颈部活动过度时加重。随神经根受累的范围和程度不同，轻者可出现手指麻木、持物不稳，甚或肌肉萎缩等症状，严重者甚至引起瘫痪和大、小便失禁。病变累及椎动脉或交感神经时可出现头晕、耳鸣、胸闷、心悸等症状。

检查时可在颈肩部发现明显的压痛点。臂丛神经牵拉试验和压顶叩顶试验阳性。神经系统检查可见肌力减弱、肌肉萎缩，皮肤痛、触觉减退，腱反射减弱。X 线摄片检查可帮助确诊。本病临床上常分为神经根型（神经根受到压迫或刺激）、脊髓型（骨质增生向中央突出）、椎动脉型（骨质增生压迫椎动脉）、交感神经型和混合型 5 种类型，而以混合型最为多见。椎间盘突出以颈 5 ~ 6 间隙，颈 6 ~ 7 间隙，颈 7 ~ 胸 1 间隙为多见（压迫颈 6、颈 7 及颈 8 神经）。

颈椎病属中医"痹证""痿证"范畴，因经络气血阻滞，出现酸痛、麻木等症，日久则筋失所养，成为痿痹。中医学认为肾主骨、生髓，肾之合骨也，肾气旺盛，精髓充足，肾阳不衰，乃骨质坚利，病无所生。颈椎位于较固定的胸椎与重量较大的头颅之间，活动度大，尤以第 5 ~ 7 椎活动范围最大，保护性最差。进入中老年，肾的功能减退，肾气不固，命火亏虚，肾精、肾阳亏损，精髓生化不足，无以温煦及濡养骨质，而呈退行性变化，加之风寒、外伤（经常落枕治不彻底）、劳损（长期伏案）等因素影响，使椎间盘萎缩，间隙变窄，韧带增厚，关节肿胀，颈椎呈变形增生（俗称骨刺），压迫神经、脊髓、血管，出现一系列的临床症状，如颈肩上肢等部位疼痛、沉重、麻木。

颈椎病一针疗法常用穴位有腕顺一穴、风市、人中、承浆、后溪、束骨、委中、阴谷、昆仑、正筋、复溜等。

后　溪

【位置】　在手掌尺侧，微握拳，当小指本节后远侧掌横纹头赤白肉际处。

【针法】 直刺，握拳，从外侧向内侧进针，针5分~1寸（约8分）。得气后嘱患者每数分钟轻微、缓慢且大幅度地活动颈部1分钟，以引针气。留针30分钟，每隔10分钟捻针1次，捻针时仍轻微、缓慢且大幅度地活动颈部1分钟。

【解析与经验】 后溪为手太阳小肠经输穴，"输主体重节痛"，因此有较好的止痛、舒筋、祛风之功。手太阳与足太阳同气相通，足太阳夹脊入脊，本穴又系奇经八脉交会穴之一，通于督脉，督主一身之阳气，腰痛、闪腰岔气是督脉阳气受阻，针后溪能转输阳气，故治腰痛。又后溪通督脉，督脉贯脊，本穴针至人部治颈椎病变，针至地部治腰椎有效。

风　市

【位置】 当大腿外侧中央线之中点是穴。在膝上7寸，外侧两筋间。人身直立，双手自然下垂，中指尖所到处是穴。

【针法】 针深2寸，抵骨尤佳。得气后嘱患者每隔数分钟轻微、缓慢且大幅度地活动颈部1分钟，以引针气。留针30分钟，每隔10分钟捻针1次，捻针时仍轻微、缓慢且大幅度地活动颈部约1分钟。

【解析与经验】 本穴为常用之镇痛、镇定要穴（疏风作用极强），《素问·六节藏象论篇》云："凡十一脏，取决于胆也。"胆经在头部之穴位最多，镇定作用甚强，对于各种疼痛皆有一定疗效。风市穴针刺抵至骨，治骨刺效果很好，《灵枢·经脉》篇说少阳主骨所生病，即"少阳主骨"，我们针刺风市穴贴骨有双重作用，能肝肾并治。风市是少阳经的穴位，治疗骨刺疗效佳，人中、腕顺一（或后溪）、风市配合束骨，这是我治疗颈椎及腰椎最常用的穴组，已有40年数百例的治疗经验。针人中、腕顺一、风市有治本的作用，而不仅是治标止痛止麻。

束　骨

【位置】 在足小趾外侧，本节后陷中，赤白肉际处，即足外侧缘，第5跖骨小头后，骨的下缘。

【针法】 直刺1寸，得气后嘱患者每隔数分钟轻微、缓慢且大幅度地活动颈部1分钟，以引针气。留针30分钟，每隔10分钟捻针1次，捻针时仍轻微、缓慢且大幅度地活动颈部。

【解析与经验】 束骨穴为足太阳膀胱经输穴，"输主体重节痛"，治疗本经所过之处的疼痛及屈伸不利皆有疗效。又本穴为水经（膀胱经）木穴，补水润木效果极佳，因此治疗之病症极多。根据经络循行，治人身后面疼痛皆有疗效。

由于膀胱经夹脊而行，其经别并入脊中，肾主骨，本经与肾表里，故治颈腰椎骨刺。束骨与后溪或风市并用，为有效成方。

委 中

【位置】 在腘中央横纹中。

【针法】 每周刺血1次，出血后轻微、缓慢且大幅度地活动颈部2～3分钟。

【解析与经验】 委中为膀胱经合穴，膀胱经夹脊而行，其经别并入脊中，与肾表里，肾主骨，故能治颈椎病。委中又为血郄，系刺血第一要穴，膀胱经为少气多血之经，适于刺血，对于一切瘀血热毒之重痛、久痛，以三棱针点刺出血皆能见效，善治颈项强硬及颈椎病，颈椎病乃长期瘀滞所成，刺血能活血化瘀，加速痊愈。

人 中

【位置】 上唇人中沟上1/3处。

【针法】 正坐，于上唇人中沟上1/3处，从下向上刺入2～3分，刺至牙龈骨尤佳。得气后嘱患者轻微、缓慢且大幅度地活动颈部1分钟，以引针气。留针30分钟，每10分钟捻针1次，捻针时仍嘱患者轻微、缓慢且大幅度地活动颈部1分钟。

【解析与经验】 人中位于督脉，为手足阳明、督脉之交会，手足阳明多气多血，调理气血作用极强，督脉经过脊椎，经脉所过，主治所及，历来为治疗脊椎病之要穴，治疗颈椎及腰椎骨刺疗效极好。刺至牙龈骨又有"以骨治骨"之作用，疗效尤佳。

承 浆

【位置】 下唇棱下之凹陷中。

【针法】 斜刺，从前下向后上方刺入2/3分。得气后嘱患者每隔数分钟轻微、缓慢且大幅度活动颈部1分钟，以引针气。留针30分钟，每隔10分钟捻针1次，捻针时仍嘱患者轻微、缓慢且大幅度活动颈部1分钟。

【解析与经验】 在古歌诀中（《胜玉歌》《卧岩凌先生得效应穴针法赋》《百症赋》等），承浆穴为十四经腧穴治疗项强最常用的穴位，承浆穴为任、督、手足阳明经之会穴，督脉通于脊椎，任脉滋阴亦滋肾，阳明经多气多血能调理气血，因此本穴能治颈椎病。本穴具有较强的镇痛作用，为治疗神经疾患的常用要穴之一。针刺承浆穴治疗颈椎病也是前后对应关系的体现。

阴 谷

【位置】 在腘窝横纹内侧，胫骨内髁后方，当半腱肌腱与半膜肌腱之间的凹陷处取穴。

【针法】 正坐，双足自然、轻松踏在地面。从腘窝横纹内侧端，按取小筋与大筋（即半腱肌腱与半膜肌腱）之间陷中，毫针直刺，从内略向外下方刺入，得气后留针 30 分钟，每 5～10 分钟捻转 1 次，捻针时嘱患者缓慢且大幅度地做颈部左右旋转、左右侧偏、前后屈伸等活动。

【解析与经验】 阴谷穴为足少阴肾经合穴，是肾经的重要腧穴，为足少阴经之所入，冲脉与阴维脉也会于此，而并本经上行。肾经贯脊而主骨，阴谷穴系足少阴肾（水）经合（水）穴，是水经中的水穴，为"真五行"穴，补肾之力最强，治肾病及骨病甚为有效。《灵枢·邪客》说："肾有邪，其气留于两腘。"两腘即指委中及阴谷穴，阴谷穴在腘窝横纹内侧，刺阴谷穴治疗颈椎病及腰椎病即是本于此意。刺阴谷可滋阴助阳，益肾精，使骨得濡养则增生变形之物得以渐消，受压之筋脉积瘀得以解除，而病可愈。

昆 仑

【位置】 在足外踝之后侧陷凹中，即当外踝与跟腱之中央凹陷部。

【针法】 斜刺，针尖向内踝前缘刺入 1 寸。刺入穴位得气后，嘱患者缓慢且大幅度地做颈部左右旋转、左右侧偏、前后屈伸等活动。留针 30 分钟，每 5～10 分钟捻转 1 次，捻针时仍嘱患者缓慢且大幅度地做颈部左右旋转、左右侧偏、前后屈伸等活动。

【解析与经验】 早在我 1979 年所著之《针灸经穴学》中便已提出个人经验，指出昆仑穴善治脊椎痛。昆仑穴之命名，一说奇穴位于脚踝骨旁，其骨突出甚高，有如昆仑；一说脊椎高如昆仑山，而昆仑穴能治疗之，故名。昆仑穴为膀胱经经穴，膀胱经夹脊而行，其经别并入脊中，经络所过，主治所及，故用昆仑穴治脊椎痛。

正 筋

【位置】 在足后跟筋中央上，距足底 3.5 寸。

【针法】 用 2 寸毫针快速刺入穴位，治疗颈椎病抵骨更佳。强刺激提插捻转，同时嘱患者上下、左右活动颈部。左侧疼痛取右侧穴位，右侧痛取左侧穴位，双侧痛则双侧同时取穴，留针 30 分钟。10 分钟捻转 1 次，并嘱患者上下、左右活动颈部。一般 1 次告愈。

【解析与经验】 正筋穴在足踝（阿基里斯腱）上，据足躯逆对理论则对应颈部，治疗颈部病效果甚好。本穴系针入阿基里斯腱，可谓"以筋治筋"，深入抵骨还能治骨病，颈部之筋骨并治。就经络言，膀胱经行经颈项，其间颇有关联，因此本穴治疗颈项强硬疼痛之颈椎病效果极佳。

❋本章小结❋

颈椎病临床常见，且发病率日益升高，针刺治疗效果极佳。一般患病3~4周以内，针刺7~8次可治愈。文内之穴位皆有特效，我常用后溪配束骨，或正筋配正宗，倒马两组轮用，称之"颈椎二针"，若能加上人中，称为"骨刺三针"或"骨刺特效组合"，治疗颈椎及腰椎骨刺有显著疗效。

第五章 肩关节周围炎

肩关节周围炎简称肩周炎，为肩关节周围软组织退行性、炎症性病变，又称老年肩、冻结肩，俗称"漏肩风""肩凝"。因发病年龄以 50 岁上下的人为多见，故又有"五十肩"之称。本病是以一侧肩臂部疼痛、活动障碍（手臂上举、外旋、后伸等动作受限）为主要特征的病症。肩痛初起时较轻，以后逐渐加重，其痛可向颈部和上臂放射，日轻夜重，往往夜间痛醒（静止痛），清晨起床时病变关节稍事活动，其痛反觉减轻。常呈慢性经过，严重者影响日常生活，如梳头、穿衣等，随着病情的发展，病变组织形成粘连，出现所谓"肩凝"，肩关节活动可完全消失。多因扭挫伤、劳累、慢性劳损及受风寒侵袭等诱发，多见于中年以后，女性较多，是中老年人常见的一种顽固性疾病。

肩周炎在中医学属于"痹证"范畴，有"肩背痛""肩凝""肩痹"和"漏肩风"等多种名称，认为发病与年老气血衰退、局部受寒或劳损有关。

治疗肩关节周围炎常用的一针疗法特效穴有三间（大白）、肾关、尺泽、下巨虚、上巨虚、中渚、三叉三（液门）、肩井、手三里、攒竹、天宗、条口、臑俞、中平、阳陵泉、足五金、肩髃、阳池、手三里、天窗、巨骨。这里择要选介几个穴位。

肾　关

【位置】　在阴陵泉直下 1.5 寸，胫骨之内侧。

【针法】　直刺，针深 1.5～2 寸。针刺得气后令患者反复做上肢抬举、外展、后伸动作，争取扩大上肢正常活动范围。留针 30 分钟，每隔 10 分钟捻针 1 次，捻针时活动肩部并练习抬肩。

【解析与经验】　肾关为补肾要穴，此穴在天皇穴下，亦有脾肾双补（阴陵泉为土经水穴，能脾肾双补）作用，对于肾亏所引起之坐骨神经痛、背痛、头痛、腰酸均有显效，另外治疗两手发麻或疼痛亦有效，通过脾与小肠通，治肩臂痛及肩臂不举（"五十肩"）疗效显著。针后令患者活动手指或抬举肩臂，可立见奇效。又天皇穴（阴陵泉）在全息对应于头，肾关穴位置略低，对应于肩颈部，亦系治"五十肩"特效之原因。我曾以肾关治某部司长之"五十肩"（肩关节炎），1 次而愈。病程短者疗效甚速，病程长者针此更宜。

三间
（或大白）

【位置】　在食指之拇指侧，本节之后内侧陷中。

【针法】　握拳取穴，直刺1寸，从桡侧向尺侧刺入，针刺得气后令患者反复做上肢抬举、外展、后伸动作，争取扩大上肢正常活动范围。留针30分钟，每隔10分钟捻针1次，捻针时仍嘱其做上肢抬举、外展、后伸动作。

【解析与经验】　手阳明经"上臑外前廉，上肩"，主"肩前臑痛"。三间穴为手阳明经穴，经脉所过，主治所及，能治肩痛，尤其是阳明经循行经过的肩前侧痛。又三间为手阳明经输穴，"输主体重节痛"，善治身体关节疼痛，且针刺之能疏通手阳明经脉气血，缓解肩痛，对肩背痛的止痛作用甚为显著。又本穴属木，治疗筋病疗效尤佳，"五十肩"多为筋紧之病，故以属木之输穴治之有效。如系多年疼痛，中医认为久病多兼肾虚，本穴再向前贴骨，即大白穴，刺之效果尤佳。在临床中发现有肩周炎者，按压其大白穴大都产生痛觉敏感的现象，可作为诊断参考。

下巨虚

【位置】　在外膝眼（犊鼻穴）下9寸，条口穴下1寸，距胫骨前嵴外1横指处。

【针法】　仰卧或正坐垂足取穴，针深1.5～2寸。针刺得气后令患者反复做上肢抬举、外展、后伸动作，争取扩大上肢正常活动范围。留针30分钟，每隔10分钟捻针1次，并做上肢抬举、外展、后伸动作。

【解析与经验】　下巨虚位于足阳明胃经上，阳明经多气多血，下巨虚善于调理气血。下巨虚又是手太阳小肠经下合穴，小肠经脉"出肩解，绕肩胛，交肩上"，因此取刺本穴能兼治手太阳及足阳明经之病，对肩周炎、肩扭伤等引起的肩痛，止痛疗效显著。

条口

【位置】　条口在小腿前外侧，当犊鼻下8寸，距胫骨前缘1横指（中指）。

【针法】　右肩病取左侧穴，进针2.5～3寸，透承山穴，得气后施以捻转重泻。边捻针边令患者活动患侧肩臂，留针30分钟，每5～10分钟捻针1次，仍然边捻针边令患者活动患侧肩臂。

【解析与经验】　肩周炎与手太阳小肠经及手阳明大肠经关系密切，针刺穴位亦以此两经为主，条口为足阳明经腧穴，承山为足太阳经腧穴，两穴配用既可调理阳明经，又可调理太阳经，阳明经多气多血，针之善调气血，太阳之治"是主筋所生病者"，针之善于舒筋。一针透两经，则能调理气血及舒筋活络。本穴为上巨虚及下巨虚所夹，上巨虚为手阳明大肠下合穴，下巨虚为手太阳小肠下合穴，亦是本穴有效之原因。《灵枢·终始》说："病在上者下取之。"条口透承山既是上病下取，远治疏导，又左病右取以求平衡，故可起到良好疗效。本法以病程短者疗效较佳。一般针刺多取对侧，本穴治疗肩痛不举取同侧亦有效。

中　渚

【位置】　在液门穴后1寸，当第4、5掌骨小头后缘，即指蹼缘（液门）后1寸凹陷处取穴。

【针法】　握拳直刺，从掌背侧向掌侧刺入8分～1寸，得气后嘱患者反复做上肢抬举、外展、后伸动作，争取扩大上肢正常活动范围。留针30分钟，每隔10分钟捻针1次，捻针时仍重复做上肢抬举、外展、后伸动作。

【解析与经验】　三焦经起于无名指的尺侧端，循臂之外侧上行至肩项部，达耳、目、面颊、额等部位，根据"经脉所过，主治所及"，在本经远端取穴可治疗肩关节周围痛。中渚穴治疗肩背痛，古代文献早有记载，如《席弘赋》说："久患伤寒肩背痛，但针中渚得其宜。"《肘后歌》也说："肩背诸疾中渚下。"中渚穴为三焦经腧穴，《难经·六十八难》说："输主体重节痛"，故本穴可用于治疗少阳经脉所过的重痛病，如颈项、肩背沉重及疼痛。由于手少阳经筋循颈合于太阳经筋，肩周炎为筋强之病，选用中渚穴，因其属木应肝，肝主筋，能疏通经气，舒筋活络，达到通则不痛之目的。配合肩部的活动锻炼，可使肩臂疼痛、活动受限等症状逐步改善以至消失。

手三里

【位置】　在前臂背面桡侧，当阳溪与曲池连线上，肘横纹下2寸，握拳屈肘时，肱桡肌部呈凹陷处。

【针法】　握拳屈肘取穴，直刺约1寸，得气后施以提插捻转手法，强刺激，然后嘱患者多角度活动肩部（注意拳头不可打开，肘部亦不能伸开）3～5分钟。留针30分钟，每10分钟捻针1次，捻针时仍嘱患者活动肩部（注意同前）。

【解析与经验】　手三里穴为大肠经重要穴位，由于大肠经多气多血，故本穴调理气血作用极强。又因经络循行之故，历代均推手三里为治肩背痛及臂痛要穴（《通玄指要赋》《胜玉歌》《席弘赋》《杂病穴法歌》），此外，针刺手三里还能治肩或背连脐痛。

阳陵泉

【位置】 在小腿外侧，腓骨小头前下缘凹陷处。

【针法】 针患侧，用毫针直刺 1.5～2 寸，得气后嘱患者反复做上肢抬举、外展、后伸动作，争取扩大上肢正常活动范围。留针 30 分钟，每隔 10 分钟捻针 1 次，仍嘱患者反复做上肢抬举、外展、后伸动作。本穴若先以食指在阳陵泉穴位附近找压痛点，再在压痛点施针，效果尤佳。

【解析与经验】 阳陵泉为足少阳胆经合穴，又为筋会，善治筋病，肩周炎肩不举为肩病，本穴能治之。《灵枢·九针十二原》篇说："疾高而内者，取之阴之陵泉，疾高而外者，取之阳之陵泉也"，故治疗偏头痛、肩痛、手腕痛等"疾高而外"之病，针刺阳陵泉甚效，这个在我 1976 年译注的《黄帝内经灵枢译解》中早有说明。

足五金

【位置】 在足三里旁开 2 寸，再下 4 寸是穴。

【针法】 针深 1～2 寸，得气后嘱患者反复做上肢外展及后伸动作，留针 30 分钟。每隔 10 分钟捻针 1 次，仍嘱患者反复做上肢外展、后伸动作。

【解析与经验】 穴名为"金"，与肺、大肠有关，可治肺系喉部之病及肠炎，此穴治疗肩臂不能左右及不能向后活动尤有特效。据个人经验，肩臂不能上举针阳明经穴有效，不能左右转动针少阳经穴位有效。

肩　髃

【位置】 三角肌上部中点，肩峰与肱骨大结节之间，肩平举时肩前呈现凹陷处。

【针法】 患者取坐位或卧位，上肢贴体自然下垂，采用 3 寸针，由肩髃穴快速进针到肱骨的表层，针尖垂直向肢体远端刺入 2 寸，针刺得气后强刺激。留针 30 分钟，每隔 5～10 分钟捻针 1 次。

【解析与经验】 肩髃穴系手阳明大肠经和阳跷脉之会，自古即为主治肩关节及肩臂病的常用要穴。《针灸甲乙经》说："肩中热，指臂痛，肩髃主之。"《玉龙赋》载："风湿搏于两肩，肩髃可疗。"《长桑君天星秘诀歌》载："手臂挛痹取肩髃。"可见前人以肩髃治疗肩臂痛有着丰富的经验。

臑　俞

【位置】 正坐，上臂内收，从肩贞直上，当肩胛骨肩风突起之后下际凹陷中取之。

【针法】 斜刺，针尖向前下方刺入 8 分～1 寸，得气后施以提插捻转手法，强刺激。留针 30 分钟。

【解析与经验】 本穴为手太阳小肠经、阳维、阳跷三脉之会穴。《针灸甲乙经》说："寒热肩肿引胛中痛，肩臂酸。"《铜人腧穴针灸图经》说："肩痛不可举臂，臑俞主之。"可知古人即已运用本穴治疗肩臂不举。本穴为治疗肩凝要穴，肩凝不举在本穴亦常有压痛，针刺治疗上臂及肩部病变皆有疗效。

天 宗

【位置】 在肩胛冈下窝的中央，约与臑俞、肩贞呈三角形处，上与秉风穴直对，平齐神道穴。

【针法】 坐位或侧卧位取穴，用毫针直刺 1 寸左右，施平补平泻手法。进针后酸、麻、胀感明显，可传至患侧上臂三角肌或达手指，然后起针，不要留针。再刺健侧天宗穴，提插捻转，重泻，待患者有明显酸、胀、麻、重等得气感后嘱患者反复做患肢抬举、外展、后伸动作，争取扩大上肢正常活动范围。留针 30 分钟，每隔 10 分钟捻针 1 次，捻针时仍嘱患者活动患侧肩部或练习抬肩。

【解析与经验】 小肠经"出肩解，绕肩胛，交肩上"，"经脉所过，主治所及"，天宗系手太阳小肠经肩胛部腧穴，《针灸甲乙经》说："肩重、肘臂痛不可举，天宗主之。"《针灸大成》《针灸图经》等也有天宗穴治疗肩胛痛、肩臂酸痛的记载，说明天宗穴是治疗肩臂疼痛的要穴。临床上无论是急性还是慢性肩周炎，针刺天宗穴治疗效果均佳。

肩 井

【位置】 在肩部，当大椎与肩峰端连线的中点处。

【针法】 直刺约 1 寸，得气后施以提插捻转手法，并将针尖提至皮下，向颈部、肩胛部、肩峰部做多向透刺，强刺激，留针 30 分钟。注意不宜垂直深刺，以免刺入胸腔而造成气胸。

【解析与经验】 肩井穴为手少阳三焦、足少阳胆、足阳明胃、阳维四脉交会，系肩部常用穴，治疗臂痛及臂部活动困难（肩臂不能举）、肩背痛素为要穴（见《针灸甲乙经》《通玄指要赋》《医宗金鉴》《玉龙赋》）。可选肩髃、天宗、天髎等穴，择一配用疗效尤佳。

尺 泽

【位置】 手掌向上，前臂稍屈，正当肘横纹，靠肱二头肌肌腱之外侧凹陷处。

【针法】　一法：直刺，从掌侧面向背侧面刺入深1寸。采用呼吸补泻法，进针后趁患者吸气时，迅速捻针以催气，呼气时则手握针不动。气至后，仍趁患者吸气时用泻法——强烈刺激，迅速捻针，呼气时则手握针不动，泻已中机，俟患者呼气时出针，出针后不揉按穴孔。起针时令患者立刻抬肩，肩部多可立刻抬高甚多。

二法：趁患者吸气时进针至地部，呼气时提针至天部，如此数回后（最好是6次，合乎九补六泻之九六补泻法），当呼气时出针。

【解析与经验】　本穴为肺经合穴，五行属水，金生水，为肺经子穴。就五行关系言，肺实则金克木，木受克则筋挛拘急，泻本穴可以舒筋活络，对于消除各部位拘急皆有良效，况且肝经支脉注于肺中，经脉直接相通，肝主筋，因此治筋病有效。又本穴紧贴筋旁下针还有"以筋治筋"之作用，治疗肩周炎当然效果绝佳。由于肺主气，与呼吸关系密切，因此以呼吸补泻法之泻法施针，疗效显著，常有人称之为"魔术针法"。

✱本章小结✱

我曾治疗肩周炎数百例，前述各穴虽皆有应用经验，但仍以远处取穴为主，针刺时让患者活动痛处，以引针气则疗效较佳。若肩部痛点明确，则在对侧脚部穴位针刺，然后再循痛点所在经络，根据"输主体重节痛""荥输治外经"原则加取患侧本经输穴或荥穴，既可作为治疗针，也可作为牵引针，疗效更为迅速。例如疼痛点在肩前内侧（肺经），取鱼际；疼痛点在肩前外侧（阳明经），取三间；痛点在肩外侧偏后方（少阳经），取中渚；痛点在肩后侧（太阳经），取后溪。三间、中渚、后溪虽为牵引针，也是治疗针，这样有双重治疗作用，效果更好。

肩周炎与手太阳小肠经及手阳明大肠经关系密切，针刺穴位亦以此两经为主，取穴除以手太阳经及手阳明经穴位为主外，因肺经与大肠经相表里、手足阳明经相通、脾与小肠经脏腑别通等，亦常取肺、胃、脾经腧穴治疗，其他主筋之经络及穴位亦可取之。能治疗肩周炎的有效穴位还有很多，这里仅以我个人经验为主，余不再多述。

肩周炎、肩关节功能障碍者，应坚持配合功能锻炼，有助于早愈并防止肩关节因不活动而再发生粘连，常用的锻炼方法有以下几种：①爬墙运动，面对墙壁，以患侧手指沿墙缓慢上爬，当手指到极限高点时放下患侧手，重复多次。②晃肩划圈，以肩部为轴，做环转划圈活动，又可分顺时针及逆时针两种，每天做20～30分钟。③后撑下蹲，患者背靠书桌（或椅背），双手后撑桌面（或椅背），人体自然下蹲至不能下蹲为止，反复多次。

肩周炎是常见的运动系统疾病，又称为"五十肩"，但目前40多岁罹患此疾者亦不在少数，也有60多岁才发病者。本病除了连续不间断（至少不应间断过久）治疗外，配合自我复健运动也是极为重要之手段。针刺是治疗本病的最佳治疗方法，以前述针刺施治，配合功能锻炼能取得更快、更好的效果，可望于短期速愈。个人经验以泻尺泽最有效，针刺一次即使患肩抬至正常，重症亦能抬高甚多，再配合经络选取前述之特效穴针之，很快就能治愈。

　　如果只是肩臂疼痛甚至连及肩颈处亦痛，那么针肾关穴或阳陵泉疗效皆好，可参看前述关于肾关穴及阳陵泉穴之说明。

第六章　肘　痛

　　肘关节及其周围软组织的疾病都可引起肘痛，这里是指除关节炎以外的比较常见的肘部桡侧疼痛，习称肱骨外上髁炎，中医称之为"肘痹"，是一种常见病、多发病。因网球运动员较常患此疾病，故又名网球肘。现今本病不只见于网球运动者，需反复屈伸肘关节及前臂旋前旋后活动的劳动者，如手工业之工人，厨师及家务劳动者，排球、乒乓球运动员，工人如铁匠、钳工、电工等，都容易得网球肘。

　　肱骨外上髁是前臂外伸肌的起点。本病的发生是因为经常用力旋转前臂，腕关节反复屈伸用力，腕伸肌的起点累积性损伤，以至肌肉纤维变性或部分撕裂，引起骨膜下充血，使肱骨外上髁形成慢性无菌性炎症，致使肘关节之桡背部疼痛。

　　本病具有起病缓慢、病程长的特点。患者自觉患肢工作时肘外侧酸痛乏力，持物受限，用力握拳旋转（如绞毛巾）时加剧，休息时减轻。疼痛一般局限于肱骨外上髁之背侧，逐渐加重，可放射至前臂或肩背部。患手乏力，于肱骨外上髁附近可按到压痛点，当伸肘垂直持重或水平持重或前臂旋前用力时疼痛更为明显，也就是说握拳或提重物或绞扭东西时疼痛加剧，并向腕部、手背侧扩散。多数患者夜间疼痛较剧，甚至影响睡眠。

　　网球肘在中医学属于肘部伤筋，归于"肘痹""筋痹"范畴，认为是由肘部强力屈扭、劳动过极，使经气及筋膜受损，气滞血瘀所致，古代称之"痹"是指局部经络筋脉血行失畅，阻塞不通而造成疼痛，与西医学所认为之"粘连"有一致性。在治疗上，不论用方药、针灸、推拿、按摩或手术，都着眼于松解其粘连，达到止痛之目的。

　　由于本病患者与其职业和工作有关，因此在治疗过程中应让患者改变单一活动姿势，治疗期间应尽量减少患肢活动，避免手提重物。减少和防止筋膜粘连，有利于消除疼痛，帮助痊愈。另可因受寒而诱发，应避免受寒。

　　本病之治疗，依经验针刺最为有效，若能配合推拿、中药口服、外敷则疗效更佳，均能于短期痊愈。针刺尽量避免针局部，以对侧对应点及远处疏导针法为佳，必要时可在手指部之井穴或背部腧穴点刺出血少许以促进活血消瘀，更能促进痊愈。高尔夫肘痛位在手太阳经，较少见。

　　治疗网球肘目前以阿是或局部硫黄灸法、痛点皮内埋针法、隔姜灸最多，也有针扶突穴者，我个人仍以远处取穴为主，疗效甚佳。常用的一针特效穴位有曲后、灵骨、手三里、火腑海、侧三里等。

曲后
（维杰奇穴）

【位置】 屈肘拱胸，当肘横纹外端凹陷处（屈肘横纹头陷中）为曲池，再沿纹头向前延伸至骨前缘即为曲后穴。

【针法】 取健侧穴贴骨进针，直刺 1.5 寸。针入后令患者屈伸活动肘部 1～2 分钟。留针 30 分钟，每隔 10 分钟捻针 1 次，捻针时仍嘱患者屈伸活动患侧肘部。

【解析与经验】 针刺曲后即由曲池向肘骨尖延伸至骨前缘贴骨进针。贴骨进针法相当于《黄帝内经》之短刺，《官针》篇说："短刺者，刺骨痹，稍摇而深之，致针骨所，以上下摩骨也。"近代研究有骨膜传导之说，骨膜富含神经及血管，针刺抵骨或贴骨，透过骨膜传导治疗一些骨关节疾病，疗效甚佳。肱骨外上髁炎（网球肘）即属骨痹，曲池穴贴骨进针治肱骨外上髁炎（网球肘）效果极佳，数次可愈。左病取右或右病取左，一在求其平衡，一在能让患处活动，动引针气，则疗效更佳。治疗期间应嘱患者酌情减少患肢活动，避免提拿重物。

灵 骨

【位置】 在手背拇指与食指叉骨间，第 1 掌骨与第 2 掌骨接合处，与重仙穴相通。

【针法】 取患侧穴位，握拳取穴，在拇指、食指叉骨间，第 1 掌骨与第 2 掌骨接合处贴骨进针，直刺 1.5 寸。针入后令患者屈伸活动肘部 1～2 分钟。留针 30 分钟，每隔 10 分钟捻针 1 次，捻针时活动患肘。

【解析与经验】 灵骨穴贴骨进针则通肾应骨，贴骨进针法相当于《黄帝内经》之短刺，《官针》篇说："短刺者，刺骨痹，稍摇而深之，致针骨所，以上下摩骨也。"针刺贴骨透过骨膜传导，治疗骨关节疾病效果甚佳。肱骨外上髁炎（网球肘）属骨痹，灵骨穴贴骨进针治肱骨外上髁炎（网球肘）效果甚佳。肱骨外上髁基本上是在大肠经外缘，取大肠经之同侧灵骨穴，能让患处活动方便，而且在同侧本经之上牵引针气则作用更强。治疗期间应适当减少患肢活动，避免提拿重物。

手三里

【位置】 在前臂背面桡侧，当阳溪与曲池连线上，肘横纹下 2 寸，握拳屈肘时肱桡肌部呈凹陷处。

【针法】 取健侧穴位，握拳屈肘取穴，直刺约 1 寸，得气后施以提插捻转手法，强刺激，令患者屈伸活动患侧肘部 1～2 分钟。留针 30 分钟，每隔 10 分钟捻针 1 次，捻针时屈伸活动肘部。

【解析与经验】 本穴为大肠经重要腧穴，大肠经多气多血，本穴调理气血作用极强，又因位置所在，历代均被推为治肩背痛及臂痛要穴（《通玄指要赋》《胜玉歌》《席弘赋》《杂病穴法歌》），此外还能治肩或背连脐痛。治疗期间应适当减少患肢活动，避免提重物。

侧三里

【位置】 在四花上穴（膝眼下 3 寸，与足三里平行，贴胻骨取穴进针）向外（少阳经方向）横开 1.5 寸。

【针法】 直刺进针，进针得气后嘱患者屈伸活动患侧肘部 1～2 分钟。留针 30 分钟，每隔 10 分钟捻针 1 次，捻针时仍嘱患者活动患侧肘部。

【解析与经验】 侧三里穴在足三里旁开 1.5 寸，介于阳明经与少阳经之间，能治疗阳明经及少阳经两经合病，疗效甚佳。网球肘病位一般牵涉阳明经及少阳经两经，而且根据手脚顺对，侧三里穴在小腿之比例与网球肘之疼痛部位相对应，以此穴治疗网球肘甚效。若再加刺侧下三里成倒马，如此双穴相辅，疗效更佳。治疗期间应适当减少患肢活动，避免提拿重物。侧三里穴在小腿，以下治上，治疗范围较大，对于肘部前后病变皆有疗效，因此也可治疗高尔夫肘。

火腑海

【位置】 在前臂火山穴后 2 寸，按之肉起，锐肉之端。本穴在三焦经定位，翻手取穴，则反而在背面桡侧，约当手三里穴处，握拳屈肘时，肱桡肌部呈凹陷处。

【针法】 取健侧穴位，握拳屈肘取穴，直刺约 1 寸，得气后施以提插捻转手法，强刺激，令患者屈伸活动患肢肘部 1～2 分钟。留针 30 分钟，每隔 10 分钟捻针 1 次，捻针时仍嘱患者屈伸活动患肘。

【解析与经验】 本穴为董氏奇穴，约当手三里穴处，但取穴方法不同，效果较手三里更强。手三里为大肠经重要穴位，由于大肠经多气多血，故调理气血作用极强，能疏风活络，针感尤强，擅长治疗经络病，手三里穴因经络循行之故，历代均被推为治肩背痛及臂痛要穴（见《通玄指要赋》《胜玉歌》《席弘赋》《杂病穴法歌》）。穴在锐肉之端，即筋肉特别隆起处，或可说是有"分理"的肉处，古人对此悉以"筋"论，故治筋病甚好，又本穴在三焦经，亦能补肾治骨，故为治网球肘的特效穴。

❋本章小结❋

　　网球肘单取火腑海、曲后、灵骨穴针刺皆有效。网球肘可以说是筋骨肉并病，取健侧曲后穴配同侧（患侧）灵骨穴做牵引，更加有效。也可以取健侧火腑海穴配同侧灵骨穴做牵引，疗效亦好。若健侧火腑海穴配曲后穴倒马，再配同侧灵骨穴做牵引，这是治疗网球肘最佳组合，我以此法快速治愈多例网球选手。

　　若是治疗高尔夫肘，则可针对侧侧三里穴，甚效，若加一针患侧小肠经之输穴后溪穴做牵引，痊愈更快。

第七章　手腕部腱鞘病及手、指、腕疼痛

桡骨茎突部狭窄性腱鞘炎、腱鞘囊肿、扳机手、腕管综合征及手指与腕部疼痛为临床常见病，肌腱及腱鞘疾患尤为多见。手指痛或因扭伤，或因劳动过度，或因风湿等所致。长期使用手指和腕力的工作者，部分腱鞘因摩擦而逐渐增厚、狭窄，产生损伤性炎症，引起胀痛、麻木和运动障碍。这些病在中医学属于腕指部"伤筋"和"风痹"范畴。

第一节　桡骨茎突部狭窄性腱鞘炎

桡骨茎突部狭窄性腱鞘炎多见于手工劳动者和家庭妇女，写字较用力的作家或新闻从业人员多见（因此也有人称其为"妈妈手"或"作家手"）。本病因拇长展肌、拇短伸肌的总腱鞘在桡骨下端长期摩擦，引起损伤性炎症，造成肌腱变粗、腱鞘壁增厚，以致腱鞘狭窄而影响肌腱的活动。

主要症状为患者桡骨茎突部疼痛，拇指伸展不利，不能提重、倒水，疼痛有时可向前臂放射。当患者握拳将拇指屈于掌内，被动地向尺侧屈曲时，患处（桡骨茎突部）会发生明显疼痛，即握拳试验阳性。严重者桡骨茎突部会发生肿胀，有时可扪及黄豆大小的压痛硬结。

对于此病的治疗，针刺具有特效。治疗期间，应减少拇指和腕关节的活动，如编结毛衣、长时间抱体重较重的婴儿及写字等，并避免寒冷刺激，如能用护腕固定则能更快痊愈。

治疗桡骨茎突部狭窄性腱鞘炎常用的特效一针疗法穴位以五虎一穴为主，其他还有阳溪、肾关、阳陵泉、侧三里等。

五虎一

【位置】　在大指掌面第 1 节之桡侧。

【针法】　五虎穴位于阴掌大指第 1 节 A 线上（靠大指侧黑白肉际），计 5 穴，取穴采用六分点法，自上而下，即自指尖向手掌顺数，依序为五虎一、五虎二、五虎三、五虎四、五虎五。取对侧五虎一穴针刺，针入后令患者左右轻微活动（切莫上下、前后活动，反增疼痛）患侧手腕 1~2 分钟。留针 30 分钟，每

5～10 分钟捻针 1 次，捻针时嘱患者活动患手。

【解析与经验】　五虎穴应用广泛，其排列及主治、全息意义甚强。五虎一善治手指痛酸、腱鞘炎、扳机手、类风湿关节炎及手指痛，效果显著。手为劳动器官，足为运动器官，与脑神经关系密切，因此手足部位之穴位治疗作用甚强。手部以大指之活动力最强，大指与脑部联系尤为密切，镇定止痛作用甚强。董师认为本穴能作用于脾，脾主四肢，虽曰"治身骨肿"，但以四肢为主。又五虎穴以全息分布而论，五虎一、五虎二部位在上，故能治手指酸痛、腱鞘炎、扳机手、类风湿关节炎及手指痛等，疗效显著。我单以此穴治愈腱鞘炎病例甚多。

阳　溪

【位置】　从合谷穴循行手腕中上侧，两筋间隙中，即当大拇指向上翘起，歧骨（即第 1、2 掌骨）后方现深凹处是穴。

【针法】　取对侧阳溪穴针刺，针入后令患者左右轻微活动患侧手腕 1～2 分钟。留针 30 分钟，每 5～10 分钟捻针 1 次，捻针时仍嘱患者活动患手。

【解析与经验】　桡骨茎突部狭窄性腱鞘炎，从中医观点来看系筋病，阳溪穴为手阳明大肠经之经穴，穴在骨后两筋间，刺此穴合乎"以筋治筋"之原则，因此治疗桡骨茎突部狭窄性腱鞘炎有效。

肾　关

【位置】　在阴陵泉穴直下 1.5 寸，胫骨之内侧。

【针法】　直刺，针深 1.5～2 寸。针刺得气后令患者左右轻微活动患侧手腕 1～2 分钟。留针 30 分钟，每 5～10 分钟捻针 1 次，捻针时仍嘱患者活动患手。

【解析与经验】　肾关穴在脾经阴陵泉（天皇穴）下，阴陵泉为土经合穴（水穴），有脾肾双补作用，对于脾虚或肾亏所引起之各种疼痛，包括两手发麻或疼痛及腱鞘炎均有效。天皇穴（阴陵泉）在全息对应于头，肾关穴对应于肩颈手部，因此治疗桡骨茎突部狭窄性腱鞘炎有效。

阳陵泉

【位置】　位于小腿外侧，当腓骨小头前下方凹陷处。

【针法】　取对侧阳陵泉穴针刺，针入后令患者左右轻微活动患侧手腕 1～2 分钟。留针 30 分钟，每 5～10 分钟捻针 1 次，捻针时仍嘱患者活动患手。

【解析与经验】　阳陵泉为足少阳胆经合穴，有清泄肝胆之功效，常用于治疗肝胆疾患。《难经·四十五难》云："筋会阳陵泉。"阳陵泉为筋气聚会之处，能舒筋利节，为治疗筋病之要穴，统治全身筋脉病症，对于全身肌肉、关节，凡与筋膜有关的病症，如肩、颈、膝部的关节炎症和软组织的病变及半身不遂、下肢痿痹等皆有治疗作用。《灵枢》说："疾高而外者，取之阳之陵泉也。"本穴对落枕、肩周炎以及手腕部病症，包括桡骨茎突部狭窄性腱鞘炎能发挥"上病下治"的良好治疗作用。

侧三里

【位置】 侧三里穴在四花上穴（膝眼下 3 寸，与足三里平行，贴胻骨取穴进针）向外（少阳经方向）横开 1.5 寸。

【针法】 直刺进针 1~1.5 寸，进针得气后嘱患者左右轻微活动（不可前后活动）腕部，留针 30 分钟，每 5~10 分钟捻针 1 次，并嘱患者每隔几分钟即左右轻微活动腕部。

【解析与经验】 侧三里穴介于足阳明经（土经）与足少阳经（木经）之间，透过夹经作用（原理详见余之《黄氏奇穴原理解构》）善治太少两经合病之肌肉与筋痛，透过手足同名经相通之理亦能治手阳明与手少阳合病。桡骨茎突部狭窄性腱鞘炎一般以桡骨部位手阳明经所行处最痛，本穴针之甚效。

第二节 扳机指

手指屈肌腱腱鞘炎，又称"扳机指"，包括拇指长肌腱腱鞘炎和 2~5 指屈指肌腱腱鞘炎。其症状为近掌指关节处疼痛，屈指或伸指因疼痛难忍而停留于半屈曲状态，不能伸屈，需用健侧手扳动才能屈伸，此时可出现扳机跳动感，且有弹响，故称"扳机指"，又称"弹响指"。

本病多因慢性劳损所致，手指屈肌腱腱鞘磨损、充血、水肿、增生而致腱鞘狭窄，压迫肌腱，挤压而成葫芦状改变（局部可触及大米粒大小之硬结），称为筋结，胖大的筋结欲通过狭窄的腱鞘便产生疼痛，手指屈伸便受到限制，此时加外力增大患指屈伸幅度，则筋结来回通过狭窄的腱鞘产生剧烈的疼痛，并发出弹响。

治疗本病亦以针刺较佳，仍以取五虎一穴为主，其次取外关、腱鞘硬结等。

五虎一

【位置】 在大指掌面第 1 节之桡侧。

【针法】 五虎一穴取穴已于本章"桡骨茎突部狭窄性腱鞘炎"所述。取健侧五虎一穴针刺，针入后令患者患侧手指屈伸活动 1~2 分钟。留针 30 分钟，每

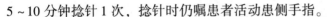

5～10 分钟捻针 1 次，捻针时仍嘱患者活动患侧手指。

【解析与经验】　参见"桡骨茎突部狭窄性腱鞘炎"五虎一穴之"解析与经验"内容。

腱鞘硬结

【位置】　在患指掌面第 1 节之桡侧。

【针法】　先摸准患处的硬结，常规消毒后，用细三棱针（或粗针）垂直迅速刺入，以刺到硬结为度，令患指充分屈伸活动，持针者将针尖从被刺入的硬结处沿肌腱走行方向上下划动，此时可感到有划开腱鞘的"嘎吱"声响，患者顿觉患指屈伸活动自如。

【解析与经验】　扳机指多因慢性劳损所致，手指屈肌腱腱鞘磨损、充血、水肿、增生而致腱鞘狭窄，压迫肌腱，挤压而成葫芦状改变（局部可触及大米粒大小之硬结），称为筋结，胖大的筋结欲通过狭窄的腱鞘便产生疼痛。中医认为此为瘀血痰结之病，用细三棱针（或粗针）刺到硬结处沿肌腱走行方向上下划动，划开腱鞘瘀结，活血祛瘀，而达到治疗的目的。若不用针，经常揉按筋结，假以时日，筋结消失，指节亦能活动自如。

外　关

【位置】　在前臂外侧，腕背横纹上 2 寸，尺、桡骨之间。

【针法】　健侧取穴，左侧扳机指针刺右侧，右侧扳机指针刺左侧。用毫针直刺 0.5～1 寸，进针后行泻法，得气后提插捻转 1～2 分钟后留针，并嘱患者做患指屈伸活动。一般留针 30 分钟，每隔 10 分钟捻针 1 次，捻针时仍嘱其活动患指 30 秒～1 分钟。

【解析与经验】　外关穴属奇经八脉交会穴，通于阳维，为临床常用要穴，系手少阳三焦经之络穴，别走手厥阴心包经，理气作用极强，又系络穴，善治血分病，可谓气血同调。《医宗金鉴》认为本穴可治五指痛，治疗中指、无名指之扳机指尤其有效。

循经井穴

【位置】　根据扳机指所属手指选取该经之井穴。

【针法】　皆取患侧指之井穴，例如左手无名指患扳机指，该指为三焦经所过，则在左手三焦经之井穴关冲点刺出血少许。

【解析与经验】　扳机指多因慢性劳损所致，中医认为此为瘀血痰结之病，用三棱针在该指井穴刺血，能活血祛瘀，达到治疗目的。

第三节　腱鞘囊肿

腱鞘囊肿是临床常见病，是指附着在关节囊或腱鞘上的囊性肿物，内含胶状透明液，多见于妇女和活动用力较多的青壮年。本病主要是由腱鞘的黏液变性所致，一般呈单房性或多房性，好发于腕背部，亦常见于足背，也可见于膝的内外侧及腘窝处（即腿弯）。本病起病缓慢，与局部损伤有关，多有外伤或慢性劳损史，由劳伤肌腱、气血运行不畅所致。

症见患处局部隆起呈半球形，边界清楚，表面光滑，与皮肤无粘连，质软而有弹性，初起较软可推动，有时自行消失。反复发生或长期刺激，囊则变硬，触之如骨突起。患处可有酸痛，有时伴有肢体无力。据临床经验，囊肿愈坚硬，挤压出无色透明胶状黏液越完整，效果越好；对于多房性的结节囊肿，应尽可能地将肿物挤干净，如此则复发率低。操作时要严格消毒，以防继发感染。

针刺腱鞘囊肿之方法虽有三棱针、点刺、火针、毫针之不同，但取穴基本均以阿是穴或囊肿最高点为主。

本病轻者用手指用力挤压可使之消散，病久则以针刺最佳，针要刺入囊肿内，出针后再予挤压，挤出一点脓血，疗效更佳，反复几次囊肿即消失。也可以用采血片点刺，挤出少许鲜血，疗效更佳。治疗期间，适当减少手腕活动，或配合热敷和外敷药治疗。

囊肿最高点

【位置】　腱鞘囊肿最高点处。

【针法】　三棱针（或采血片）点刺。常规消毒后，在囊肿最高点用三棱针（或采血片）快速垂直浅刺进针，刺出黄水和血液，再用两拇指在针孔周围挤压，以出尽内容物为止。然后在进针处盖一消毒过的干棉球，再用 3～5cm 宽的胶布贴压在棉球上固定。5～7 天再刺 1 次，针法同前。

【解析与经验】　腱鞘囊肿是一种内含胶样液体的囊性肿物，用三棱针或采血片直刺囊肿局部，挤出黏液，能直接疏通患处的经络气血而消散筋结，祛瘀生新，故囊肿可除。据临床经验，挤压出无色透明胶状黏液越多，效果越好，应尽可能地将肿物挤干净，如此则复发率低。操作时要严格消毒，以防继发性感染。此法是我近年应用最多之刺法，疗效迅速，往往 1 次即肿消痊愈。

囊肿最高点

【位置】　腱鞘囊肿最高点处。

【针法】　采用火针疗法：右手持钳子挟住三棱针，呈注射姿势，拇、食、中指扣住钳子，左手拇、食指挤住囊肿，将囊肿推至一边，避开血管，使囊肿突起，将三棱针在酒精灯上烧红，对准囊肿迅速刺入，旋即拔出，然后两手在针孔周围挤压，挤出胶状黏液，挤压干净。用酒精棉球擦干消毒，再用 OK 绷贴上。3 日内不要沾水，一般 1 次可愈，间隔 10 天，如囊肿再出现，可以依法再刺。

【解析与经验】　根据临床治疗观察，用火针可以根治，手法正确并无痛苦。治疗本病均以在囊肿局部取穴，或直刺囊肿。前述各种治疗均大同小异，重点在同时注意针治后局部加压固定，对巩固疗效有很大的作用。

阿是穴

【位置】　腱鞘囊肿阿是穴。

【针法】　用较粗的毫针（26 ~ 28 号）从囊肿的最高点刺入，并向四周透刺，将囊壁刺破，随之挤压，尽量挤出胶状黏液，囊肿即可消散。或采用鸡爪刺针法，中央刺 1 针，在周围三角方向各刺 1 针，进针后行捣针提插，出针时摇大针孔，使其出血或黄水，再加以挤压，尽量挤出胶状黏液。

【解析与经验】　此法简单易行，施治过程中如囊液被挤出，可见囊肿逐渐变小，直至消失，针刺次数略多于三棱针点刺法。本病易复发，复发后可依前法再治，仍然有效。

第四节　腕管综合征

腕管综合征系因腕管内屈指肌腱发炎、肿胀、增厚，压迫腕管内正中神经时产生刺激而致，多见于木工、油漆工、厨师、家庭妇女等手工操作者。一些妊娠妇女也可发生腕管综合征，但产后大多不治自愈。据临床观察，中年女性发病率较高，糖尿病、甲状腺功能减退、肥胖、风湿病和雷诺病患者罹患此病的机会更大，电脑族因每天应用电脑时间过长，或打电脑时姿势不对，也易罹患此病，成为发病的主要人群。

本病主要表现为患侧手活动笨拙，拇、食、中三指和无名指一半感觉迟钝（麻木），有针刺感、麻感、疼痛，深夜疼痛剧烈，以至痛醒，握拳乏力，腕指稍活动后可减轻。严重者晚期可出现掌部鱼际萎缩，肌力减退和拇、食、中、无名指的桡侧一半感觉消失。

对于本病之治疗亦以针刺为佳，取正中神经的有关穴位为主。针刺使针感下达手指疗效好，但刺激不宜过强，以免损伤神经干。后期指端感觉减退者可在十二井或十宣点刺以祛瘀通络。

治疗腕管综合征一针疗法常取阳池、内关、外关、中渚、五虎一、侧三里穴。

内 关

【位置】 仰掌，于腕横纹上2寸（从腕横纹至肘横纹合12寸，当前臂近端5/6与远端1/6处），掌长肌腱与桡侧腕屈肌腱之间取穴。与外关相对。

【针法】 取患侧，仰掌伸手取穴，直刺8分~1寸，从两筋间刺入，针刺得气后上下左右提插，使针感分别向中指、食指、无名指放散，然后起针，起针后即刻令患者左右、前后活动腕部。隔日针刺1次，手法同前。也可取健侧内关，针刺得气后上下、左右提插，使针感分别向中指、食指、无名指放散，然后令患者左右、前后活动患侧腕部。隔日针刺1次，手法同前。

【解析与经验】 内关穴属奇经八脉交会穴，通于阴维，为临床常用要穴。系手厥阴心包经之络穴，别走手少阳三焦经，理气作用极强，又络穴善治血分病，气血同调。手厥阴经与足厥阴经同名经相通，足厥阴主筋病，以手厥阴经（心包）穴位治疗与筋有关之病，一般皆有效。又针感所至效果更佳，掌握手法可加速痊愈。

外 关

【位置】 在前臂背侧，当阳池与肘尖的连线上，腕背横纹上2寸，尺骨与桡骨之间。

【针法】 以毫针针刺外关穴，先针健侧，若双侧皆不适可以较不适之一侧为患侧，先针对侧，若觉效果不佳再加针另一侧，进针0.5~1寸，得气后嘱患者左右、前后活动腕部。留针30分钟，每5~10分钟捻针1次，并嘱患者每隔几分钟即做腕部左右、前后活动动作。

【解析与经验】 《医宗金鉴·刺灸心法要诀》说外关能治五指痛。外关为三焦经之络穴，别走手厥阴心包经，理气作用极强，又系络穴，善治血分病，可谓气血同调。又为奇经八脉交会穴之一，通于阳维，为临床常用要穴。外关可治手足少阳经及手厥阴经所过处之病变，又阳维脉亦与五指有关，透过手少阳与足少阳同名经相通，足少阳主骨病，因此针刺外关治疗腕管综合征甚效。

中 渚

【位置】 在液门穴后1寸，当第4、5掌骨小头后缘指蹼缘（液门）后1寸凹陷处取穴。

【针法】　握拳直刺，从掌背侧向掌侧刺入 8 分～1 寸，得气后嘱患者左右、前后活动腕部，留针 30 分钟，每 5～10 分钟捻针 1 次，并嘱患者每隔几分钟即做腕部左右、前后活动动作。

【解析与经验】　《灵光赋》说："五指不便取中渚。"《医宗金鉴·刺灸心法要诀》曰："中渚主治肢木麻，战振蜷挛力不加。""战振蜷挛力不加"与腕管综合征的麻木、疼痛、无力相符合，可见中渚治疗腕管综合征其来有据。中渚穴为三焦经之输穴，"输主体重节痛"，故本穴可用于治疗少阳经脉循行所过的重痛病。由于手少阳经筋循颈合于太阳经筋，牵涉少阳太阳筋强之病，选用中渚穴，因其属木应肝，肝主筋，能疏通经气，舒筋活络，达到通则不痛之目的。配合腕部的活动锻炼，可使腕部疼痛、活动受限等症状逐步改善，以致消失。

五虎一

【位置】　在大指掌面第 1 节之桡侧。

【针法】　五虎一穴取穴已于本章"桡骨茎突部狭窄性腱鞘炎"所述。从大指桡侧黑白肉际针刺入五虎一穴 2～3 分，得气后嘱患者左右、前后活动腕部，留针 30 分钟，每 5～10 分钟捻针 1 次，并嘱患者每隔几分钟即做腕部左右、前后活动动作。

【解析与经验】　五虎穴应用广泛，治疗足跟痛、足痛、手痛效果显著。手为劳动器官，与脑神经联系密切，因此手部之穴位治疗作用甚强。手部以大指之活动力最强，大指有妇科、制污、止涎、五虎、少商等穴，均为有效常用之穴。五虎穴之排列及主治，全息意义甚强。五虎一、五虎二（五虎二常作为五虎一之倒马加强针）部位在上，故能治手指痛酸、腱鞘炎、扳机手、类风湿关节炎及手指痛，疗效显著，对腕管综合征效果亦佳。

侧三里

【位置】　侧三里穴在四花上穴（膝眼下 3 寸，与足三里平行，贴胻骨取穴进针）向外（少阳经方向）横开 1.5 寸。

【针法】　直刺进针 1～1.5 寸，进针得气后嘱患者左右、前后活动腕部，留针 30 分钟，每 5～10 分钟捻针 1 次，并嘱患者每隔几分钟即做腕部左右、前后活动动作。

【解析与经验】　侧三里穴在足三里旁开 1.5 寸，介于阳明经（土经）与少阳经（木经）之间，祛风作用甚强，善治木土不和之病，对于阳明经及少阳经之病变皆有疗效，尤善治太少两经合病之疼痛，通过手足同名经相通之理亦能治手阳明与手少阳合病。治疗手腕、手掌痛系经验取穴，若再加侧下三里成倒马，如此双穴相辅，疗效更佳。

阳 池

【位置】 从中渚由 4 指本节直上行，手腕上陷中，即第 3、4 掌骨间直上，当尺腕关节，伸指总肌腱与伸小指固有肌腱之曲，腕背横纹下，在腕背横纹内 1/3 与外 3/4 交界处。

【针法】 以对侧（健）阳池为主，从手掌背面向掌侧面刺入。直刺，针入 3~5 分。得气后嘱患者左右、前后活动腕部，留针 30 分钟，每 5~10 分钟捻针 1 次，并嘱患者每隔几分钟即做腕部左右、前后活动动作。

【解析与经验】 本穴为三焦经原穴，调气作用极强。《医宗金鉴·刺灸心法要诀》说："阳池主治消渴病，口干烦闷疟热寒，兼治折伤手腕痛，持物不得举臂难。"本穴自古即用治手腕痛，效果甚佳。

第五节 手指痛

五虎一

【位置】 在大指掌面第 1 节之桡侧。

【针法】 五虎一穴取穴已于本章"桡骨茎突部狭窄性腱鞘炎"所述。取健侧五虎一穴针刺，针入后令患者轻微活动患侧手指 1~2 分钟。留针 30 分钟，每 5~10 分钟捻针 1 次，捻针时嘱患者活动患手。

【解析与经验】 参见"桡骨茎突部狭窄性腱鞘炎"五虎一穴之"解析与经验"。

肾 关

【位置】 在阴陵泉穴直下 1.5 寸，胫骨之内侧。

【针法】 直刺，针深 1.5~2 寸。针刺得气后令患者轻微活动患侧手指 1~2 分钟。留针 30 分钟，每 5~10 分钟捻针 1 次，捻针时仍嘱患者活动患手。

【解析与经验】 参见"桡骨茎突部狭窄性腱鞘炎"肾关穴之"解析与经验"内容。

阳陵泉

【位置】 位于小腿外侧，当腓骨小头前下方凹陷处。

【针法】 取对侧阳陵泉穴针刺，针入后令患者左右轻微活动患侧手指 1~2

分钟。留针 30 分钟，每 5 ~ 10 分钟捻针 1 次，捻针时仍嘱患者活动患手。

【解析与经验】　参见"桡骨茎突部狭窄性腱鞘炎"阳陵泉穴之"解析与经验"。

外　关

【位置】　在前臂外侧，腕背横纹上 2 寸，尺、桡骨之间。

【针法】　健侧取穴，左侧手指痛针刺右侧，右侧手指痛针刺左侧。用毫针直刺 0.5 ~ 1 寸，进针后行泻法，得气后提插捻转 1 ~ 2 分钟后留针，并嘱患者活动患指。一般留针 30 分钟，每隔 10 分钟捻针 1 次，捻针时仍嘱其活动患指 30 秒 ~ 1 分钟。

【解析与经验】　参见"扳机指"外关穴之"解析与经验"。

侧三里

【位置】　侧三里穴在四花上穴（膝眼下 3 寸，与足三里平行，贴胻骨取穴进针）向外（少阳经方向）横开 1.5 寸。

【针法】　直刺进针 1 ~ 1.5 寸，进针得气后令患者活动手指，留针 30 分钟，每 5 ~ 10 分钟捻针 1 次，并嘱患者每隔几分钟即做腕部左右、前后活动动作。

【解析与经验】　参见"腕管综合征"侧三里穴之"解析与经验"。

❋本章小结❋

治疗桡骨茎突部狭窄性腱鞘炎，最常针刺侧三里穴或五虎一穴，再加患侧五虎一穴做牵引更佳。

扳机指仍以取五虎一穴为主，其次有外关、腱鞘硬结等。扳机指可以发生在任何一个手指，针五虎一皆有效，配合在曲陵泻针，效果颇佳。扳机指常在该指下连接手掌处的指跟掌面上有筋结，可以自我按摩，疗效更佳。

腱鞘囊肿取穴基本上以阿是穴及囊肿最高点为主，以三棱针或采血片直刺囊肿局部，挤出黏液，常 1 次即囊肿消失而愈。

治疗腕管综合征一针疗法常取阳池、内关、外关、中渚、五虎一、侧三里，以五虎一、侧三里穴为主。

临床上我常用健侧的侧三里、侧下三里治手指、手腕痛证，侧三里、侧下三里应用的范围很广，从肘痛，到手背痛，一直到手痛，都可以治疗，针刺肾关穴亦甚效，这都是手足对应理论的应用发挥。

治疗指关节痛，包括五指皆痛，或任何一个指节痛，取健侧的五虎一为治疗针，以患侧五虎一为牵引针甚效。针健侧侧三里、侧下三里亦有效。

第八章　背　痛

背痛是现代常见病，背痛常合并腰酸，因此常以"腰酸背痛"称之。外伤、脊椎退化、精神压力以及寒湿等因素皆能引起背痛，不良姿势则会加速脊椎耗损，加重病情。

背痛的发生与性别及职业有密切关系，女性较男性易患背痛，其主要原因有以下几方面。

（1）生理结构的关系，女性的脊骨生来较男性略弯，易产生酸痛，女性的运动量一般较小，背肌较弱，承受力弱，较易损伤。

（2）生产过的妇女，骨质会丢失不少，怀孕时为了平衡身体重量，脊椎被迫过度弯曲，生产后若未再得到营养补充，容易腰背酸痛。

（3）妇女在 35 岁后，骨质疏松发展较快，更年期由于雌激素缺乏，更导致骨质迅速减少。

（4）胸部大于常人的女性，腰背负荷较大，妇女之工作性质以伏案居多，这些都是妇女较易多发背痛的原因。

（5）女性常穿露背衣着并久处于冷气房中，风寒浸淫，日久亦易形成背痛。

职业与背痛也有一定关系，每日伏案书写的人群较易患肩背受损，司机及搬运工人则易患腰背受损；工作压力大，长时间身心疲劳，及紧张、忧虑，或者受过惊吓、睡眠不熟也会造成腰背酸痛；日常生活之坐、行、站立、卧以及工作提物之姿势不正确，长久下来患腰背痛的机会也会增加。

针刺治疗背痛疗效较好，常用之特效一针穴位有重子、重仙、髀关、肾关、正筋、后溪、束骨、攒竹、承山、委中等。

重　子

【位置】　虎口下约 1 寸，即大指掌骨与食指掌骨之间。

【针法】　手心向上，在大指掌骨与食指掌骨之间，虎口下约 1 寸处是穴。针 5 分~1 寸（0.8 寸左右），得气后嘱患者每隔数分钟活动背部 1 分钟，以引针气，针下后背部可立觉轻松。留针 30 分钟，每隔 10 分钟捻针 1 次，捻针时活动背部。

【解析与经验】　本穴为治疗背痛之第一特效针。当颈、背、肩疼痛时，重子穴及重仙穴常有青筋浮现，既能反映病变，也能以之治疗该病。本穴在肺经循行范围内，故治呼吸系统疾病及胸痛，通过肺经与膀胱经通，故治肩背痛。

重 仙

【位置】 在大指骨与食指骨夹缝间，离虎口2寸，与手背灵骨穴正对相通。五指并拢，阴掌食指中央线之延长线，与大拇指本节高骨做一垂直线之交叉点，即重子穴，自重子穴与掌缘平行斜下1寸即重仙穴。

【针法】 用1.5寸针，针深1寸，一般针1针（重子）即可，2针同时下针，效果更佳。得气后嘱患者每隔数分钟活动背部1分钟，以引针气，针下后背部可立觉轻松。留针30分钟，每隔10分钟捻针1次，捻针时活动背部。

【解析与经验】 本穴在肺经循行范围内，故治呼吸系统疾病及胸痛，通过肺经与膀胱经相通，故治肩背痛，为治肩背痛之特效针，治疗颈痛亦有效。以颈背疼痛为主时，针刺重仙穴比较好，以肩背疼痛为主时，针刺重子穴比较好，颈、肩、背均痛时取重子、重仙穴一起针刺效果最佳，让患者配合活动背部，可加强疗效，患者可立觉疼痛减轻。

后 溪

【位置】 在手掌尺侧，微握拳，当小指本节后远侧掌横纹头赤白肉际处取穴，握拳时，穴在掌指关节后横纹头处。

【针法】 直刺，握拳，从外侧向内侧进针，针5分~1寸（0.8寸左右）。得气后嘱患者每隔数分钟活动背部1分钟，以引针气，针下后背部可立觉轻松。留针30分钟，每隔10分钟捻针1次，捻针时活动背部。

【解析与经验】 肩背痛以针刺重子穴为主，颈背痛以针刺重仙穴为主，腰背痛则以针刺后溪穴为主，均能立刻缓解疼痛。后溪穴为手太阳小肠经输穴，"输主体重节痛"，手太阳经出肩解，绕肩胛，经脉所及即主治所在，又手太阳与足太阳同名经相通，故治疗整个背痛皆有效。

束 骨

【位置】 在足小趾外侧，本节后陷中，赤白肉际处，即足外侧缘，第5跖骨小头后，骨的下缘。

【针法】 直刺1寸，针刺得气患者有酸、胀、麻、重感后，嘱患者左右、前后活动背部，可立觉轻松。留针30分钟，每隔10分钟捻针1次，以引针气，捻针时仍嘱其活动背部30秒~1分钟。

【解析与经验】 背部为膀胱经及督脉循行所过，膀胱经挟督脉，束骨为膀胱经输穴，"输主体重节痛"，为治痛最常用之穴位，因此对于本经所过之处的脊背部疼痛有特效。本穴为膀胱经（水经）之木穴，木与筋相应，治颈背强痛疗效尤佳。

正 筋

【位置】 在足后跟筋中央上，距足底 3.5 寸。

【针法】 用 2 寸毫针快速刺入穴位，抵骨更佳，强刺激提插捻转，同时嘱患者活动背部。左侧疼痛取右侧穴位，右侧痛取左侧穴位，双侧痛则左右同时取穴。留针 30 分钟，每隔 10 分钟捻针 1 次，并嘱患者活动背部。

【解析与经验】 正筋穴在足踝（阿基里斯腱）上，据足躯逆对原理则对应颈部，治疗颈部病效果甚好。本穴系针入阿基里斯腱，可谓"以筋治筋"，又膀胱经行经颈项，因此本穴治疗颈项强硬或疼痛效果极佳。本穴配上 2 寸之正宗，形成倒马则疗效更佳。

髀 关

【位置】 在大腿前面，当髂前上棘与髌底外侧端的连线上，屈股时，平会阴，居缝匠肌外侧凹陷处。

【针法】 直刺，从上向下直刺 1~1.5 寸，针刺得气后令患者活动肩背 1~2 分钟。留针 30 分钟，每隔 10 分钟捻针 1 次，捻针时仍嘱患者活动肩背 1~2 分钟。

【解析与经验】 髀关为足阳明经腧穴，调理气血作用很好，董师用其治疗感冒效果亦佳。我用于治疗肩峰一带连着背痛最有效果，尤其是治妇女之此类病症，疗效更佳。髀关在大腿上部，足躯顺对约当大腿全息之肩部，治疗肩峰一带连背痛甚为有效，一些人连打麻将数日肩连背痛，针此穴甚效。

肾 关

【位置】 在阴陵泉穴直下 1.5 寸，胫骨之内侧。

【针法】 直刺，针深 1.5~2 寸，针刺得气后令患者抬举上肢，活动肩背。留针 30 分钟，每隔 10 分钟捻针 1 次，捻针时仍嘱其活动肩背。

【解析与经验】 肾关为补肾要穴，此穴在阴陵泉穴下，有脾肾双补（阴陵泉为土经水穴，能脾肾双补）作用，对于肾亏所引起之坐骨神经痛、背痛、头痛、腰酸均有显效，另外治疗两手发麻或疼痛亦有效，通过脾经与小肠经通，治肩背痛尤有特效。针后令患者活动肩背，效果显著。从对应来看，阴陵泉穴在全息对应于头，则肾关穴对应于肩颈背部，亦系治疗肩背痛有效之原因。

攒　竹

【位置】　位于面部，眉内侧端之凹陷处。

【针法】　以短毫针迅速刺入皮内，针尖稍向下斜刺（约为80°），进针0.5寸，当出现明显酸、胀感时，即施缓慢捻转术1~2分钟，患者多诉酸、胀感向额、眶等部放射，留针30分钟。留针期间，每隔10分钟捻针1次，嘱患者活动背部，一般患者症状逐渐缓解。

【解析与经验】　背部为膀胱经及督脉循行所过，膀胱经挟督脉。攒竹为足太阳膀胱经腧穴，亦为督脉之所络，肩背痛为膀胱经、督脉之病，针刺攒竹穴能疏调膀胱经、督脉之经气，取穴进针施术时辅以活动患处，动引其气，能通经利气，活络止痛。

承　山

【位置】　在腓肠肌肌腹之下分肉间陷中，伸足时呈现"人"字纹处。

【针法】　直刺，从后向前刺入8分~1寸。针刺得气后令患者抬举上肢，活动肩背。留针30分钟，每隔10分钟捻针1次，捻针时仍嘱其活动肩背。

【解析与经验】　承山为足太阳膀胱经腧穴，膀胱经经过背部，经脉所及，主治所在，本穴治疗背痛效果甚佳。对于病况较重及病情较久之背痛，则于承山穴点刺出血效果更佳，久年痼疾往往愈于俄顷。

委　中

【位置】　在腘窝横纹中央纹中，当股二头肌肌腱与半腱肌肌腱的中央，俯卧微屈膝或站立小腿伸直取穴。

【针法】　①用毫针直刺1.5寸，针刺得气后提插捻转，令患者抬举上肢，活动肩背。留针30分钟，每隔10分钟捻针1次，捻针时仍嘱其活动肩背。②三棱针点刺放血法：俯卧取穴，于浅静脉上速刺出血，若血管较不清晰者，可嘱患者面壁而立，小腿伸直，常规消毒后，用三棱针点刺委中穴静脉怒张处，此时可见黑褐色血液流出，使血自流，待不流为止（一般每次放血约10ml）。双侧委中穴同时进行，若不愈可于1周后再刺血1次，

【解析与经验】　《四总穴歌》说："腰背委中求"，《百症赋》也说委中治疗背连腰痛。委中为膀胱经合穴，膀胱经行于背部，委中又为血郄，系刺血第一要穴，膀胱经为少气多血之经，适于刺血，对于膀胱经所过之重性疼痛及久年疼痛，刺血均能见显效。针刺委中放血除治疗腰痛、腿痛极有效外，治疗背痛亦极有效。刺血能活血化瘀，加速病痛痊愈。

✳本章小结✳

治疗背痛之特效穴位甚多,我个人治疗背痛虽有多个特效一针穴位,但最常用者不外重子、重仙、后溪、束骨等穴。以两个特效穴配成对针,疗效尤佳,常能使短时间痊愈。可以重子、重仙一组治疗对侧背痛,若两边背部皆痛,可以一手针重子,一手针重仙;也可以后溪、束骨为一组治疗整个背痛,疗效亦佳,盖背部为手足太阳经循行所过,后溪、束骨一为手太阳输穴,一为足太阳输穴,"输主体重节痛",合用则能治疗整个背痛,甚效。若是久年痼疾,多有瘀血,亦可于委中刺血加速痊愈。

> **附记**
>
> ## 背痛之保养
>
> 下面一些措施有助于疏解及防治背痛。保持正确的生活姿势,并养成习惯,可避免及减少背痛的发生。
>
> (1) 站立时要抬头缩下巴,使肩平直,胸微前倾,小腹内收,这样可令背肌松弛,也有朝气。站立工作最好垫高一脚,使背部保持平直。
>
> (2) 坐时腰要挺直,腰部、臀部及背部紧贴椅背,双腿自然下垂,不要坐太深、太高、太软的椅子,也不要歪扭地斜靠着,以免背部过度弯曲。长坐时如能把双脚垫高更佳。
>
> (3) 开车驾驶时座椅不宜距踏板太远,以免双脚过分前伸,连带弯曲腰部。长时间开车要中途经常停下走走,或做做向后弯腰动作,这样对腰背的保健较有助益。
>
> (4) 睡觉的床不宜太软,也不宜太硬,宜使用木板床及两寸厚的床垫,如此背部能得到真正的休息。直卧时最好能将脚的部位垫高,这样可避免腰腹支撑身躯而用力过多。最好侧卧,将脚屈曲,使背部挺直,上下床不应只用腰力,应先坐在床边再躺下,起床时先坐起来,慢慢转身,再两脚同时放在地上。
>
> (5) 提重物应先屈膝蹲下,不要只俯身弯腰,提重物要量力而为,并将重物尽量贴近身体,转身应移步,不可扭腰,平常起蹲取物多利用桌椅协助撑扶,避免扭伤腰背。

第九章　急性腰扭伤

急性腰扭伤，俗称闪腰，多因活动时用力不当或姿势不正确，或外力撞击损伤，或剧烈运动突然闪扭腰骶部肌筋，致腰部肌肉、韧带等遭受强力牵拉，引起腰痛和屈伸活动受限。另外一些平时不太劳动的人，突然搬运重物、过度负重等，当力量超过肌肉所能承受的负荷时，也可引起肌肉损伤。

扭伤时，患者本人大多能听到"喀嚓"的断裂声，腰部有突然"爆裂"或"闪断"的感觉，随即发生腰部剧烈疼痛。活动受限，次日腰痛加重不能起床，翻身困难，重者疼痛剧烈而不能继续活动，甚至不能侧弯，腰肌痉挛。《金匮翼》曾说："瘀血腰痛者，闪挫及强力举重得之……令人卒痛不能转侧。"咳嗽、打喷嚏或用力时疼痛加剧。患者处于强迫体位，腰部不敢稍有活动。检查时可发现腰部肌肉紧张，有明确的压痛部位，压痛明显，甚则疼痛向下方放散。如有明显的根性神经痛症状者应怀疑为腰椎间盘突出症，X线摄片检查可鉴别，并排除骨折等其他疾病。

急性腰扭伤的治疗，针刺常有出人意料的效果，腰背为太阳经脉所循行，急性腰痛取穴以循经远取为主。对体质强者可先坐位治疗，在留针捻转时嘱患者做腰部屈伸动作。针刺人中穴、后溪穴可立刻减轻症状，严重者在腘窝之委中穴放血少许可使患者立觉轻松而疾病趋愈。

急性腰扭伤须卧床休息，以助腰部肌肉放松，应卧木板床休息（不可睡沙发软床），尽量减少活动，以助速愈。平时工作要注意姿势正确，避免因用猛力而引起复发。预防闪腰的原则是搬举重物务必以腿部力量为主，而不要只用腰部力量。如夜间睡眠不足，晨间起床后觉腰酸之际，速谋保护腰部之策，如按摩、热敷或预先贴个膏药，有助于防止闪腰。

针刺治疗急性腰扭伤最常用的一针特效穴有人中、后溪、攒竹、三叉一、中渚、委中、复溜、腰痛点、飞扬、支沟、手三里、火主、印堂、条口、养老、耳尖、二角明、灵骨、心门、正筋等。

人　中

【位置】　在面部，当人中沟上 1/3 与中 1/3 交点处。坐位或仰卧位取穴。

【针法】　有两种刺法：①正规刺法，捏起人中沟两侧肌肉，针尖向上呈 15°

角斜刺，针入约 0.5 寸，得气后施以捻转手法，强刺激，以使患者流泪效果最佳，同时嘱患者缓慢活动腰部。留针 20～30 分钟，留针期间每隔 5 分钟行针 1 次，并嘱患者做腰部左右旋转、前俯后仰及下蹲等动作。②人中透迎香，左腰痛从人中向右迎香透，右腰痛从人中向左迎香透。用毫针斜刺，得气后行针，同时嘱患者弯腰，针后即感轻松。每日 1 次，直至症状消失。

【解析与经验】 《玉龙歌》说："强痛脊背泻人中，挫闪腰酸亦可攻。"《通玄指要赋》说："人中除脊膂之强痛。"人中穴是督脉经腧穴，督脉通过脊背正中，可疏通督脉经气，治疗腰脊痛、项强等症。督脉与其旁的足太阳、手太阳经脉气相通，加强了与脊背腰部之联系，根据"经脉所过，主治所及"的原则，人中穴可舒筋利节，不只是通调督脉而止痛，对于脊椎两侧之疼痛，尤其是急性腰扭伤亦有显效。人中通调督脉，痛在脊柱正中刺之尤有速效，正如《玉龙歌》所言："强痛脊背泻人中，挫闪腰酸亦可攻。"人中正当腰部水平，根据全息分部，在人中水平线上之几个穴位均能治疗腰痛。

后 溪

【位置】 在手掌尺侧，双手微握拳，取第 5 掌骨小头后尺侧赤白肉际凹陷处针之。

【针法】 单侧腰部疼痛取健侧穴位（患侧亦有效），若腰脊柱中间及双侧痛，均取双侧穴位。快速进针 1～1.5 寸，用提插捻转强刺激手法行针。嘱患者由小到大，由慢到快，逐渐加大幅度，做前俯后仰及左右转侧的动作活动患部，留针 30 分钟。留针期间行针 2～3 次，再按上法反复活动几次，至腰可随意活动或活动较为便利时出针（若患者体质尚好，站立位及坐位取穴较卧位效果佳）。

【解析与经验】 后溪穴为手太阳经输穴，手太阳经与足太阳经为同名经，两经脉气相通。腰两侧疼痛重者，病在足太阳经，后溪穴为同名经输穴，同气相求，可疏通太阳经气，所以针后溪穴效果最佳。本穴又为八脉交会穴之一，通于督脉，督脉贯脊，入络脑，还别出下项，夹脊抵腰中，"督脉为病，脊强反折"，凡督脉为病，包括颈背腰腿等处的病变，都可以取用后溪穴。后溪穴属输穴，"输主体重节痛"，本穴主治肢体沉重、疼痛的病症。急性腰扭伤可致督脉及膀胱经经气受损，又后溪五行属木，有舒筋活络的作用，能缓解筋脉拘挛强急。取刺后溪穴能疏通督脉及小肠经之经气，缓解筋脉拘挛强急，使受伤的组织功能恢复。临床上治疗急性腰扭伤包括脊中及两侧腰痛往往 1 针即可见效，大多在针治 1 次后即获愈。

委　中

【位置】　在腘窝横纹中央，当腘正中筋间凹陷处，俯卧微屈膝或站立小腿伸直取穴。

【针法】　多取俯卧位，对于急性腰扭伤或下肢疮毒瘀血，疼痛较剧，趴下不易者，或采用站立位。取站立位时患者面壁而立，小腿伸直，常规消毒后，用三棱针点刺委中穴静脉怒张处，即刻出针，此时可见紫褐色血液流出，使血自流，待不流为止（一般每次放血 5～10ml，色浓紫者以转红为度），双侧委中穴同时进行。操作必须熟练、轻巧，恰到好处。

委中刺血法放血量应视病情而定，对于体质素虚、病久体衰、孕妇、贫血、一切虚脱之证和习惯性流产、失血、易于出血的患者禁用。

【解析与经验】　委中穴为膀胱经合穴，系有名的四总穴之一，有舒筋活络、散瘀定痛之效，是治疗腰背痛的主穴。《四总穴歌》说："腰背委中求"，指出凡是腰背部的病症都可取委中穴治疗。《玉龙歌》说："强痛脊背泻人中，挫闪腰酸亦可攻；更有委中之一穴，腰间诸疾任君攻。"《席弘赋》说："委中专治腰间痛。"《灵光赋》也说："五般腰痛委中安。"这些皆是历代医家以委中穴治疗腰背痛的经验概括。膀胱经起于睛明，从头至足，其中一条直行经脉夹脊柱两侧而行，直达腰部，沿膂内进入内腔，联络肾脏，归属膀胱，然后又从腰部分出，夹脊柱，穿过臀部，下达腘窝中。另一条经脉经过肩胛，夹脊柱下行，通过髀枢，再沿大腿外侧、后侧下行，与前一条经脉会合于委中穴。委中穴即位于两条经脉的会合处，所谓"经脉所过，主治所及"，因此治疗经脉所过之急性腰痛疗效甚佳。

点刺委中出血为刺络出血法，《素问·刺腰痛篇》说："足太阳脉令人腰痛，引项脊尻背如重状，刺其郄中，太阳正经出血"，提及刺血之法。之后《备急千金要方》《外台秘要》《铜人腧穴针灸图经》《针灸大全》《针灸大成》以至《医宗金鉴》，皆言委中主治腰痛。

委中穴，又名郄中，是足太阳膀胱经之合穴，足太阳经为少气多血之经，适于刺血，合穴委中尤为刺血较为理想的穴位，《针灸大成》称之为血郄。急性腰扭伤之腰痛，多系跌扑、闪挫、损伤所致，气血凝滞不通而痛。刺委中血郄，浮络出血能活血化瘀、疏调经气，达到通则不痛、强腰健膝的目的，故治疗急性腰痛效果显著。

复　溜

【位置】　太溪穴直上 2 寸，胫骨内侧缘与跟腱之间中点。

【针法】　直刺，从内侧刺向外侧，针深 5~8 分，同时嘱患者活动腰部。留针 20~30 分钟，期间每隔 5 分钟行针 1 次，仍嘱患者活动腰部。

【解析与经验】　如若容易发生急性腰扭伤，虽说多由姿势不正或负重所致，但亦与平时肾虚有关，由于肾气虚弱，影响互为表里的膀胱经的功能和气血的运行，稍不注意即易出现腰痛的症候。肾经复溜穴，五行属金，是该经的母穴。补复溜是虚者补其母之意，能够调益肾气，活络强腰。由于复溜为肾之金穴，金主气，故理气作用亦强，尤能治闪腰岔气，治疗急性腰扭伤效佳。

复溜自古为治疗腰痛，尤其是急性腰扭伤之要穴。《席弘赋》说："复溜气滞便离腰。"《医宗金鉴》说："复溜血淋宜乎灸，气滞腰疼贵在针"，此中之气滞腰疼即指闪腰岔气，也就是急性腰扭伤。《太乙神针》及《铜人腧穴针灸图经》也都有相关记载。

灵　骨

【位置】　在手背拇指与食指叉骨间，第 1 掌骨与第 2 掌骨接合处，即合谷穴后之第 1 掌骨与第 2 掌骨接合处。

【针法】　左病取右，右病取左，脊中或脊两侧痛则两侧皆取。握拳取穴，在拇指、食指叉骨间，第 1 掌骨与第 2 掌骨接合处贴骨进针，直刺 1.5 寸。针入后令患者活动腰部 1~2 分钟。留针 30 分钟，每隔 10 分钟捻针 1 次，捻针时活动腰部。

【解析与经验】　灵骨穴贴骨进针则通肾应骨，贴骨进针之法相当于《黄帝内经》之短刺，《灵枢·官针》篇说："短刺者，刺骨痹，稍摇而深之，致针骨所，以上下摩骨也。"针刺贴骨，透过骨膜传导治疗骨关节疾病，效果甚佳。

灵骨在合谷（属木）、阳溪（属火）之间，有木火之性，温阳作用甚强，治半身不遂功同补阳还五汤、真武汤，治坐骨神经痛功同独活寄生汤。灵骨在大肠经，与肺经相表里，灵"骨"应肾，治不论太阳经，还是少阳经走行之坐骨神经痛皆极有效，十四经穴无出其右者。针刺时以左治右，以右治左。治鼠蹊胀痛、脚难举抬（无力）亦极有效，对连前面（少见，大腿和小腿前内侧至足内缘）之坐骨神经痛亦极有效。又以太极全息论而言，灵骨主下焦腰腿足。本穴以深针为主，效果之大，自有其理。灵骨单独治疗坐骨神经痛即有效，配大白更是特效。

灵骨、大白均在大肠经上，阳明经多气多血，此二穴调理气血作用甚强，又夹合谷（大肠原穴），补气作用尤强。两穴皆贴骨进针，又通肾，通过大肠经与肝经相通，又能治肝筋之病，可谓筋骨皆治，治疗关乎肾气之腰扭伤当然效佳。

飞　扬

【位置】　正坐垂足着地，在承山穴外下方约 1 寸，当昆仑上 7 寸处取穴。

【针法】　患者坐或俯卧，取健侧飞扬穴，常规消毒后，用 30 号毫针直刺 1.5～2 寸，中等刺激，捻针时让患者活动腰部，留针 30 分钟。期间行针 3 次，每次行针时嘱患者活动腰部。

【解析与经验】　本穴为足太阳膀胱经络穴，经气从此处别走足少阴肾经，具有疏经活络之功效。急性腰扭伤，疼痛一般位于膀胱经内、外侧线至带脉穴（肚脐旁开 8.5 寸之上 2 分）、京门穴之间（肚脐旁开 9.5 寸之上 5 分）。京门为肾经募穴，系肾经气血汇聚之处，腰部扭伤必然阻遏肾与膀胱表里二经经气的联系，引起疼痛。飞扬穴别走足少阴肾经，可加强此二经之间的联系，疏通二经，治疗表里二经的有关病症，使瘀滞不通之经气通畅而痛自止，故用于治疗腰腿痛甚效。近人还常用本穴治疗坐骨神经痛，也取得了较好的疗效。

手三里

【位置】　侧掌屈肘，在阳溪穴与曲池穴的连线上，曲池穴下 2 寸处取穴。

【针法】　毫针针刺加拔火罐法。取手三里穴，一侧腰扭伤取健侧穴位，双侧或腰脊正中扭伤则双侧取穴。消毒后快速进针，刺入 1 寸深左右，得气后令患者活动腰部，做伸屈、转侧活动，由慢到快，反复多次，待疼痛缓解，让患者休息片刻，然后起针。如腰部肿胀明显者，亦可配合拔火罐，在局部加拔火罐 2～4 只，留罐 5～10 分钟。

【解析与经验】　手三里为手阳明大肠经腧穴，阳明经多气多血，本经腧穴皆有调理胃肠、疏通经气的作用。

手三里长于治疗经络病，因其位于筋上，善于治筋，该处肉厚又善于治肉，本穴针感相当强烈，对于上臂及肩臂部疼痛或手痹不仁、半身不遂、肌肉萎缩、知觉迟钝最为常用。手阳明经循肘臂上廉，入肘过肩，会督脉于大椎，又手阳明经筋"绕肩胛夹脊"，经络所及，所以能治疗急性腰扭伤。《针灸聚英》说："挫闪腰疼，取手三里"，即指出手三里能治疗急性腰扭伤。《针灸甲乙经》也曾说："腰痛不得卧，手三里主之。"又手三里穴之全息亦对应于腰，对于各种腰扭伤皆有效。手三里属于阳明大肠经腧穴，采用缪刺法，疏通经气而达舒筋活络的目的。

支　沟

【位置】　在外关穴直上 1 寸。

【针法】 患者取坐位，用30号1.5寸毫针针尖稍向上进针，刺入1寸左右，提插捻转得气后，大幅度捻转1～2分钟，并嘱患者配合做起坐、弯腰、转侧、下蹲等活动。留针20～30分钟，每5～10分钟行针1次，行针时令患者仍做上述腰部活动。

【解析与经验】 支沟穴为少阳三焦经之经穴，《难经·三十八难》说三焦为原气之别，主诸气，三焦有导引原气出入、运行于一身之中的功能，对于气机运行失常而致气滞血瘀的病变能起到调气理血的作用。支沟穴为宣畅气机、散郁开结的重要穴位。急性腰扭伤乃气机受阻，气滞血瘀，不通则痛，选用支沟穴宣通气机，疏通经络，活血化瘀，使通则不痛而产生治疗效果。支沟穴属火，对于急性尤其是寒性腰扭伤，疗效满意。又支沟穴为少阳三焦经腧穴，肾与三焦通，故亦能调肾，而腰痛与肾亏有关联，因此针刺支沟治疗急性腰扭伤有效。

攒 竹

【位置】 位于面部，当眉头陷中，眶上切迹处。

【针法】 用1寸毫针直刺入双侧攒竹穴1～2分（至骨），有酸胀感时施泻法，反复提插3～5分钟，嘱患者活动腰背，留针30分钟，留针期间每10分钟反复提插1分钟，并嘱患者活动腰背，隔日1次。

【解析与经验】 攒竹为足太阳膀胱经腧穴，腰痛一般位于膀胱经上，太阳经循行腰部，"经脉所过，主治所及"，故取刺攒竹穴，可使气至病所，则腰痛可解。面部太极顺象则人中为腰脐线，倒象则人中线为横膈线，两眉为腰脐线，这也是攒竹穴能治腰痛的原因之一。腰为肾之府，刺攒竹穴治疗急性腰扭伤疗效显著。

中 渚

【位置】 在手背部，第4、5掌骨小头后缘之间凹陷中，液门穴后1寸。

【针法】 向腕部以30°角斜刺中渚穴1～1.5寸，强刺激，针刺得气后令患者活动腰部，留针30分钟，每10分钟行针1次，行针时令患者做腰部运动，疼痛可即时缓解。

【解析与经验】 本穴系三焦经输穴，"输主体重节痛"，故对三焦经循行所过之疼痛皆有疗效。本穴补气理三焦作用甚强，通过三焦与肾通，补肾作用甚好，故能治疗各种肾亏疾病，对于急、慢性腰扭伤甚效。中渚穴性属木，应肝，肝主筋，可疏通气血，舒筋活络，达到通则不痛之目的。由于手少阳经筋循颈合于太阳经筋，故按本经远端取穴的原则，取其"经脉所过，主治所及"之意，选用中渚穴，治疗急性腰扭伤及慢性腰痛皆甚效。据临床经验，针刺中渚穴治疗急性腰扭伤疗效突出，有立竿见影之效，多数患者经 1 次治疗即可痊愈，而且方法简便。

三叉一

【位置】 在手第 2、3 指掌关节之间。

【针法】 患者取坐位或立位，握拳进针，常规消毒后用 30 号 2 寸长毫针向掌心方向刺入 1 ~ 1.5 寸，行捻转手法，待产生针感后再根据患者的耐受程度而给予不同程度的刺激量，并让患者做俯仰转侧、提腿下蹲等活动。留针 30 分钟，期间每隔 10 分钟仍嘱患者做俯仰转侧、提腿下蹲等活动。

【解析与经验】 三叉一穴为董氏奇穴，与八邪穴的"二邪"相符，有补肺理气之作用，治疗岔气有效。针刺三叉一穴治疗腰扭伤效果甚好，临床观察显示，本法病程短、疗效速，针治本病一般只取一侧穴位，以健侧为主，在留针期间，必须让患者配合活动腰部方能收到满意疗效。

印 堂

【位置】 位于两眉头连线的中点。

【针法】 患者取坐位或立位，穴位常规消毒后，左手拇指、食指将患者两眉间之皮肤（印堂）捏起，右手持 1.5 寸毫针快速向下（鼻尖）刺入，进针 1 寸左右，患者有针感后，强刺激 1 分钟（以患者能忍受为度），并嘱患者做腰部左右旋转、前俯后仰及下蹲等动作，再留针 20 ~ 30 分钟。留针期间可行针 1 ~ 2 次，行针时仍嘱患者做腰部活动，不少患者 1 次可治愈。

【解析与经验】 印堂穴是经外奇穴，位于督脉，督脉为病"脊强反折"，督脉的人中穴为治急性腰扭伤的有效穴，用督脉之印堂治急性腰扭伤，同样可取得满意疗效。这可以从全息对应说明，以正全息来看，人中水平线为中下焦交会处，约当腰水平线，故能治腰痛。以倒全息来看，印堂眉毛水平线为中下焦交会处，亦约当腰水平线，故亦能治腰痛。急性腰扭伤局部疼痛多由于肌肉紧张、痉挛引起，针刺印堂穴可推动督脉气血运行，松弛经络所过腰脊部位及附近过度紧张的肌肉，故用于治疗急性腰肌扭伤，能收获满意疗效。

条 口

【位置】 在小腿前外侧，当犊鼻下 8 寸，距胫骨前缘 1 横指。

【针法】 患者取坐位（坐在椅子上，脚着地，两腿肌肉放松）或卧位，常规消毒后，用 3 寸毫针刺入该穴，患者有针感后行强刺激捻针 1 分钟，并令患者做腰部左右旋转、前俯后仰等动作，角度由小到大，至痛减或不痛为止，留针

20～30 分钟。留针期间嘱患者每 5 分钟做腰部左右旋转、前俯后仰等动作 30 秒～1 分钟。

【解析与经验】 腰扭伤一般多由气血受阻、不能正常运行所致。条口穴属足阳明经，阳明经乃多气多血之经，刺之可通经理气，调和气血，经气调达，气血和畅，"通则不痛"而能治疗急性腰扭伤。本穴在小腿中段，全息与腰部对应，亦为能治腰痛之原因。

养 老

【位置】 在前臂背面尺侧下段，当尺骨茎突近端桡侧凹陷中，即腕后髁骨上部中央凹陷中。(定位取穴时手向上举，屈肘，前臂旋后，此处即显现出一清楚的浅沟，此穴即当该沟之上端。如将手掌转向，其沟自闭。)

【针法】 针刺健侧养老穴，用毫针向内关方向斜刺 1 寸(沿尺骨小头桡侧缘的骨缝中向上斜刺约 1 寸)，患者有针感后行强刺激捻针 1 分钟，使针感经肘、肩而传至腰，同时嘱患者做腰部左右旋转、前俯后仰等动作，角度由小到大，至痛减或不痛为止，留针 20～30 分钟。留针期间嘱患者每 5 分钟做腰部左右旋转、前俯后仰等动作 30 秒～1 分钟。

【解析与经验】 养老穴为手太阳小肠经郄穴，郄能治疗急病，手足太阳经相通，治疗腰痛，调经通脉，达到通则不痛的效果。《类经图翼》记载养老穴疗腰重痛，不可转侧，起坐艰难，及筋挛、骨痹不可屈伸，临床实践证明本穴治疗急性腰扭伤有效。

二角明

【位置】 当中指背第 1 节中央线，距第 2 节横纹三分三一穴，六分六一穴，共二穴。

【针法】 采用 5 分针，皮下针向外(小指方向)横刺 2 分。患者有针感后，行强刺激捻针 1 分钟，同时嘱患者做腰部左右旋转、前俯后仰等动作，角度由小到大，至痛减或不痛为止，留针 20～30 分钟。留针期间嘱患者每 5 分钟做腰部左右旋转、前俯后仰等动作 30 秒～1 分钟。

【解析与经验】 本穴在中指，中指的穴位与先天乾卦有关，乾卦主督脉，在中指微太极中，二角明对应腰脊，故治腰脊痛，治闪腰岔气尤其有效。

正 筋

【位置】 在足后跟筋中央上，距足底 3.5 寸。

【针法】 体壮者可取坐位，体弱者则应取侧卧位。本穴在阿基里斯腱上，对准阿基里斯腱直刺，针深 8 分 ~ 1 寸（针透过筋效力尤佳），患者有针感后行强刺激捻针 1 分钟，同时嘱患者做腰部左右旋转、前俯后仰等动作。留针 20 ~ 30 分钟，留针期间嘱患者每 5 分钟做腰部左右旋转、前俯后仰等动作 30 秒 ~ 1 分钟。

【解析与经验】　本穴在足踝上（即阿基里斯腱），"以筋治筋"，治疗伤筋之病，包括急性腰肌扭伤甚效。又肾经、膀胱经夹此，故治疗膀胱经所过部位之腰痛甚效。

火　主

【位置】　肝经太冲穴后之骨陷中，第 1、2 跖骨骨间腔中。

【针法】　直刺，从足背向下进针。针入 1 ~ 1.5 寸，得气后嘱患者忍痛做腰部左右旋转、前俯后仰等动作，留针 20 ~ 30 分钟，每隔 5 分钟捻针 1 次，捻针时仍嘱患者忍痛做腰部左右旋转、前俯后仰等动作。

【解析与经验】　火主穴与古书记载之太冲穴相符，是足厥阴经的输穴兼原穴，原穴能理气，又肝主筋，筋急之病可取本穴。扭伤系筋病，又系岔气之病，本穴能治之。《灵枢·经脉》说："肝足厥阴之脉……是动则病腰痛不可以俯仰。"肝经穴位本即能治腰痛不可俯仰之病，本穴贴近骨缘进针，效果更佳，盖贴骨能与肾相应，而有补水润木之功，往往一针即止痛，并迅速痊愈。

耳　尖

【位置】　在耳轮之外上缘。

【针法】　用三棱针或采血片刺出血。

【解析与经验】　由于足太阳膀胱经至耳上，耳尖放血对于足太阳膀胱经循行所过部位之病痛皆有效。本穴刺血量虽不如委中穴多，但亦能达到活血化瘀之效果。又由于肾开窍于耳，腰痛与肾有关，因此用本穴治疗急性腰痛颇有效。

腰痛点

【位置】　患者 5 指伸直，在手背腕横纹前 1.5 寸，第 2 伸指肌腱桡侧缘及第 4 伸指肌腱尺侧缘之两点即为腰痛点。一针疗法治腰痛一般取第 4 伸指肌腱尺侧缘之点。

【针法】　针刺健侧，令患者将健侧的手指伸直，手背向上，采用 1 寸或 1.5 寸毫针，常规消毒后将针刺入腰痛点 5 ~ 8 分深，得气后嘱患者忍痛做腰部左右旋转、前俯后仰等动作，留针 20 ~ 30 分钟。若效果尚差，可再取第 2 伸指肌腱桡侧缘之点，针法同前。留针期间嘱患者每 5 分钟做腰部左右旋转、前俯后仰等动作 30 秒 ~ 1 分钟。

【解析与经验】 腰痛点是治疗急性腰痛的经验效穴。第 2 伸指肌腱桡侧缘及第 4 伸指肌腱尺侧缘分别与肺、肾有关，能补肺肾之气，同肾之金穴复溜治疗急性腰扭伤有异曲同工之妙。

心 门

【位置】 在尺骨鹰嘴突起之上端，距肘 1.5 寸陷中。

【针法】 手抚胸取穴，穴在小肠经上，在小肠经合穴附近。在下尺骨内侧陷处，距肘尖 1.5 寸是穴。针 1.5 ~ 2 寸，患者有针感后行强刺激捻针 1 分钟，同时嘱患者做腰部左右旋转、前俯后仰等动作，角度由小到大，至痛减或不痛为止，留针 20 ~ 30 分钟。留针期间嘱患者每 5 分钟做腰部左右旋转、前俯后仰等动作 30 秒 ~ 1 分钟。

【解析与经验】 心门穴在小肠经上，在小肠经合穴附近，从以肘为太极腰脐点来看，则正全息对应腰上，倒全息对应腰下，与臀部对应，如此则上下腰痛皆能治疗。本穴贴骨进针，以骨治骨（体应），以骨治肾，手足太阳相通，太阳挟督，因此本穴治脊椎及太阳经之两侧腰痛皆甚效。

> ### 附文 1
>
> ## 一针疗法治疗腰扭伤的几个有关问题
>
> 　　急性腰扭伤在临床极为常见，常因运动、负重、劳动及姿势不正等造成骶棘肌或棘间韧带损伤。急性腰扭伤可导致局部气血瘀阻，经脉不通，通过针刺能疏通经脉，调和气血，收到极好的疗效。采用一针疗法治疗此病具有起效快、痛苦少的优点。有关选穴、治法、手法、留针与机制等方面的几个问题，讨论如下。
>
> 　　（1）关于取穴。近年来以一针疗法治疗急性腰扭伤，各方面文献报道甚多，有效的单穴就有数十个之多，如督脉的人中，太阳经的后溪、养老、束骨、委中、睛明、承山、飞扬、秩边等，少阳经的足临泣、中渚、外关，阳明经的条口，经外奇穴印堂、扭伤穴，手针的腰痛穴，董氏奇穴的二角明、灵骨、腕顺一、正筋等，以及腕踝针的下 6、下 5 等。其治疗急性腰扭伤的有效率都在 90% 以上，有时可达 100%，表明针刺一穴治疗急性腰扭伤疗效可靠。
>
> 　　（2）关于针刺强度、留针方法、留针时间。针刺强度，一般以强刺激为主，主要特点是一边行针，一边由患者配合活动患部，此法称为动气针法，为目前常用刺法之一。这种方法治疗关节、肌肉及软组织损伤等疾病，具有调和气血、增强组织代谢的作用，能加速损伤的修复，使局部疼痛迅速缓解。但应

注意，对体弱者针刺时刺激不能过强，以防晕针。留针时采用动留针法，在留针期间隔几分钟让患者活动患部。关于留针时间，有人以 10～15 分钟为主，但据我个人经验，以留针 20～30 分钟为佳，留针期间行针 2～3 次效果较好。

（3）其他针法：治疗腰扭伤，除一针疗法之毫针针刺外，还有硼砂点眼法及穴位注射法，但最有效、最快速的方法则是刺血疗法，在委中刺血疗效最佳。

（4）关于选穴：针刺治疗急性腰扭伤，选穴与疗效有密切关系，急性腰痛以循经远取穴为主。病在正中，多为棘间韧带损伤，属督脉所过，针刺人中效果最好。病在脊柱两侧，属足太阳经所过，多为骶棘肌与腰背筋膜损伤，针刺治疗以取手足同名经的后溪穴效果最佳。至于病在足太阳涉及足少阳经脉者，连及臀部和大腿，多为骶棘肌及臀大肌损伤，以针刺腰痛穴疗效最佳。损伤部位在腰部两侧，即少阳、膀胱、阳维经所过之处，针刺足临泣穴治疗急性腰扭伤效果颇佳。这些都说明了选穴与疗效有密切的关系。

当急性腰扭伤后，腰部的软组织出现气滞血瘀的病理改变，针刺某一腧穴可以调气滞、活血瘀、疏通经脉，从而使受伤的软组织逐渐康复。配合远道取穴，在留针捻转时嘱患者做腰部屈伸动作。倘若针刺一穴治疗效果不佳，则可改用另一穴治疗，能及时解除或缓解患者的痛苦。

我个人治疗腰扭伤，病在腰脊正中，一般针人中，配后溪，病在脊侧两边，以后溪或束骨为主，两穴相配则疗效更佳，在腰两侧软肋部位，则以中渚为主，若为大面积腰痛，牵涉腰脊及腰两侧，则以中渚配心门疗效甚佳，若委中周围有青筋（静脉）浮出，当以刺血效果最快、最好。

附文2

急性腰扭伤须卧床休息（应卧硬板床休息，不要睡沙发床），尽量减少活动，使腰部肌肉放松，以助速愈。平时工作要注意姿势正确，搬举重物务必以腿部力量为主，而不要只用腰部力量，并避免因用猛力而引起复发。如夜间睡眠不足，晨间起床后感觉腰酸之际，速谋保护腰部之策，如按摩、热敷或预先贴个膏药，有助于预防闪腰，穿上保护腰部的松紧宽腰带更好。

第十章 慢性腰痛

腰肌劳损是引起慢性腰痛的主要原因。腰肌劳损是指腰骶部肌肉、韧带、筋膜等软组织的慢性损伤。由于腰部肌肉位于人体的中部，躯干的后伸、旋转、侧弯大多由腰肌来完成，所以腰部肌肉劳损发生的机会较一般肌肉为多。

引起腰肌劳损的主要原因有以下几个方面。

（1）外伤（扭创伤）久治未愈：患者多有急性腰部扭伤史，或摔伤，或外来暴力，使腰部韧带、筋膜、肌肉发生断裂，以致出血、机化、粘连、疼痛。

（2）过劳：对腰肌某一部分的长期过度使用，或长期姿势不良（如长期弯腰工作），或重体力劳动等均可造成累积性的劳损，导致腰痛。

（3）寒湿因素：腰部感受风寒湿邪，可致气血不和或瘀阻，气血运行障碍，病久精血亏耗，腰肌失于濡养，肌肉痉挛，代谢产物堆积而引起腰痛。

临床表现以腰痛为主，病程较长，反复发作，往往迁延数月甚至数年。腰痛多为隐痛、胀痛、酸痛，有时伴有沉重感及僵硬感，一种姿势一般难以持久，久站、久坐都能使疼痛加重，弯腰或伸腰都会引起腰痛，就连翻身也能引起疼痛，以至影响睡眠。经过休息疼痛可减轻，稍一劳累或遇天气变化、寒湿等外因，腰痛易复发，但腰部活动一般无明显障碍。检查可发现腰肌紧张，腰部压痛广泛，在两侧腰肌、髂嵴或骶骨后面可有明显压痛点。X线检查多无异常发现。

腰肌劳损属中医"腰痛"范畴，初期治疗宜活血散瘀，消肿止痛，后期及慢性者应补肾强腰，舒筋通络，中期宜两者兼顾，标本同治。慢性者宜避免风寒，不要劳累过度。

在治疗中还要注意几个问题：第一，去除发病原因，如长期弯腰工作应定时直腰活动，使连续收缩的竖脊肌能得以休息。转腰要有心理准备，抬物最好穿上护腰。第二，加强腰背肌的训练，增加承受力，减少劳损等。第三，床铺不可太软，可以硬板床加稍厚床垫，不要睡软沙发床。第四，平常工作时最好能穿上保护腰部的松紧宽腰带。

治疗腰肌劳损常用的一针疗法穴位有复溜、飞扬、攒竹、中渚、腕顺一、灵骨、后溪、肾俞、昆仑、心门。

复 溜

【位置】 太溪穴直上2寸，胫骨内侧缘与跟腱之间中点。

【针法】 直刺，从内侧向外侧刺，针深5~8分。

【解析与经验】 复溜穴为肾经金穴，理气作用甚强，既能治闪腰岔气，也能补肾治肾虚腰痛。肾虚腰痛系肾气虚弱，影响互为表里的膀胱经的功能和气血的运行。复溜穴五行属金，为肾经母穴，虚者补其母，补金生水，补复溜即补肾虚之意。复溜有强力的补肾强腰效果，是补益肾气、活络强腰的要穴，能迅速消除肾虚所致疼痛症候。

飞 扬

【位置】 正坐垂足，在承山穴外下方约1寸，当昆仑上7寸处取穴。

【针法】 患者坐或俯卧，取健侧飞扬穴，常规消毒后，用28号毫针直刺2寸，中等刺激，边捻针边让患者活动腰部。留针20~30分钟，中间行针3次，每次运针1分钟。

【解析与经验】 飞扬穴系足太阳膀胱经之络穴，经气从此处别走足少阴经。腰痛一般与肾经及膀胱经有关，慢性腰痛部位虽在膀胱经，但与肾虚有关，气血凝滞，必然阻遏肾与膀胱表里二经经气的联系而引起疼痛。飞扬穴是足太阳膀胱经之络穴，络穴有疏经活络功效，善于治疗表里二经的有关病症，飞扬联系肾及膀胱二经，疏通经脉，使瘀滞不通之经气通畅而痛自止。本穴治疗膀胱炎、坐骨神经痛也有很好的疗效。

灵 骨

【位置】 在手背拇指与食指叉骨间，第1掌骨与第2掌骨接合处，与重仙穴相通。

【针法】 患者坐或俯卧，取健侧灵骨穴，常规消毒后，用28号毫针直刺2寸，中等刺激，边捻针边让患者活动腰部。留针20~30分钟，中间行针3次，每次运针1分钟。

【解析与经验】 灵骨应肾，该穴贴骨进针而通肾，通过大肠经与肝通，能治肝筋之病，可谓筋骨皆治，而穴在大肠经上，大肠属金，亦有补金生水之意，治急慢性腰痛皆有特效，治坐骨神经痛亦甚效。以全息论而言，灵骨主下焦，本穴针刺以深针为主，深透上中下三焦，因此效果之大，自有其理。

后 溪

【位置】 手小指本节（第5掌骨小头）后陷中，握拳时当掌远侧横纹端赤白肉际处。

【针法】 患者坐或俯卧，取健侧后溪穴，常规消毒后，用28号毫针直刺2寸，中等刺激，边捻针边让患者活动腰部。留针20～30分钟，中间行针3次，每次运针1分钟。

【解析与经验】 本穴为八脉交会穴之一，通于督脉，与阳跷脉之申脉穴交会。督脉为阳脉之海，阳跷主一身左右之阳，本穴与上两经相通，治症甚多，对头痛、落枕、目赤肿、咽喉痛、手足麻木拘挛、背腰腿膝痛皆有疗效。

本穴为手太阳小肠经输穴，小肠另有一条支脉与足太阳膀胱经相通，借由手足太阳通经之关系，针刺后溪对于腰肌疼痛有卓效。由于与督脉相通，亦能治疗脊椎病变，治疗腰骶部疼痛效果极佳。

腕顺一

【位置】 小指掌骨外侧，距手腕横纹2.5寸。

【针法】 患者坐或俯卧，取健侧腕顺一穴，常规消毒后，用28号毫针直刺2寸，中等刺激，边捻针边让患者活动腰部，留针20～30分钟。中间行针3次，每次运针1分钟。

【解析与经验】 董师认为本穴可作用于肾，治肾亏各病甚效。此处常作为肾亏之诊断点，软弱无力多系肾亏，且本穴与手足太阳经相通，治疗足太阳经之腰痛有特效，配合针刺腕顺二穴则效果更佳。本穴贴骨进针，疗效尤佳。

肾 俞

【位置】 14椎（第2腰椎）棘突下，两旁相去脊各1.5寸，督脉命门穴（前与脐平）旁开1.5寸处取穴。

【针法】 患者正坐或俯卧，从第14节即第2腰椎下命门穴旁开1.5寸取之。另一简便取法，由医者两手中指按患者脐心，左右平行移向背后，两指会合之处即为命门穴，由此旁开1.5寸处取之（此法对于肥人腹下垂者不甚准确）。用30号毫针直刺，从背侧向前下方针入5分，中等刺激，边捻针边为患者按摩腰部。留针20～30分钟，中间行针3次，每次运针1分钟。如一侧腰痛，选一侧肾俞即可。

【解析与经验】 肾俞穴为肾脏背俞穴，位于腰部，与肾脏相应，为肾气在腰背部输注、转输之处，有滋补肾阴、强健脑髓、聪耳明目、利腰脊的作用，为治疗腰部疾患及泌尿生殖器疾病的特效穴。肾为先天之本，又为命火之根，肾俞能补先天，为强壮要穴。腰肌劳损或因外伤，或因寒湿导致，久则精血亏虚，腰肌失于濡养而引起腰痛，取肾俞有补益肾精、强壮腰脊之作用。《玉龙歌》《胜玉歌》《医宗金鉴》《卧岩凌先生得效应穴针法赋》都记载本穴善治肾亏小便频数及腰痛，用之甚效。

昆　仑

【位置】　在足外踝之后侧陷凹中，当外踝与跟腱之中央凹陷部。

【针法】　以健侧为主，斜刺，针尖向内踝前缘刺入 1 寸。刺入穴位得气后，嘱患者活动腰部，可立觉轻松。

【解析与经验】　膀胱经在腰背部夹脊而行，有两条路线，一条距脊椎 1.5寸，一条距脊椎 3 寸，经脉所过，主治所及，因此膀胱经腧穴能治腰痛。昆仑穴为膀胱经之经穴，有疏通经络、消肿止痛、强健腰腿作用，且为水经火穴，能水火兼治，补水济火，既滋阴，又温阳，治疗肾经阳虚及寒湿之病尤为有效，对于受寒、外伤、劳累引起之慢性腰痛、功能性腰痛甚效。《杂病穴法歌》说："腰连背痛，昆仑武。"昆仑配承山治太阳经走向之坐骨神经痛疗效卓著，若仅针昆仑穴，双侧同取，治疗脊椎痛尤有特效。

攒　竹

【位置】　位于面部，当眉头陷中，眶上切迹处。

【针法】　用 1 寸毫针直刺入双侧攒竹穴 1~2 分（至骨），有酸胀感时施泻法，反复提插 3~5 分钟，嘱患者活动腰背。留针 30 分钟，每 10 分钟反复提插 1分钟，仍嘱患者活动腰背，隔日针刺 1 次。

【解析与经验】　攒竹为足太阳膀胱经腧穴，腰痛一般位于膀胱经上，太阳经循行腰部，经脉所过，主治所及，故取刺攒竹穴，可使气至病所，则腰痛可解。又从倒向来看，眉毛水平对应于腰部，故治疗腰痛有效。

中　渚

【位置】　在手背第 4、5 掌骨本节后陷中，指蹼缘（液门）后 1 寸处。

【针法】　于第 4、5 掌骨间中央处握拳取穴。直刺，从背侧向掌侧刺入，针入 5 分。

【解析与经验】　中渚穴为手少阳三焦经输穴，根据"荥输治外经"的原则，本穴主要治疗三焦经所过部位的病变及风寒之邪袭于少阳经脉所致的腰部疼痛。中渚穴为三焦经输（木）穴，《难经·六十八难》曰："输主体重节痛"，因其属木应肝应筋，能够疏通气血，舒筋活络，从而达到通则不痛之目的，治疗局部经脉气血凝滞之腰痛、腰部活动受限。由于手少阳经筋循颈合于太阳经筋，故能治疗太阳经之腰痛，通过三焦经与肾经通，补肾作用甚好，能治疗肾亏各病。

心 门

【位置】 在尺骨鹰嘴突起之上端，去肘1.5寸陷中。

【针法】 手抚胸取穴，穴在小肠经上，小肠经合穴附近。在下尺骨内侧陷处，距肘尖1.5寸是穴。针1.5~2寸，患者有针感后行强刺激捻针1分钟，同时嘱患者做腰部左右旋转、前俯后仰等动作。留针20~30分钟，留针期间嘱患者每5分钟做腰部左右旋转、前俯后仰等动作30秒，可立觉轻松。

【解析与经验】 参见"急性腰扭伤"心门穴之"解析与经验"。

✻本章小结✻

能治疗肾亏腰痛的特效穴位很多，复溜穴非常好，不但能治急性腰扭伤，也能补肾治肾腰痛。复溜穴五行属金，是肾经的母穴，补复溜即有补肾虚之义。中渚、后溪都在手太极的腰脐线上，治疗慢性腰痛疗效显著。灵骨、腕顺二在腰上线，对应腰与肾，治腰痛疗效亦佳。我个人较喜用中渚，它在三焦经上，通过三焦经与肾经相通，治肾亏病变疗效佳。复溜穴配中渚，或复溜配灵骨，治疗慢性腰痛均佳。我个人治一般慢性腰痛最常取中白配心门，中白配心门还能治大面积腰痛，即包括腰部上下及环腰疼痛。

第十一章　骶尾骨痛

骶尾骨痛是常见疼痛之一，指骶尾部的骨或软组织的疼痛。尾骨或骶骨下端挫伤或骨折是最常见的原因，常因坐椅子不小心摔伤尾椎，或者走路不小心滑倒，或者从楼梯上失足滑下来，臀部着地，引起骶尾部疼痛。多由于未彻底治愈而转为慢性疼痛，这种状况可能拖延较久而不能痊愈。

骶尾骨位于脊骨下端，痛时常连腰部，称为腰骶痛或腰骶痛。一般来说，肾虚、血瘀、气滞、寒湿外邪侵袭或久坐凹凸不平处也能引致腰骶痛。中医学认为本病是由于气滞血瘀、经脉不通而引起。

如无外邪，肾虚最为常见。妇女在行经、产后及患有附件炎、宫颈炎、盆腔炎时均可出现骶尾部疼痛，子宫后倾者在经期因充血压迫亦常见骶尾骨疼痛。因此，接诊妇女，尤其是育龄期妇女应考虑进行妇科检查，如为患妇科疾病所致可进行对症治疗。若为老年人出现骶尾骨疼痛，多由骨质疏松引起。

骶尾骨痛可进行辨证治疗，病因有如下几方面。

（1）肾虚：骶尾部为督脉和足少阴肾经所过，肾主骨，肾虚可引起骶尾痛。其疼痛特点为喜温喜按，劳累后加重，治宜补肾壮骨，贴骨取穴可温阳祛寒。

（2）瘀血：有骶尾部外伤史。骶尾骨疼痛，按压加剧，行走、坐卧等活动受限，或局部有瘀血肿胀，治宜活血化瘀止痛，可在委中刺血。

（3）湿热：腰骶部疼痛，伴有小便黄赤短涩，妇女可出现白带腥浊，舌苔黄厚腻，脉弦滑，治宜清热利湿。

针刺治疗骶尾骨疼痛疗效甚好，治疗骶尾骨痛的一针效穴有心门、后会、鱼际、百会、人中、委中、海豹、后顶穴等。

心　门

【位置】　在尺骨鹰嘴突起之上端，去肘1.5寸陷中。

【针法】　针入1.5～2寸，患者有针感后，行强刺激捻针1分钟，同时嘱患者活动腰臀，留针30分钟。每10分钟捻针1次，留针期间嘱患者每5分钟活动腰臀半分钟。

【解析与经验】　心门穴在小肠经上，位于小肠经合穴附近。本穴从全息而论，在前臂之尾部，与臀尾对应，能治大腿内侧（含腹股沟）痛、坐骨神经痛

（对太阳经走向之坐骨神经痛尤为有效，盖手太阳通足太阳）及骶尾骨痛。

百 会

【位置】 在头部，当前发际正中直上5寸，或于头部中线与两耳尖连线的交点取穴。

【针法】 正坐，以1寸毫针直刺3~5分，然后一边捻针一边嘱患者活动骶尾部，约1分钟，留针30分钟，留针时患者可走动，可做上下蹲起活动。每10分钟运针1次，运针时仍嘱患者活动骶尾部。

【解析与经验】 百会穴位于督脉，穴在颠顶部。督脉为人体诸阳脉的总会，能统摄全身阳气，起于会阴部的长强穴，经骶尾部，由脊上行至颠，与手足三阳经会于百会穴。根据"经脉所过，主治所及"的原则，针刺百会穴能起到下病上治的治疗作用，故能治疗骶尾部软组织挫伤引起的骶尾部疼痛。

后 会

【位置】 在正会穴直后1.6寸。本穴位置与督脉之后顶穴位置相符。

【针法】 以1寸毫针直刺3~5分，然后一边捻针一边嘱患者活动骶尾部，约1分钟，留针30分钟，留针时患者可走动，可做上下蹲起活动。每10分钟运针1次，运针时仍嘱患者活动骶尾部。

【解析与经验】 本穴治疗骶尾骨疼痛原理同百会穴。基于头骶对应之全息理论，治尾椎痛甚效。本处疼痛，针尾椎处亦能治疗之（见冲霄穴）。后会穴可与百会合用，形成倒马，疗效更佳。

鱼 际

【位置】 大拇指本节（第1掌指关节）后凹陷处，约当第1掌骨中点桡侧，赤白肉际处。

【针法】 患者取坐位或仰卧位，从鱼际向掌心直刺1.5寸，行提插捻转手法，令患者用力咳嗽两声，然后配合活动骶尾部，做下蹲、起立活动。留针20~30分钟，留针期间每隔5分钟行针1次，并嘱患者配合活动骶尾和自动咳嗽，方能收到满意效果。

【解析与经验】 《针灸甲乙经》《针灸大成》《铜人腧穴针灸图经》等针灸专著皆有鱼际穴治疗咳引尻痛的记载。咳引尻痛是临床常见症之一，尻即指骶尾骨。膀胱经别由尾椎进入督脉（脊椎），可以说骶尾骨与督脉及膀胱经皆有关，咳嗽为肺经病，肺与膀胱通，针刺肺经鱼际能治疗膀胱经之骶尾骨痛。

一般骶尾部挫伤多由跌扑闪挫引起，挫伤气机，气逆乱而不归经以致疼痛。

肺主一身之气，针泻鱼际，宣肺理气，气机宣畅，通则不痛。

人 中

【位置】 在面部，当人中沟上1/3与中1/3交点处。

【针法】 针刺人中，行强刺激手法10秒，同时嘱患者做起蹲、弯腰等带针活动，或将疼痛处对准椅凳的坐板角上或桌子角上，用适当的力一紧一松地顶压按摩。留针30分钟，每隔5分钟行针1次，仍做上述动作。每日或隔日治疗1次。

【解析与经验】 治疗尾骨痛以调整督脉气机为原则，人中穴位于督脉，为督脉与手足阳明经交会穴，取人中系在督脉"远道取穴，下病上取"的首尾取穴治疗法，治疗骶尾痛效果甚好。

委 中

【位置】 在腘中央横纹中。

【针法】 每周刺血1次，委中刺血法放血量应视病情而定，一般为1~5ml，色浓紫者以转红为度。

【解析与经验】 委中为膀胱经合穴，膀胱经夹脊而行，其经别并入脊中，本经与肾相表里，肾主骨。委中又为血郄，系刺血第一要穴。膀胱经为少气多血之经，适于刺血，对于一切瘀血热毒，以三棱针点刺出血皆能见效。对于膀胱经所过之重性疼痛及久年疼痛，刺血均能见显效。骶尾痛多由闪挫瘀滞而成，刺血能活血化瘀，加速痊愈。《灵枢·邪客》篇说："肾有邪，其气留于两腘。"委中穴在腘窝横纹中，骶尾痛亦为"肾邪"之一，刺委中穴治疗骶尾痛即是此意。

海 豹

【位置】 当大趾之内侧（即右足之左侧，左足之右侧），大趾本节正中央部（趾甲后）是穴。

【针法】 海豹穴系董氏奇穴，其位置在隐白之后，大都之前，大指本节中央之黑白肉际处。针深1~3分。

【解析与经验】 根据"足躯顺对"，海豹对应下腰及尾椎，故能治疗治疝气、阴道病以及尾椎痛。

后 顶

【位置】 在头部，当后发际正中直上5.5寸。

【针法】 沿皮平刺后顶，采用搓针导气法多次，搓针时嘱患者配合做深呼吸活动腰骶，留针 1 小时，每日针刺 1 次。

【解析与经验】 后顶为督脉穴，对于督脉所过之骶尾部疼痛具有较强的理气化瘀、通痹止痛之功效。此系以上治下法，使用后顶穴治疗尾骨痛时应注意久留针，一般留针 1 小时，使用手法时可嘱患者配合深呼吸扭动腰骶，以提高疗效。

✲本章小结✲

骶尾痛的患者临床极为常见，痛重者亦多，许多尾椎疼痛患者病情拖延甚久，这时采用针刺治疗非常有效。治疗骶尾痛以督脉及手足太阳经穴最为常用，一般多取心门穴或后会穴。我常用心门穴配后会穴治疗所有尾椎痛，疗效极佳，学生及患者称此二穴为“杨氏骶二针”。

第十二章 坐骨神经痛

坐骨神经痛是一种常见的综合征。患者多为成人，坐骨神经由来自腰 4 ~ 5、骶 1 ~ 3 脊神经根的骶丛发出，分布于下肢后外侧，在其通路及其分布区内出现的放射性疼痛称为坐骨神经痛。坐骨神经痛多为单腿疼痛，疼痛由臀部或髋部开始，向下沿大腿后侧、腘窝（腿弯）、小腿后外侧直至足的外侧，呈烧灼样或针刺样疼痛，当起坐、弯腰、行动、用力、大小便、咳嗽、打喷嚏时以及夜间疼痛加重。

据其病因，坐骨神经痛可分为原发性和继发性两类。原发性坐骨神经痛即坐骨神经炎，发病与受寒、潮湿、损伤以及感染有关。继发性坐骨神经痛由神经通路的邻近组织病变产生机械性压迫或粘连所引起，多继发于腰椎间盘突出、脊椎肿瘤、结核以及椎间关节、骶髂关节及盆腔内各种疾病，和腰骶部软组织劳损等。坐骨神经痛是腰椎间盘突出的典型症状，常和腰痛同时出现，或者出现在腰伤后数小时至数日内。

从病损的部位来分，由神经根受压迫而引起者为根性坐骨神经痛；由神经干炎症等引起者为干性坐骨神经痛。根性坐骨神经痛常从腰部开始向下放射，根性坐骨神经痛多于咳嗽、打喷嚏、屈颈和弯腰用力时疼痛加剧。由于疼痛剧烈，患者往往腰部固定在某个姿势，不敢轻易活动，常采用屈膝、屈髋、上身向健侧倾斜的姿势以减轻疼痛，比较常见的是腰部侧弯后凸。因受累神经根的不同，下肢部的疼痛和感觉障碍范围也有所区别。如腰 4 部位受压迫（少见）表现为大腿和小腿前内侧至足内缘疼痛，腰 5 部位受压迫（多见）表现为沿小腿前外侧至足背疼痛，骶 1 部位受压迫（多见）表现为大腿后、小腿后外侧至足外缘疼痛。

坐骨神经痛的临床诊断常用神经牵拉试验（如直腿抬高试验：正常患者可抬高至 70°以上，罹患坐骨神经痛平卧时患侧下肢无法抬高 40° ~ 50°，甚至更少时即腰痛，并向下肢放散，这个症状对诊断椎间盘突出有决定性意义。此外还有足背屈、屈膝屈髋内收、直立弯腰等法）。沿坐骨神经通路上有明显的压痛点，压痛点出现于腰 4 ~ 5 的夹脊、秩边、环跳、居髎、承扶、委中、阳陵泉、外丘、承山、昆仑等处。直腿抬高试验及直腿抬高踝背屈试验阳性，骶 1 神经受压迫者，踝反射消失或减弱。疾病后期，受累部位的肌肉多出现萎缩。

本病中医学称为"臀股风"，属于中医"痹证"范畴。《灵枢》称此为"周痹"，与游走性发作的"众痹"不同。病因多为风寒湿邪侵袭经络，或跌扑闪挫，导致经络受损，气血闭阻不能畅行，不通则痛。病势急，沿少阳、膀胱经而放散，中医学形容神经痛的特点是"随脉以上，随脉以下，不能左右各当其所"。如中医学所描述的"腰似折，髀不可以曲，腘如结，踹如裂"，即属足太阳经证；如病痛偏于下肢外侧，则属足少阳经证；少数腰连大腿前部痛，为股神经部分受累，属足阳明及足太阴经证。

中医治疗腰腿痛多分为风湿、肾虚、瘀滞三大型治疗，针刺治疗本病有立刻止痛之效。临床经验以董氏奇穴灵骨、大白最实用，各型腰腿痛皆能治疗，此外，手法推拿、中药外敷均能减轻症状，以助痊愈。腰腿痛治愈后，要采取各种措施预防复发，方法与腰肌劳损相同。

治疗以针刺不在坐骨神经部位之穴位为佳，若于坐骨神经部各穴位针刺，出现放射性针感即可，不要刺激过重，以免损伤神经，造成末梢神经灼痛等现象。一般急性发作时每天治疗1次为佳，症状缓解后则隔日治疗1次。

一般选穴近取法较多，最常取坐骨神经出口部的秩边穴，可单选，也可与他穴同用以加强针感，使针感沿坐骨神经下传。或取坐骨神经干上的承扶、殷门，病痛偏于外侧少阳经者配阳陵泉，居髎位当髋侧，为臀上皮神经压痛点，亦可取。偏后侧太阳经者配委中、承山等。也有根据按脊旁压痛和神经根受累的程度在大肠俞、气海俞、肾俞针刺，也可于夹脊取穴，适当深刺，使针感下传。至于远处取穴，则可取后溪、腕骨（此两穴治太阳经坐骨神经痛），中渚、液门（此两穴治少阳经坐骨神经痛）等穴者，远处取穴对急性病痛尤为适宜。

治疗坐骨神经痛常用一针疗法穴位有灵骨、鼻翼、风市、委中、大白、秩边、环跳、下关、风池、腕骨、束骨、足临泣、心门、手千金、气海俞、双阳、中极、神阙等。

鼻 翼

【位置】 在鼻翼上端之沟陷中。

【针法】 当鼻翼中央上端之沟陷中取之。针深1~2分，针入后嘱患者每几分钟活动活动腰腿，以引针气。留针30分钟，每隔10分钟捻针1次，捻针时活动腰腿部。

【解析与经验】 我常用此穴治坐骨神经痛，效果显著。本穴在督脉与手足阳明经之间，温阳及调理气血作用佳。鼻翼作用于肺脾肾，理气为主，治气虚气滞之病，亦能补肾提振精神，消除疲劳，盖脾主四肢，肾为作强之官也。又诸阳皆上于头面，鼻又为面部最高点，理气温阳作用甚强，此亦为消除疲劳及治疗坐骨神经痛有效之因。

灵　骨

【位置】　在手背拇指与食指叉骨间，即合谷穴后第 1 掌骨与第 2 掌骨接合处。

【针法】　左病取右，右病取左。直刺 1.5 寸，针入后嘱患者每几分钟活动腰腿，以引针气，下针后可立止腰腿痛。留针 30 分钟，每隔 10 分钟捻针 1 次，捻针时活动腰腿部。

【解析与经验】　灵骨在合谷（属木）、阳溪（属火）之间，有木火之性，温阳作用甚强，治半身不遂功同补阳还五汤、真武汤，治坐骨神经痛功同独活寄生汤。灵骨在大肠经，与肺经相表里，应肾，不论太阳经或少阳经走向之坐骨神经痛，刺之皆有效，十四经穴无出其右者。针刺时以左治右，以右治左。本穴治鼠蹊胀痛、脚难举抬（无力）以及第 4 腰椎间盘突出所致以大腿和小腿前内侧至足内缘疼痛之坐骨神经痛亦有显著疗效。以全息论而言，灵骨主下焦腰腿足，单独应用治疗坐骨神经痛即有效，配大白则效更佳。

大　白

【位置】　在手背面，大指与食指叉骨间陷中，即第 1 掌骨与第 2 掌骨中间之凹处。大白穴即大肠经之三间穴，但紧贴骨缘下针。

【针法】　贴骨进针，直刺 1.5 寸，针入后嘱患者每几分钟活动腰腿，以引针气，下针后可立止腰腿痛。留针 30 分钟，每隔 10 分钟捻针 1 次，捻针时活动腰腿部。

【解析与经验】　按生物全息论，将第 2 掌骨每一部分予以区分，从指根向掌根歧骨，可分别对应头、颈、上肢、肺、肝、胃、十二指肠、肾、腰、下腹、腿、足等各部位穴位。掌指关节之大白对应头穴，灵骨对应腿足穴，另从倒象来看，则灵骨对应头穴，大白对应腿足穴，因此大白亦能治疗治坐骨神经痛。

灵骨、大白均在大肠经上，阳明经多气多血，此二穴调理气血作用甚强，又夹合谷（大肠原穴），补气作用尤强。两穴皆贴骨进针，通肾，通过大肠与肝通，能治肝筋之病，可谓筋骨皆治，治坐骨神经痛甚效。

风　市

【位置】　在大腿外侧中央线之中点。

【针法】　直刺 1 寸，针入后嘱患者每几分钟活动腰腿，以引针气，下针后可立止腰腿痛。留针 30 分钟，每隔 10 分钟捻针 1 次，捻针时仍嘱患者活动腰腿部。

【解析与经验】 本穴为胆经腧穴。少阳主风，风市者，风之市，治风、镇定作用甚强，为常用之镇痛、镇定要穴。本穴主治极多，对各种疼痛皆有疗效，对于身体侧面（尤其是胆经）各种病变尤有特效，应用时可配合七里穴（即胆经中渎穴）倒马，效果更佳。

《灵枢经》云："凡十一脏者，取决于胆。"胆经在头部之经脉最长，穴位最多，镇定作用甚强，对于各种疼痛皆有一定疗效。"少阳主骨"，我常用本穴治疗腰椎骨刺，进针抵骨则肝肾并治，效果尤佳。

委 中

【位置】 在腘中央横纹中。

【针法】 患者面壁而立，小腿伸直，常规消毒后，用三棱针点刺委中穴静脉怒张处，即刻出针，此时可见紫褐色血液流出，使血自流，待不流为止（一般每次放血 5~10ml，色浓紫者以转红为度）。以刺患侧委中穴为主，也可双侧委中穴同时刺血。操作必须熟练、轻巧、恰到好处，体弱者取俯卧位，对于体质素虚、病久体衰、孕妇、贫血、一切虚脱之证和习惯性流产、失血、易于出血的患者不宜刺血。一般每周刺血1次。

【解析与经验】 委中穴放血后即可觉腰腿部痛减。委中为膀胱经合穴，膀胱经夹脊而行，其经别并入脊中，故对于膀胱经所过之重性疼痛及久年疼痛，刺血均能见效。委中又为血郄，系刺血第一要穴，膀胱经为少气多血之经，适于刺血，对于一切瘀血热毒，以三棱针点刺出血皆能见效。坐骨神经痛乃长期瘀滞而成，刺血能活血化瘀，加速痊愈。《灵枢·邪客》篇说："肾有邪，其气留于两腘。"委中穴在腘窝横纹中，刺委中穴治疗坐骨神经痛即是本意。

腕 骨

【位置】 位于手尺侧，第5掌骨与三角骨之间凹陷，赤白肉际处。

【针法】 取对侧腕骨穴，用1.5寸毫针直刺1寸，针入后嘱患者每几分钟活动腰腿，以引针气，下针后可立止腰腿痛。留针30分钟，每隔10分钟捻针1次，捻针时活动腰腿部。

【解析与经验】 小肠为分水之官，能调整大小便，祛湿作用极强。由于脾与小肠相通，脾主湿及四肢，因此针刺小肠经穴位，对于四肢风湿之治疗颇具效验（背部之小肠俞为治风湿要穴亦即此理）。腕骨为小肠经原穴，祛湿治痛效果甚佳，治疗腕痛、肩背颈项疼痛尤有卓效。由于手足太阳经相通，手太阳经穴治足太阳经之疼痛有效。《杂病穴法歌》说腕骨能治腰连腿痛，腰连腿痛即现今所称之坐骨神经痛。手太阳经腧穴后溪亦能治坐骨神经痛，腕骨、后溪两穴合用，则属倒马加强针，治疗坐骨神经痛疗效佳，尤其适用于以太阳经循行为主之坐骨神经痛患者。

下　关

【位置】　在颧骨下缘，下颌骨髁状突前方，当颧骨与下颌切迹所形成的凹陷处，闭口取穴。

【针法】　用1寸毫针直刺1寸，针入后嘱患者每几分钟活动腰腿，以引针气，下针后可立止腰腿痛。留针30分钟，每隔10分钟捻针1次，捻针时活动腰腿部。

【解析与经验】　坐骨神经痛多为风寒湿邪侵袭经络，气血闭阻所致，下关穴为足阳明经与足少阳经之会穴，阳明主湿，少阳主风，因此有祛风祛湿止痛的作用。且胃经为多气多血之经，刺之可调气血、通经络，使气血通畅，经脉得养，其痛自止，此为"下病上治"之法，本法对下肢沉重无力之患者效果尤佳。下关穴治疗之坐骨神经痛尤以大小腿前面及侧面（即足阳明经与足少阳经走向）疼痛者效果最佳。

束　骨

【位置】　在足小趾外侧，本节后陷中，赤白肉际处，即足外侧缘，第5跖骨小头后，骨的下缘。

【针法】　直刺1寸，针入后嘱患者每数分钟活动腰腿几下，以引针气，下针后可立止腰腿痛。留针30分钟，每隔10分钟捻针1次，捻针时活动腰腿部。

【解析与经验】　束骨穴为足太阳膀胱经输穴，"输主体重节痛"，本穴五行属木，应筋（应筋亦能通至少阳），治疗本经所过之处的疼痛及屈伸不利皆有疗效。由于本穴为水经（膀胱经）木穴，补水润木效果极佳，因此治疗病症极多。根据经络循行，针刺本穴治疗身后之疼痛皆有效，贴骨进针，肾主骨，故治疗坐骨神经痛效果甚佳。

足临泣

【位置】　在足小趾、4趾本节后，足跗间陷中。正坐垂足，小趾、次趾本节后跖骨上踝之前陷中取之。（按：此穴在足小次趾缝后有一大横筋，筋上两骨间是临泣，筋下乃地五会。）

【针法】　直刺1寸，针入后嘱患者每几分钟活动腰腿，以引针气，下针后可立止腰腿痛。留针30分钟，每隔10分钟捻针1次，捻针时活动腰腿部。稍偏后贴骨进针疗效尤佳。

【解析与经验】 本穴为少阳经输穴，输穴止痛效果甚好，胆经循行于身体侧面，故治疗身体侧面之疼痛甚效。本穴为木经木穴，善治筋病，如系久病，则可稍偏后贴骨进针，所谓久病入肾，贴骨进针则与肾相应，疗效尤佳。本穴能疏通经络，治疗足少阳经走向之坐骨神经痛效果最佳。

心 门

【位置】 在尺骨鹰嘴突起之上端，去肘 1.5 寸陷中。

【针法】 手抚胸取穴，针深 1 寸，针入后嘱患者每几分钟活动腰腿，以引针气，下针后可立止腰腿痛。留针 30 分钟，每隔 10 分钟捻针 1 次，捻针时活动腰腿部。

【解析与经验】 本穴邻近小肠经合穴小海，从全息而论，在前臂之尾部，与臀尾对应，能治大腿内侧痛（含腹股沟）、坐骨神经痛（对太阳经走向之坐骨神经痛尤为有效，盖手足太阳同名经相通）。由于贴骨进针，尤善于治腰椎骨刺及坐骨神经痛。

手千金

【位置】 尺骨外侧，手五金穴（手五金在尺骨外侧，距豌豆骨 6.5 寸）后 1.5 寸，约距三焦经走向外开 5 分。

【针法】 手抚胸取穴，当尺骨外侧，直刺 1 寸，针入后嘱患者每几分钟活动腰腿，以引针气，下针后可立止腰腿痛。留针 30 分钟，每隔 10 分钟捻针 1 次，捻针时活动腰腿部。

【解析与经验】 我常用手千金治少阳经走向之坐骨神经痛及小腿胀痛酸麻。本穴在手太阳与少阳中间，筋下骨前，因此筋骨并治，治坐骨神经痛甚效。

秩 边

【位置】 在第 4 骶椎棘突下，旁开 3 寸处。

【针法】 患者取伏卧位，用 4 寸毫针刺入，捻转进针 3 ~ 4 寸，得气后使针感传至病变部位，留针 30 ~ 45 分钟。每日或隔日针刺 1 次，直至症状消失。

【解析与经验】 坐骨神经痛在秩边穴处常可出现压痛。秩边穴为太阳膀胱经腧穴，《针灸甲乙经》云："腰痛骶寒，俯仰急难，阴痛下重，不得小便，秩边主之。"《铜人腧穴针灸图经》说秩边："治腰痛不能俯仰，小便赤涩，腰尻重不能举。"秩边穴有强健腰膝、疏通膀胱经气的作用，故治疗腰腿疼痛及坐骨神经痛效果显著。针刺秩边穴必须使针感向病位传导，才能收到较好效果。

环　跳

【位置】　在侧卧或俯卧时，尾骨尖上 2 寸与股骨大转子连线的中外 1/3 交界处。

【针法】　用 4 寸毫针刺入 3 寸，提插捻转，得气后使针感传至病变部位，甚而散及下肢及足跟，留针 30 ~ 45 分钟。每日或隔日针刺 1 次，直至症状消失。

【解析与经验】　《针灸甲乙经》云："腰胁相引痛急，髀筋瘈，胫痛不可屈伸，痹不仁，环跳主之。"自古环跳穴即为治疗腰腿痛（坐骨神经痛）之要穴，针刺该穴，若手法得当，即有明显针感由臀部下传至足，能使经气畅通，气血得以调节，疼痛明显缓解。

中　极

【位置】　关元下 1 寸，脐下 4 寸。

【针法】　直刺，从腹侧向背侧刺入，针 5 分 ~ 1.5 寸。

【解析与经验】　本穴为膀胱经募穴，有培元助气化、清利湿热作用，又为足三阴经（脾、肝、肾）与任脉之交会。脾主湿统肉，肝主风统筋，肾主寒统骨，坐骨神经痛与风寒湿有关，筋骨肉皆痛，针刺中极能够很快缓解疼痛。

神　阙

【位置】　脐窝正中。

【针法】　隔姜艾灸，每次 5 ~ 10 壮。

【解析与经验】　本穴具有健运脾阳、和胃理肠、温阳救逆、开窍复苏作用，宜灸不宜针。坐骨神经痛及两腿抽搐，艾灸神阙数次可愈，灸治四肢关节炎、漏肩风以及多年痼疾，常艾灸数次而见显效。盖神阙为人体太极点，大太极对应肘膝，中太极对应腕踝，小太极对应掌中及足中，故灸此能治肘、膝、腕、踝、掌、足疾病，亦是以中央治四极之理也。

❋本章小结❋

坐骨神经痛治疗选穴以近取法较多，最常取坐骨神经出口部的秩边，可单选，也可与环跳同用以加强针感，使针感沿坐骨神经下传。或取坐骨神经干上的承扶、殷门。病痛偏于外侧少阳经者配阳陵泉。居髎位当髋侧，为臀上皮神经压痛点，亦可取。偏后侧太阳经者配委中、承山等。也有根据按脊旁压痛和神经根受累的程度在大肠俞、气海俞、肾俞针刺，也可于夹脊取穴，适当深刺，使针感下传。

远处取穴者较少，但因能活动患处，配合动气针法，效果突出。一般可取后溪、腕骨治疗太阳经之坐骨神经痛，取中渚、液门治疗少阳经之坐骨神经痛，但以奇穴灵骨、大白两针倒马疗效最佳。远处取穴对于急性病痛尤为适宜。

　　如系由肿瘤、结核等原因引起的坐骨神经痛，应治疗其原发病。由腰椎间盘突出症（俗称骨刺）引起者，可配以我个人之骨刺 3 针——人中、后溪、束骨，一次针灵骨、大白，一次针骨刺 3 针，可以短期速愈。

　　急性期应卧床休息，腰椎间盘突出者须卧硬板床。平时注意保暖，避免受寒。劳动时注意正确的体位姿势，并保护腰部，可绑束护腰，蹲下时用腿力而不用腰力。

第十三章　膝关节痛

膝关节是人体中活动量多、负荷量大的关节之一，损伤及疼痛的机会较多。膝关节又是全身关节滑膜面积最大的关节，损伤性滑膜炎较其他关节多见。患者多数有受伤史，可因打击、跌倒、过度活动等引起。日久关节滑膜在长期刺激和炎性反应下逐渐增厚，导致关节粘连、膝关节功能障碍。也有部分无外伤史，由固定积累性损伤、膝关节退行性病变所致。

本病临床表现为膝关节疼痛、肿胀。肿胀愈明显，疼痛愈重，劳累后疼痛加重，休息后减轻，局部压痛，多有不同程度的功能障碍。本病在急性期应予以制动（局部固定），避免不良刺激，如此可减少滑膜充血水肿，控制肿胀发展。慢性期要加强股四头肌锻炼，促进残留的肿胀消退，帮助萎弱的筋肌得以恢复。

变形性膝关节炎又称肥大性膝关节炎、增生性膝关节炎、退行性膝关节炎等，属于中医"痹证"范畴。原发性以老年人居多，继发性任何年龄均可发生，以女性为多。原发性可能与年龄、体重、职业、遗传和关节过度使用有关；继发性可继发于半月板、韧带损伤，关节骨折或感染等。由于男性肌肉和骨骼比女性发达，发生损伤后恢复的速度也较快，而女性多半较少从事力量型工作，主要从事的是疲劳性和劳损性工作，因此肌肉力量较差，骨骼也易受损。

本病临床特点为起病慢，有时由轻度外伤、着凉、负荷过重或站立过久而诱发。初起膝关节酸痛和活动不灵活，清晨起床或久坐后站起时最明显，活动片刻后可以缓解，但活动过多或站立负荷时间过长又会觉膝关节不适，步行过久亦会加剧疼痛。上下楼梯困难是该病最大特征之一，尤其是下楼或下蹲时疼痛更加明显，严重时休息也感疼痛，甚至影响睡眠，寒冷和潮湿会使疼痛感加剧。大多数患者在膝关节内侧有压痛，并可触及痛性结节或条索状物，拨之酸痛。活动膝关节时有轻度的摩擦声、吱嘎声。如进一步发展，可致关节肿、肌肉萎缩等，也可出现畸形，导致关节活动受限，一般呈内翻改变，若再加上形体肥胖，则行动困难，甚至跛行。

本病若进行血常规、白蛋白、类风湿因子及血尿酸等检查，均在正常范围，但 X 线片可显示关节间隙变窄、骨刺形成等。

中医认为本病系内伤于肝肾不足，外感于风寒湿邪，气血失和或跌扑损伤，及慢性劳损，均可导致气血运行不畅，经脉阻滞不通，病久则肝肾俱亏，筋软骨萎，功能障碍。针灸则宜密集、连续治疗，并配合刺血较佳，取穴以董氏奇穴之削骨穴最具特效。

中医认为"膝为筋之腑"，因此主筋之肝经穴行间、太冲治疗膝痛皆极有效，在两筋中间透过手足厥阴相通于肝之内关穴治疗膝痛亦极有效。

治疗膝痛常用的一针疗法穴位有内关（胃与包络通）、心门、行间、太冲、肩中、胆穴、膏肓俞（点刺）、火主、二角明等。

内 关

【位置】　仰掌，于腕横纹上 2 寸（从腕横纹至肘横纹合 12 寸，当前臂近端 5/6 与远端 1/6 处），掌长肌腱与桡侧腕屈肌腱之间取穴。

【针法】　仰掌，伸手取穴，病在左取右侧，病在右取左侧。直刺 8 分～1 寸，从两筋间刺入，针刺得气后嘱患者做膝部伸直及屈伸活动，可立觉轻松。一般留针 30 分钟，每隔 10 分钟捻针 1 次，或留针 45 分钟，每隔 15 分钟捻针 1 次，捻针时仍嘱其活动膝部 30 秒～1 分钟。

【解析与经验】　内关穴是我治疗膝痛应用最多之穴位。内关为手厥阴心包经之络穴，别走手少阳三焦经，理气作用极强，络穴善治血分病，故气血皆调。又心包经与足阳明胃经相通，阳明经多气多血，善调气血，因此本穴调理气血作用更强。内关通过"脏腑别通"的包络与胃经相通，由于胃经通过膝眼，与膝痛关系最密切，且为心包之络穴，又在两筋中，"以筋治筋"，故治痉挛及屈伸不利之病以及膝痛均甚为有效。

太 冲

【位置】　在足大趾本节后 2 寸，第 1、2 跖骨骨间腔中。据《医宗金鉴》记载，系从行间上行 2 寸许，足跗间动脉应手陷中，取穴可从蹑趾、次趾之间，循歧缝上压，压至尽处是穴，如此则与董氏奇穴火主相合。

【针法】　直刺，从足背向下进针。针入 1.5 寸，嘱患者每隔数分钟活动膝部（做伸直及屈伸活动），以引针气，患者膝部可立觉轻松。留针 30 分钟，每隔 10 分钟捻针 1 次，或留针 45 分钟，每隔 15 分钟捻针 1 次，捻针时仍嘱其活动膝部。

【解析与经验】　在古歌诀里治疗膝盖痛证最有效的穴位就是肝经的太冲穴，用者极多。《肘后歌》《席弘赋》都说可以治膝痛，《通玄赋》《胜玉歌》则说能治行步艰难。本穴为肝经原穴，理气作用甚强，又肝主藏血，治风亦治血，故能疏肝理气，通络活血。又太冲穴为肝（木）经输穴，亦是原穴，五行属土，为木经土穴，能疏肝祛风（木之作用）及调理脾胃、祛湿（土之作用），膝痛多为风湿作怪，本穴能治风湿，故能治之。中医有"膝为筋之腑"之说，肝主筋，太冲为肝经穴位，故能治疗筋病，太冲穴属土，能治肌肉之病，可肝脾并治。穴下有太冲脉，如穴位再向后贴近骨缘，即火主穴，针刺治疗膝痛疗效更佳，盖贴骨治骨，与肾相应，善治骨痛之病。

我常以对侧（健侧）的内关配同侧（患侧）的太冲来治疗膝盖痛，疗效显著。

行　间

【位置】　在足蹈趾、次趾趾缝间，趾蹼缘后约 5 分处。

【针法】　从足背向下进针，直刺 8 分 ~ 1 寸，捻转刺入，嘱患者每隔数分钟活动膝部（做伸直及屈伸活动），以引针气，患者膝部可立觉轻松。留针 30 分钟，每隔 10 分钟捻针 1 次，或留针 45 分钟，每隔 15 分钟捻针 1 次，捻针时仍嘱其活动膝部。

【解析与经验】　古歌诀治疗膝痛常远取行间穴，《卧岩凌先生得效应穴针法赋》《胜玉歌》《通玄指要赋》皆认为本穴为治疗膝痛特效穴。行间穴为肝经荥穴，所谓"荥输治外经"，五行属火，能强心，下有太冲脉经过，治疗膝痛甚效。董氏奇穴与火有关之穴位皆能治疗膝通，与此实有异曲同工之妙。

心　门

【位置】　在尺骨鹰嘴突起之下 1.5 寸，贴骨取穴。

【针法】　手抚胸取穴，针入 1.5 ~ 2 寸，嘱患者每隔数分钟活动膝部（做伸直及屈伸活动），以引针气，患者膝部可立觉轻松。留针 30 分钟，每隔 10 分钟捻针 1 次。或留针 45 分钟，每隔 15 分钟捻针 1 次，捻针时仍嘱其活动膝部。

【解析与经验】　本穴邻近小肠合穴小海，心与小肠相表里，治心脏病甚效。董师原本未以此穴治膝痛，我基于董氏奇穴能治心脏者，多能治膝病，应用本穴治疗膝痛，甚效。盖以太极观念，本穴近肘尖与膝对应，故治膝痛甚效（内侧膝痛尤效），由于贴骨进针，又手太阳主液，尤善于治膝部骨刺及退行性关节炎（液不足也）。近年来我常用本穴治疗膝痛，尤其是骨刺膝痛，配同侧（患侧）的太冲穴作为牵引针治疗，疗效尤为迅捷。

肩　中

【位置】　当后臂肱骨之外侧，去肩骨缝 2.5 寸。肩中穴位于肩臂三角肌之中央，去肩骨缝依经验实际系 3 寸。

【针法】　针深 1.5 寸，左膝痛扎右穴，右膝痛扎左穴。进针得气后嘱患者每隔数分钟活动膝部（做伸直及屈伸活动），以引针气，患者膝部可立觉轻松。留针30分钟，每隔10分钟捻针1次。或留针45分钟，每隔15分钟捻针1次，捻针时仍嘱其活动膝部。

【解析与经验】 此穴治膝盖痛及肩痛确具卓效。本穴适当三角肌中央，肌肉丰富成块状，所谓"筋是指特别隆起的肉""分肉属筋是指有分理的肉"，块状、条状能出力的肉皆可属筋（详见我人个之《董氏奇穴高级讲义》），膝盖为筋之腑，"以筋治筋"，故能治膝痛，董师常用此穴治疗膝痛，确有效验。

胆　穴

【位置】 当中指第1节两侧之中点，共2穴。

【针法】 采用5分毫针，针1~2分。针法及活动同前述诸穴。

【解析与经验】 本穴位于中指心包经上，通过心包经与胃经相通，由于胃经通过膝眼，与膝痛关系最密切，故治膝痛极效，理近内关穴。

二角明

【位置】 当中指背第一节中央线，距第2节横纹三分三一穴，六分六一穴，共2穴。

【针法】 采用5分毫针，皮下针向外（小指方向）横刺2分。针法及活动同前述诸穴。

【解析与经验】 穴在中指心包经上，心包经与胃经相通，由于胃经通过膝眼，与膝痛关系最密切，故治膝痛疗效显著。

膏肓俞

【位置】 位于膀胱经上，在第4椎外开3寸处。

【针法】 用三棱针（或采血片亦可）点刺放血。左痛取左穴，右痛取右穴。

【解析与经验】 膏肓俞点刺出血少许，治疗膝关节疼痛确有立竿见影之效，数年大疾亦往往愈于霍然。本穴位于厥阴俞旁，与心包有关，能强心治膝。以上治下，并以三棱针点刺出血少许治疗，甚合"泻络远针"之道。由于本穴与心包相关，其原理与内关治膝痛相同。

尺　泽

【位置】 手掌向上，前臂稍屈，正当肘横纹，靠肱二头肌肌腱之外侧凹陷处。

【针法】 针深1~1.5寸，左膝痛扎右穴，右膝痛扎左穴。进针得气后嘱患者每隔数分钟活动膝部（做伸直及屈伸活动），以引针气，患者膝部可立觉轻松。留针30分钟，每间隔10分钟捻针1次，或留针45分钟，每隔15分钟捻针1次，捻针时嘱其活动膝部。

【解析与经验】　尺泽穴为肺经合穴、肺经子穴，泻尺泽使金不克木，则筋得舒利，膝不痛而屈伸得畅。又本穴贴筋治筋也是能治膝痛原因之一。尺泽在大太极对应中与膝盖对应，故能治膝痛。《肘后歌》说："鹤膝肿劳难移步，尺泽能舒筋骨疼"，指出尺泽能治膝痛。

曲　池

【位置】　屈肘拱胸，当肘横纹外端凹陷处（屈肘横纹头陷中）。

【针法】　针深1～1.5寸，左膝痛扎右穴，右膝痛扎左穴。进针得气后嘱患者每隔数分钟活动膝部（做伸直及屈伸活动），以引针气，患者膝部可立觉轻松。留针30分钟，每间隔10分钟捻针1次，或留针45分钟，每隔15分钟捻针1次，捻针时嘱其活动膝部。

【解析与经验】　曲池穴为大肠经合穴，通过大肠经与肝经相通，肝主筋，膝痛为筋病，故本穴能治之。又曲池在大太极对应中与膝盖对应，故能治膝痛。《肘后歌》说："鹤膝肿劳难移步，尺泽能舒筋骨疼，更有一穴曲池妙"，指出尺泽能治膝痛，曲池也能治膝痛。

阳陵泉

【位置】　在小腿外侧，腓骨小头前下缘凹陷处。

【针法】　针深1～1.5寸，左膝痛扎右穴，右膝痛扎左穴。进针得气后嘱患者每隔数分钟活动膝部（做伸直及屈伸活动），以引针气，患者膝部可立觉轻松。留针30分钟，每间隔10分钟捻针1次，或留针45分钟，每隔15分钟捻针1次，捻针时嘱其活动膝部。

【解析与经验】　阳陵泉为足少阳胆经合穴，足少阳主骨，而阳陵泉为筋会，可筋骨并治，治疗膝病有效。又阳陵泉位于膝部，治疗以健侧为主，得以让患膝活动，施动气针法，效果显著。

火　主

【位置】　肝经太冲穴后之骨陷中，贴近骨缘，第一、第二趾骨间腔中。

【针法】　针深1～1.5寸，左膝痛扎右穴，右膝痛扎左穴。进针得气后嘱患者每隔数分钟活动膝部（做伸直及屈伸活动），以引针气，患者膝部可立觉轻松。留针30分钟，每间隔10分钟捻针1次，或留针45分钟，每隔15分钟捻针

131

1 次，捻针时嘱其活动膝部。

【解析与经验】 火主穴在太冲穴向后贴近骨缘，有人认为此穴即为古太冲穴。太冲穴善治风湿及筋肉病（详见本节太冲穴之"解析与经验"），本穴贴骨治骨，与肾相应，更善治骨痛之病。针刺火主可以说筋肉骨脉皆治，治疗膝痛疗效显著。

❉本章小结❉

膝盖易长骨刺，很多膝盖痛系由骨刺所致，可以上述穴位再配合四花中、四花下穴贴骨进针，疗效更速。也可以针刺心门、太冲，然后每周在三金穴点刺 1 次，也能加速痊愈。

数十年来，我以内关配太冲，或心门配火主治疗膝关节疼痛，数次即治愈膝痛患者数百人，此两组穴称之为"膝痛杨二针"，可以交替轮针。

对于膝盖疼痛的治疗只用上述方法即可，单用针刺即有效，如欲加速痊愈，加上膏肓俞刺血疗效更好、更快。

由于膝关节活动度及负荷量均极大，治疗之余的生活调养亦极重要。肥胖者减肥为治本病最佳手段，休息亦有绝对必要。患病的膝关节不能耐受健康关节所能耐受的压力，对某些患者来说正常活动也可能已经过量，每日安排一段时间休息是有帮助的。平时对膝关节的保暖也很重要，白天可戴护膝，晚上改用毛巾包敷。尤其在夏天，不宜在运动出汗后用冷水冲洗患处，并尽量避免电风扇或冷气直吹患处。不宜做反复的蹲站动作，易加重病情。

第十四章　踝关节扭伤

急性踝关节扭伤多由足部突然过度内翻或外翻所引起，常在走路，尤其是在高低不平的路面上行走，或者运动时突然发生，扭伤后踝关节周围常有肿胀、压痛及瘀血，是一种关节损伤的外科常见病。本节所述穴位及针法同样适用于其他踝关节疼痛，包括慢性及长期踝关节疼痛。

针刺治疗踝关节扭伤疼痛疗效迅速，常用的特效一穴有小节、外关、阳池、委中等。

小　节
（维杰奇穴）

【位置】　位于大指本节掌骨旁（在肺经上），赤白肉际上。

【针法】　握拳（大拇指内缩）取穴，贴骨进针，针尖向大陵穴方向刺入1.5寸。得气后边捻针边令患者活动患侧脚踝（由轻到重），疼痛即减轻。留针30分钟，留针期间反复运针3~4次，运针时仍令患者活动脚踝。

【解析与经验】　本穴治疗脚踝疼痛及扭伤疗效甚佳，治疗原理首先基于对应关系，其次，内踝与脾关系密切，外踝与膀胱经关系密切，本穴在肺经上，通过手足太阴同名经相通，肺经与膀胱经别通，故治内外踝痛皆甚效。我以此穴治疗内外脚踝扭伤患者逾百人，皆以此一针取效，患者中不乏国家队体育运动员，绝大多数1次而愈。

外　关

【位置】　腕背横纹上2寸，尺骨与桡骨之间，与内关相对。

【针法】　取患肢对侧（即健侧）穴位为主。手平伸，掌向下，从阳池上2寸桡尺两骨间取之，从外向内直刺，针5分~1寸。待得气后捻转及提插2~4次，边行针边令患者活动患侧脚踝（由轻到重），疼痛即减轻。留针30分钟，留针期间反复运针3~4次，运针时仍令患者活动脚踝。

【解析与经验】　外关是治疗脚踝痛的效穴，《针灸大成》曾说外关主治"足踝骨红肿痛"。本穴系三焦经络穴，别走手厥阴心包经，三焦为阳气之父，心包为阴血之母，外关穴能通调全身气血，通经活络，理气止痛。本穴与胆经之足临泣相通，互相配用，可治手足少阳经所经过部位及其所属络脏腑之病症。

外关穴也是八脉交会穴之一，通于阳维脉，阳维脉络诸阳经，会于督脉，与太阳、少阳经关系密切，而且阳维脉起于足外踝下金门穴，取刺外关穴，通过阳维脉能直达脚踝，起到舒筋活络止痛的作用，临床上用于治疗踝部扭伤疗效显著。

阳　池

【位置】　第 3、4 掌骨间直上，手腕上陷中，腕背侧面，当腕背横纹中点，两肌腱之凹陷中握拳取之。

【针法】　直刺，从背面向掌侧面刺入，针深 3~5 分。

【解析与经验】　阳池穴治疗急性踝关节扭伤亦有较好的疗效，取穴符合《黄帝内经》的"下病上治"原则。本穴为手少阳三焦经原穴，原穴是原气经过和留止之处，气机障碍，刺激阳池有调节内脏功能作用。本穴治疗足踝痛主要以足少阳经疼痛为主，盖手少阳经与足少阳经为同名经，足少阳经循行至踝部，通过手足少阳经脉相通，本穴亦可通至踝部，且阳池穴位于腕关节，与踝关节对应，故以此穴治疗踝关节扭伤效果显著。

养　老

【位置】　在前臂背面尺侧下段，腕（阳谷穴）上 1 寸处，即当尺骨茎突上方，尺骨外侧缘与尺侧腕伸肌腱之间的凹陷处。

【针法】　手向上举，屈肘，前臂旋后时，此处即显现出一清楚的浅沟，此穴即当该沟之上端（如将手掌转向，其沟自闭）。从外向内直刺，深 3~5 分。

【解析与经验】　本穴在与脚踝对应的腕骨关节附近，附近常有压痛点，以其为主治疗踝关节疼痛效果显著。经过脚踝的经络外侧以膀胱经为主，外踝扭伤痛点常在膀胱经最为明显，内侧脚踝疼痛则主要以脾经为主。养老穴除了在腕骨旁与踝骨手足对应外，又为手太阳小肠经腧穴，手足同名经相通，故能治外踝痛，小肠经与脾经别通，又能治内踝痛。且养老为郄穴，郄穴善治急性疼痛，故养老穴治急性踝关节扭伤疗效佳。

委　中

【位置】　在腘窝横纹中央，腘正中筋间凹陷处，俯卧微屈膝或站立小腿伸直取穴。

【针法】　取患侧委中穴刺血。患者多取俯卧位，也可采用站立位。常规消毒后用三棱针点刺委中穴静脉怒张处，即刻出针，此时可见紫褐色血液流出，使血自流，待不流为止（一般每次放血 5～10ml，色浓紫者以转红为度）。操作必须熟练轻巧、恰到好处。委中刺血法放血量应视病情而定，对于体质素虚、病久体衰、孕妇、贫血、一切虚脱之证和习惯性流产、失血、易于出血的患者慎用。

【解析与经验】　本穴点刺对于脚踝扭伤有卓效，尤其是对于脚踝红肿者疗效尤佳。脚踝扭伤红肿多在外侧，外踝与膀胱经关系密切，本穴为膀胱经合穴，有舒筋活络、强健腰腿、泄暑热、止吐泻、清血毒的作用，为重要的点刺放血要穴。综合历代歌诀，本穴能治背连腰痛（《百症赋》）、腰痛（《杂病穴法歌》、《灵光赋》、《席弘赋》）、腰脚痛（《通玄指要赋》）、腿股风（《玉龙歌》）、股膝筋挛（《医宗金鉴》）、脚风（《肘后歌》），可说治疗背、腰、股、腿、膝、脚疼痛皆有疗效，治疗脚踝扭伤，点刺出血效果甚佳，内外踝扭伤皆有效。

附论

　　针刺治疗脚踝疼痛，常有数年痼疾一次而愈者，针小节穴最为特效，但因系以手指治疗脚踝，所谓"治下焦如权"，深度应至地部。

　　针刺时要让患者活动患踝。治疗时首先观察脚踝有无红肿，久病一般都已经过相当长时间，基本上不会出现红肿，刚扭伤者最容易有红肿，若有红肿，肿未消疼痛就减轻的为少数，可先外敷消肿，用栀子粉或赤小豆配蛋清调敷，很快可消肿，也可在脚踝局部红肿处以小针点刺出血或黄水，也能加速消肿，或于患肢委中穴点刺出血，如本节委中穴所述，也可帮助加速消肿。还有一个好方法就是先针董氏奇穴的足部解穴，足解穴善于调和气血，治疗各种急性扭伤伴红肿者能迅速消肿，而且也有治疗作用。若脚踝扭伤红肿，可先针解穴消肿止痛，再针前述穴位，可收到较好疗效。

第十五章　足跟痛

足跟痛是临床常见的足部疼痛，多为双侧，行走时加重，甚至无法走路或站立。不同的年龄有不同的病因。引起足跟痛的原因很多，除了跟骨骨折、结核、肿瘤、骨髓炎、骨骺炎、痛风等疾病外，由跟腱炎、跟部滑囊炎、足跟脂肪纤维垫炎、跖腱膜炎、跟骨骨刺等引起的足跟痛最为多见。

足跟骨刺是本病最常见原因之一，是一种退行性病变，常在中年以后发病，40～60岁者居多，女性尤为多见。其发病多由慢性劳损引起骨与软组织的退行性改变而成，多见于产后和体胖之人。当体重增加，劳累过度时，跖腱膜起点承受巨大压力，局部组织变形，导致无菌性炎症及水肿，长期刺激跟骨结节，形成骨刺。有些骨刺并无症状，当负重行走时，跟骨结节滑囊及跟底部纤维脂肪垫因受骨刺的挤压和刺激而发生滑囊炎及脂肪垫炎，或跖腱膜因持续被牵拉引起无菌性炎症，进而引起疼痛。

此病起病缓慢，多为一侧发病，可有数月或数年的病史。常在久卧或久坐后起立时突然脚跟着地疼痛，不红不肿，以刺痛多见，忍痛行走片刻后疼痛反而减轻，久站久行或负重则疼痛又加重，检查时在跟骨跖面的跟骨结节处有压痛。

值得一提的是，本病临床症状常与X线征象不符，有骨刺者可无症状，有症状者可无骨刺。许多人经治疗后症状消失，而X线摄片显示骨刺仍存在，未见缩小，因此治疗应着重缓解慢性损伤性炎症，对骨刺则不必拘泥。

中医认为本病多发于中老年人，主因肝肾亏虚，筋脉失养，血行瘀滞，或受寒湿之邪，气血凝滞，加之外伤、劳损而诱发。此外，肾经绕行足跟，足跟疼痛而不能着地与年老肾亏有密切关系，这与退行性骨与软组织疾病的病理机制是一致的。

青少年足跟痛的病因主要是跟骨骨骺炎，常见于剧烈运动之后，由跟骨骺软骨缺血坏死所致。本病早期症状不明显，以后逐渐出现足跟在站立或久行时疼痛，按压局部疼痛加剧，一般不肿，X线摄片显示足跟处软组织阴影增厚。此类疼痛只要经过充分休息、鞋内用软垫、局部热敷熏洗或服行气活血之剂，多数在短期内缓解，针灸亦颇有效。

另有骨结核、骨髓炎之疼痛，多为肿胀疼痛，并可伴有溃疡长期不愈，X线摄片显示骨质密度减低。本型为炎性改变，多由疔毒、麻疹、肺痨等病后余毒未尽，久而不解，毒注于骨，或因跌挫损伤、气血瘀积而成，刺血尤佳。

青壮年常见于风湿性、类风湿骨炎，多有感受风寒外邪史，复因夜露、涉水或于潮湿处工作，寒湿之气侵及于骨而发病。特点是发病急，足跟疼痛（多为对称性），下肢沉重，行走困难，继之出现肿胀，患者多有全身症状，如乏力、自汗、全身酸痛等，检查可见白细胞总数升高，类风湿因子阳性，抗"O"偏高，治疗应先祛邪散寒，后再疏通经络。

治疗足跟痛常用的一针疗法穴位有灵骨、大陵、足跟点、束骨、百会、风池等。

灵 骨

【位置】 在手背拇指与食指叉骨间，合谷穴向后第 1 掌骨与第 2 掌骨接合处。

【针法】 取健侧穴位，握拳取穴，在拇指、食指叉骨间，第 1 掌骨、第 2 掌骨接合处贴骨进针，直刺 1.5 寸。针入后令患者采用踩患侧足跟方式活动足跟部 1～2 分钟。留针 30 分钟，每隔 10 分钟捻针 1 次，捻针时仍嘱患者踩踩患侧足跟以活动足跟部。

【解析与经验】 足跟痛是临床常见病之一，属于中医"骨痹"范畴，系外感风、寒、湿邪所引起。灵骨在合谷（属木）、阳溪（属火）之间，调气、补气、温阳作用极强，善治风、寒、湿邪引致之病。本穴在全息方面对应足跟，故能治疗足跟痛。西医学认为本病多由跟骨骨质增生所致，本穴贴骨进针，能补肾，以骨治骨，对足跟骨刺甚效。我在临床治疗中发现，在针刺后 5～10 分钟，自觉足跟部有不同程度发热感的患者，其疗效更明显。

大 陵

【位置】 在腕部，当腕掌侧横纹中点处，即当桡侧腕屈肌腱与掌长肌腱之间的凹陷处。

【针法】 健侧取穴（取穴时大陵穴处有压痛者疗效较好），常规消毒后针刺大陵穴，毫针刺入 5 分。用平补平泻手法，使出现酸、麻、重、胀感，边施针刺手法边让患者踩踩患侧足跟，手法不宜太重，留针 30 分钟，每隔 10 分钟捻针 1 次，捻针时仍嘱患者踩踩患侧足跟以活动足跟部。

【解析与经验】 治足跟痛取大陵穴乃下病上取之法，一般经针刺 5～10 分钟疼痛即可缓解。大陵穴属手厥阴心包经输穴，又为原穴，具有舒筋活络作用，临床上常用于治疗局部筋脉损伤，如腕管综合征、腕下垂、手痉挛症等。按全息分布，其部位与足跟相对，取大陵穴治疗足跟骨刺是一种部位相对应的疗法，通过临床实践，确有显著疗效。

足跟点

【位置】　位于大陵穴下 5 分处，在大陵穴与劳宫穴连线上，近大陵穴 1/4 处。

【针法】　选用健侧足跟点。一般用 28～30 号毫针，向上斜刺 3～5 分，出现酸、麻、重、胀感即行大幅度捻转（以患者能耐受为度），令患者采用踩患侧足跟的方式活动足跟部 1～2 分钟。留针 30 分钟，每隔 10 分钟捻针 1 次，捻针时仍嘱患者踩踩患侧足跟以活动足跟部。隔日针刺 1 次。

【解析与经验】　本法为远部取穴法，下病上治，足跟点为治足跟痛的特定经验穴，亦系一种对应针法，效果有时优于大陵穴，无论何种原因引起的足跟痛，用此法均能取效，轻者一两次即愈，病程长者则须多针几次以至痊愈。

百　会

【位置】　在头部，当头顶正中线与两耳尖连线之交点处。

【针法】　毫针针刺法，常规消毒后，用 30 号毫针采用补法刺入，顺着经脉循行从后向前沿皮针刺，三进一退，先浅后深，紧按慢提 9 次，令患者采用踩患侧足跟的方式活动足跟部 1～2 分钟。每隔 10 分钟行针 1 次，如前法，留针 30 分钟，出针后急闭其孔。每日针刺 1 次。

【解析与经验】　足跟痛是由于肾阳虚，真阳下陷，肾虚湿着所致。足跟部有肾经通过，肾经与督脉关系密切，督脉又总督诸阳，为阳脉之海，可升举下陷之真阳，调补肾气，治足跟（底）痛甚效。又本穴在上下对应中与足跟（底）对应，也是本穴治疗足跟（底）痛有效之原因。

风　池

【位置】　耳后颞颥后，脑空下发际陷中。正坐，以手指按取脑空直下，到达后头骨下之陷凹处，是穴。或说在项部，当枕骨之下，在督脉风府穴外侧，与风府相平，当胸锁乳突肌与斜方肌上端之间凹陷处。

【针法】　患者正坐，取健侧穴位，用 28 号或 30 号毫针，针尖向对侧眼窝方向刺入 0.5～1 寸，得气后快速捻转 1～2 分钟，令患者采用踩患侧足跟的方式活动足跟部 5～10 下。留针 30 分钟，每隔 10 分钟重复 1 次手法，此法用于单侧足跟痛。

【解析与经验】　"跷"即指足跟。针刺风池穴治疗足跟痛是根据《难经·二十八难》"阳跷脉者，起于跟中，循外踝上行入风池""阴跷脉者，亦起于跟中，循内踝上行至咽喉，交贯冲脉"之循环原理。二脉"气并相还"，皆与足少阴、足太阳经脉相通。根据"病在下者高取之"的理论，取刺风池穴可通过阳跷脉和阴跷脉直达足跟，祛风利湿，疏经活血，"通则不痛"，达到治疗足跟痛的目的。

束 骨

【位置】 在足小趾外侧，本节后陷中，赤白肉际处，即足外侧缘，第 5 跖骨小头后，骨的下缘。

【针法】 取患侧穴位，直刺 1 寸。针入后令患者采用跺患侧足跟的方式活动足跟部 1~2 分钟。留针 30 分钟，每隔 10 分钟捻针 1 次，捻针时仍嘱患者跺跺患侧足跟以活动足跟部。

【解析与经验】 束骨为膀胱经输穴，"输主体重节痛"，为治痛最常用之穴位，对于本经所过之处的疼痛皆有特效。本穴为水经（膀胱经）木穴，补水润木效果极佳，治疗病症极多。足跟痛多因肾亏，膀胱经与肾经相表里，故可治肾经病。又足跟痛多由骨刺造成，本穴贴骨进针治肾，治疗足跟痛甚效。

五虎五

【位置】 在大指掌面第 1 节之桡侧。

【针法】 五虎穴位于阴掌大指第一节 A 线上（靠大指侧黑白肉际），计 5 穴，取穴采用六分点法，自上而下，即自指尖向手掌顺数，依序为五虎一、五虎二、五虎三、五虎四、五虎五。取对（健）侧五虎五穴针刺，针入后令患者患侧足跟跺地跺脚 1 分钟。留针 30 分钟，每 5~10 分钟捻针 1 次，捻针时仍嘱患者足跟跺地跺脚 1 分钟。

【解析与经验】 五虎穴应用广泛，其排列及主治全息意义甚强。董师认为本穴能作用于脾，脾主四肢，虽曰"治身骨肿"，但以四肢为主。又五虎穴以全息分布而论，五虎五对应于最下部足跟、足踝部分，因此治疗足跟痛有效。

❋本章小结❋

治疗足跟痛的穴位，大部分都在手上（灵骨、大陵、足跟点、五虎五），多与对应有关。头部之百会取穴亦属上下对应，风池与跷脉有关，也属上下对应。取上述任一穴治疗足跟痛即有效，皆可加刺束骨作为牵引，加速痊愈。

第十六章　胸　痛

胸痛是人体胸部发生疼痛的一种自觉症状，临床上常见。胸壁病变、胸腔脏器病变、纵隔病变等均可引起胸痛。胸部主要有心、肺二脏居于其间。肺主气，为气机升降之枢纽，心主血，是血液运行之主导。一般来说，胸痛一症多与心肺有关。引起胸痛的原因有气郁结胸，或痰浊壅肺，或血瘀心络等，这些都能造成肺气不利，胸阳痹阻，心血不畅，血瘀胸络，不通则痛。因此，《金匮要略》把胸痛称为"胸痹"。

另外，创伤、骨折、肺痈、食道病变等所引起的胸痛，应按原发病治疗，不属本节讨论范围。

胸痛的严重程度与原发病的严重性并不一定平行，治疗胸痛应注意胸痛的特点，首先要详询其起因，疼痛的部位（如心前区、胸骨后或沿肋间），疼痛的时间（如呼吸、咳嗽时痛，或触压时痛，或进食时痛等）和疼痛的性质（如针刺样痛、持续性钝痛，或绞痛等）、强度，有无放射，加重和缓解因素等等。再根据其兼症，综合分析，求其病因，进行治疗，必要时应进行 X 线、心电图以及血清酶学等检查。

治疗胸痛常用之一针穴位有内关、鱼际、重仙、火陵、火包、四花中、四花外、通山、驷马中等。

内　关

【位置】　位于前臂内侧，在腕横纹正中直上 2 寸，两筋（掌长肌腱和桡侧腕屈肌腱）之间。

【针法】　毫针直刺 1～1.5 寸，留针 30 分钟。期间每 10 分钟运针 1 次。宜用重泻法以加强针感，同时嘱患者做深呼吸动作以利胸膺。

【解析与经验】　内关穴的治疗范围非常广泛，是临床常用的要穴之一。内关穴系手厥阴心包经之络穴，心包经别走手少阳三焦经，此二经又在胸中交会，属八脉交会穴之一，通于阴维，阴维主一身之阴，与公孙通于冲脉，会合于心、胸、胃，故内关穴可以治疗心、胸、胃部疾患。《五总穴歌》有"胸膺内关谋"之句，把内关与足三里、合谷、列缺、委中相提并论，为总治胸部病变之穴。

内关穴为手厥阴经络脉，"系于心包，络心系"，与心有密切的联系，对心脏病症有特殊的治疗作用。内关穴治疗心绞痛，确有缓解疼痛的作用，试验证明，针刺内关穴可以改善左心功能，增强心肌收缩力。

内关为心包经之络穴，心主血脉，可络通于三焦经，又主气，调节十二正经气血，对气滞血瘀所致各病效果较佳。针刺内关穴有较好的镇静止痛作用，对于各种痛证均有效。内关又具有宽胸理气的作用，善于治疗胸痛、胁痛、结胸、哮喘、胸脘满闷、胁下支满等病症。

鱼 际

【位置】 在手掌侧面鱼际部的桡侧缘（赤白肉际处），当拇指掌指关节与腕掌关节的中点凹陷处，约当第1掌骨中点桡侧。

【针法】 取双侧穴位，在鱼际穴附近寻找压痛点，直刺 0.5~1 寸。得气后施以提插捻转手法，强刺激，并嘱患者深呼吸。留针30分钟，每隔10分钟捻针1次。

【解析与经验】 《灵枢·厥病》云："厥心痛，卧若徒居心痛间，动则痛益甚，色不变，肺心痛也，取之鱼际、太渊。"《铜人腧穴针灸图经》曰："鱼际……痹走胸背，痛不得息。"都指出鱼际能治疗胸痛。鱼际为肺经荥穴，善治肺热肺炎，主要用于肺及胸膜病变引起的胸痛。应用本穴治疗，一般可即刻缓解症状。

重 仙

【位置】 在大指骨与食指骨夹缝间，离虎口2寸，与手背灵骨穴正对相通。五指并拢，阴掌食指中央线之延长线，与大拇指本节高骨做一垂直线之交叉点即重子穴，自重子穴与掌缘平行斜下1寸即重仙穴。

【针法】 采用1.5寸针，针深1寸，一般针1针（重仙）即可，与重子倒马，两针同时下针，效果更佳。得气后施以提插捻转手法，强刺激，并嘱患者深呼吸。留针30分钟，每隔10分钟捻针1次。

【解析与经验】 本穴在肺经上，接近鱼际穴，治疗胸痛有效，亦治呼吸系统疾病，对肺炎、支气管炎、支气管哮喘以及症见痰稠不易咳出者，针之有效。针刺本穴治疗肺及胸膜病变引起的胸痛，疗效甚佳，一般可即刻缓解症状。

火 陵

【位置】 在支沟穴后2寸。

【针法】 手抚胸取穴，在火串穴后2寸处取之。针深5分~1寸（火山在火陵后2寸，两穴同时针刺疗效更佳）。得气后施以提插捻转手法，强刺激，并嘱患者做深呼吸动作以利胸膺。留针 30 分钟，每隔 10 分钟捻针 1 次，仍嘱患者做深呼吸动作。

【解析与经验】 本穴在三焦经，与心包经相表里，深针透经，治胸闷、胸痛、胸胀皆有效，对应手臂前、上焦之全息部位，亦为能治胸痛之原因。

火 包

【位置】 在足第 2 趾底第 2 道横纹正中央。火包穴与一般奇穴之独阴穴位置相符。

【针法】 平卧，当足次趾底第 2 道横纹正中央是穴。用三棱针刺出黑血可立即见效，毫针针刺 3~5 分。

【解析与经验】 穴名火包，能治厥阴心包之病。本穴在胃经上，通过胃经与包络相通，治真心痛，痛如绞甚效，点刺出血更效。

四花中

【位置】 本穴在四花上穴直下 4.5 寸，条口穴上 5 分。

【针法】 以三棱针在四花中穴周围寻找青筋（血管），刺出黑血。

【解析与经验】 本穴应用极为广泛。以三棱针点刺出血治心血管硬化、心肺病变之胸部闷痛确有特效。本穴在胃经上，在上巨虚（大肠经下合穴）、下巨虚（小肠经下合穴）之间，又在小腿中点，不论穴性或穴位皆在中央，调理肠胃作用甚强，亦能生金，治肺心之病甚效，刺血尤佳，但宜离胻骨稍远（5 分左右）。

四花外

【位置】 在四花中穴向外横开 1.5 寸。

【针法】 用三棱针刺出黑血。

【解析与经验】 四花外穴亦为极重要的点刺穴位，为董师刺血最常用之要穴，治胸部发胀、疼痛甚效。在四花外穴周围视青筋点刺出血即见大效，不必拘泥穴位。本穴接近痰会丰隆穴，刺之能化痰，以三棱点刺出血，又能活血，可以痰瘀并治，专治各种疑难杂病，与四花中穴并用点刺尤佳。

通 山

【位置】 在通关穴（大腿正中线之股骨上，距膝盖横纹上 5 寸）直上 2 寸。

【针法】 当大腿正中线之股骨上，距通关穴上 2 寸处是穴。针深 5~8 分，得气后施以提插捻转手法，强刺激，并嘱患者深呼吸。留针 30 分钟，每隔 10 分钟捻针 1 次。

【解析与经验】　通山穴毗邻胃经，通过胃经与包络相通，与通关、通天穴一起为治疗心脏病要穴，善治胸痛。

驷马中

【位置】　直立，两手下垂，中指尖所至之处向前横开 3 寸。

【针法】　针深 8 分 ~ 2.5 寸。得气后施以提插捻转手法，强刺激，并嘱患者深呼吸。留针 30 分钟，每隔 10 分钟捻针 1 次。

【解析与经验】　驷马上、驷马中、驷马下三穴为治疗肺系疾病之特效要穴，治疗胸痛、胸胁痛、胸连背痛皆有效。本穴在阳明经上，阳明经多气多血，且本穴能够补气、理气，故可调和气血，尤善治肺功能不足以及胸部被打击后引起的胸背痛。

✤本章小结✤

治疗胸痛的特效穴很多，基本上都与心（内关、火包、火陵、通山）、肺（鱼际、重子、重仙、驷马中）有关，也就是说能治心肺的穴位，也多能治胸痛。此外，一些理气治胃的穴位（四花中、四花外）治疗胸痛也有效（以刺血为主，善治久年病变）。

第十七章　胁肋痛

胁肋痛是指一侧或两侧胁肋发生疼痛，主要由胁肋、胸壁病变引起，如胸胁挫伤、软组织劳损及肋间神经炎等，疼痛的部位多固定一处，局部有明显压痛。疼痛性质可为隐痛、胀痛、钝痛、刺痛或绞痛，于深呼吸、咳嗽、打喷嚏和举臂时加剧。

除胸背肌肉劳损或因闪挫络脉瘀阻等引起胁肋痛之外，常见的病因有肋软骨炎，多发生于第 2 肋骨与软骨分界处，局部可有轻微隆起。肋间神经痛（指一支或几支肋间神经支配区的发作性的、剧烈的、沿病变肋间神经范围放散的疼痛）、带状疱疹（多由病毒感染引起）等亦可引起胁肋痛。也有因胸腹腔器官病变出现胸胁痛者，常见于肝脏、胆囊、胸膜等急慢性疾患，胁为肝之分野，所以胁肋痛的发生大多与肝脏有关。肝居胁下，经布两胁，如发生肝气郁结、瘀血停着、肝阴不足等病理变化，均能造成胁痛，所以《灵枢·五邪》篇说："邪在肝，则两胁中痛。"如胁部胀痛走窜不定，其痛每因情志变动而增剧，兼纳少、胸闷等症者，中医学称为肝气郁结，应与胸壁病变相区别。

本病在中医属"胁肋痛"范畴，认为多因劳伤、久咳、筋骨受损，或风热停滞，七情郁结，肝气失其条达，经络受阻，以致气血瘀滞而痛。辨别胁痛要区分气血，如气滞者多为胀痛，血瘀者多为刺痛，血虚者多为隐痛。

针刺治疗本病一般常取支沟、阳陵泉，两穴分属手足少阳经，为治胁病之效穴。《标幽赋》说："胁疼肋痛针飞虎（支沟）。"《通玄指要赋》说："胁下肋边者，刺阳陵而即止。"两穴均宜用重泻法以加强针感，同时嘱患者做深呼吸和伸腰动作以利胸胁。丘墟为足少阳原穴，可向足内踝部深刺，为丘墟透照海法，期门、太冲、肝俞、胆俞均用以疏肝、利胁。疼痛范围较大者配内关以宽胸、利气。

常用的一针疗法穴位有支沟、阳陵泉、丘墟、照海、行间、三叉三、内关、鱼际等。

阳陵泉

【位置】　在小腿外侧，腓骨小头前下缘凹陷处。

【针法】　针患侧，用毫针直刺 1.5～2 寸，得气后施以泻法（或强捻针），嘱患者深呼吸，并做伸腰动作以利胸胁，患者疼痛立刻减轻。留针半小时，每10分钟捻针1次，仍嘱患者深呼吸或做伸腰动作以利胸胁。

【解析与经验】　阳陵泉为足少阳胆经合穴，由于经络循行关系，古歌诀均认为本穴为治胁肋痛之特效穴。《杂病穴法歌》曰："胁痛只须阳陵泉。"《通玄指要赋》说："胁下肋边者，刺阳陵而即止。"《卧岩凌先生得效应穴针法赋》曰："胁下肋边者刺阳陵而即止，应在支沟。"强调配合支沟穴应用，效果尤佳。"合主逆气而泄"，阳陵泉为胆经合穴，能调脏腑、益少阳经气而止肋痛。

支　沟

【位置】　在前臂背侧，外关穴直上1寸，当阳池穴上3寸，尺骨与桡骨之间。

【针法】　取健侧穴位。用毫针直刺1.5~2寸，得气后施以提插捻转手法，强刺激，行针时嘱患者做深呼吸和伸腰动作以利胸胁，一般可即刻感觉症状有所减轻。留针30分钟，每5~10分钟运针1次，仍嘱患者做深呼吸和伸腰动作以利胸胁。

【解析与经验】　支沟为手少阳三焦经腧穴，治疗肋间神经痛确有特效。胁痛之病主责于肝胆，肝居胁下，其经脉布于两胁，胆附于肝，其脉亦循于胁，少阳与厥阴相表里，手足少阳通过胁肋，经络所过，主治所在，故治胁肋痛。《针灸甲乙经》记载支沟穴主治胁腋急痛。《标幽赋》说："胁疼肋痛针飞虎。"《玉龙歌》曰："若是胁疼并闭结，支沟奇妙效非常。"《医宗金鉴》说："支沟穴，主治鬼击卒心痛……胁肋疼痛。"都认为支沟治疗胁肋疼痛特效。此外，《卧岩凌先生得效应穴针法赋》说："胁下肋边者刺阳陵而即止，应在支沟。"本穴治肋间神经痛，配合阳陵泉效果卓著。

支沟为手少阳三焦经之经穴，有疏通经气、通关开窍、活络散瘀、调理脏腑之效，对于气机运行失常，肝气郁结所致胁痛疗效尤为显著。

阳陵泉与支沟虽均为治疗胁肋痛要穴，依经验，似乎阳陵泉治疗侧面、支沟治疗前侧效果较佳。

丘　墟

【位置】　在外踝前下缘，当趾长伸肌腱外侧凹陷中，或沿外踝前缘和下缘各做一直线之交点的凹陷中取穴。

【针法】　患者正坐或仰卧，取健侧丘墟穴。常规消毒后，用1.5~2寸毫针直刺1~1.5寸，得气后持续大幅度捻转1分钟，同时嘱患者做深呼吸和伸腰动作以利胸胁。留针30分钟，留针期间每隔10分钟行针1次，仍行大幅度捻转

（重泻法）以加强针感，同时嘱患者做深呼吸和伸腰动作。

【解析与经验】 丘墟穴系足少阳胆经原穴，具有活络化瘀、疏肝利胆等作用，为治疗肝胆郁滞、胸胁疼痛之要穴。《针灸甲乙经》说："腰两胁痛，脚酸转筋，丘墟主之。"《备急千金要方》说："丘墟，主胸痛如刺。"现常用丘墟治疗肋间神经痛、胆囊炎、胆绞痛等病症。肋间神经痛系胸胁部经络气血受损，导致气血凝滞，脉络不通则痛。丘墟是胆经原穴，是脏腑原气经过和留止的部位，取刺丘墟穴，疏通足少阳胆经气血，通则不痛，所以是治疗胸胁痛的要穴。

针刺丘墟穴对各种原因引起的胸胁痛都有特效，丘墟透照海治疗胆绞痛可以使疼痛很快缓解，对于因胸胁痛而引起的呼吸困难、喘息亦有缓解作用。

照 海

【位置】 正坐垂足，在足内踝正下缘凹陷中取穴。

【针法】 毫针针刺法。取健侧照海穴，常规消毒后，针刺 1 ~ 1.5 寸，反复捻转提插，施用泻法以加强针感，同时嘱患者做深呼吸和伸腰动作以利胸胁。留针 30 分钟，每 5 ~ 10 分钟运针 1 次，仍嘱患者做深呼吸和伸腰动作。

【解析与经验】 照海穴为足少阴肾经腧穴，又是八脉交会穴之一。胁肋痛多因情志抑郁、肝气不舒或寒邪、闪挫、跌扑等致气血运行不畅，肝经经脉气滞或血瘀而产生。肾经经脉上贯肝膈，行于胸部，经络所过，主治所及，肾经腧穴照海可疏通经络，调和气血，用于治疗胁肋痛（肋间神经痛）有效。

内 关

【位置】 位于前臂内侧，在腕横纹正中直上 2 寸，两筋（掌长肌腱和桡侧腕屈肌腱）之间。

【针法】 用毫针直刺，提插捻转，透达外关，施用泻法以加强针感，同时嘱患者做深呼吸和伸腰动作以利胸胁。留针 30 分钟，每 5 ~ 10 分钟运针 1 次，仍嘱患者做深呼吸和伸腰动作。

【解析与经验】 内关是手厥阴经络穴，别走少阳，内关、外关均为八脉交会穴，内关透外关调节十二经气血作用极强，可疏通经络而达止痛之效，治疗气滞血瘀所致胸胁疼痛效果极佳。

三叉三

【位置】 握拳，手背 4、5 指缝尖上方约 0.5cm 处。

【针法】 取健侧三叉三穴，贴于可见静脉下方，用毫针顺掌骨间隙捻转刺入 1 ~ 1.5 寸，得气后嘱患者做深呼吸和伸腰动作以利胸胁。留针 30 分钟，每

5～10 分钟运针 1 次，仍嘱患者做深呼吸和伸腰动作。

【解析与经验】 三叉三穴是董氏奇穴，在手少阳三焦经上，手足少阳通过胁肋，经络所过，主治所在，因此治胸胁痛收效颇佳。又本穴贴筋贴骨刺入穴位，与肝肾相应，亦为本穴治疗胸胁痛有效之原因。

鱼 际

【位置】 在第 1 掌骨掌侧中点赤白肉际处。

【针法】 用毫针直刺约 1 寸，捻转刺入，得气后嘱患者做深呼吸和伸腰动作以利胸胁。留针 30 分钟，每隔 10 分钟行针 1 次，行针时仍嘱患者做深呼吸和伸腰动作。

【解析与经验】 鱼际穴为手太阴肺经荥穴，五行属水，能清虚热，理肺气，对于胁肋隐痛、咽燥烦热兼有胸痛者疗效更佳。

行 间

【位置】 在足大趾本节后 1 寸，第 1、2 跖骨骨间腔中。

【针法】 用毫针直刺 8 分～1 寸，捻转刺入，得气后嘱患者做深呼吸和伸腰动作以利胸胁。留针 30 分钟，每隔 10 分钟行针 1 次，行针时仍嘱患者做深呼吸和伸腰动作。

【解析与经验】 行间为肝经荥穴，"荥输治外经"，外经与经络有关，故对原发性神经痛有一定疗效。《灵枢·五邪》篇指出："邪在肝，则两胁中痛……取之行间以引胁下。"肝经行胁下，临床上治疗胁间神经痛刺行间，有镇痛疗效。

❋本章小结❋

治疗胁肋痛基本上以手足少阳经腧穴为主，常取足少阳胆经之阳陵泉、丘墟，或手少阳三焦经之支沟、三叉三。肝胆相表里，肝经之行间疗效甚好，其次是心包经之内关，肺经之鱼际，肾经之照海也有效。若逢大面积胁肋痛，从腋下至髋骨整片疼痛，最常用支沟配阳陵泉，疗效甚佳。

第十八章　胃脘痛

胃脘痛俗称胃痛，临床常见，是指胃脘部（上腹）发生疼痛的一类病症。多见于急、慢性胃炎，胃、十二指肠溃疡，胃痉挛，胃神经官能症及其他消化道疾病。胃痛的主要部位在胃脘部，痛时可牵连胁背，或兼见呕吐、吐酸、嘈杂、便溏或秘结等症状，若久痛伤及血络，还可出现吐血、便血等症。

本病大多发生于脾胃素虚者，可因虚寒、湿热、饮食失调等病邪犯胃，或肝气犯胃等引起。由肝气郁结所致者，多为胀痛，并常牵引胁肋；湿热郁蒸所致者，多为灼痛，常伴嘈杂泛酸，舌苔黄腻；脾胃虚寒所致者，多为隐痛或冷痛，常伴喜热喜按，神疲体乏，苔白，脉虚弱；由胃阴不足所致者，多兼口唇干燥，舌质红无苔少津。病理机制可概括为气滞血瘀，不通则痛。

此外，还可根据胃脘疼痛的性质辨证，如久病不愈，隐痛喜按，食后减轻为虚证；痛剧拒按，食后加重为实证；冷痛喜热，就温而减为寒证；灼热急痛为热证；胀痛或走窜疼痛为气滞；刺痛，痛处固定为血瘀。

大多胃脘痛患者经治疗后症状缓解，但为了巩固起见，在胃痛止后，仍应该按引起胃痛的发病原因进行善后治疗，以巩固疗效。

第一节　胃与十二指肠溃疡、慢性胃炎

胃与十二指肠溃疡，习称消化性溃疡，大致属于中医"肝胃气痛""胃脘痛"范畴，其他如心痛、吐酸、嘈杂、呕吐等疾患，亦与本病有关。本病是一种全身性的慢性疾病，发病率极高，以上腹部疼痛为主要症状，疼痛表现常具有下述特点。

（1）节律性疼痛：疼痛与饮食有密切关系。一般而言，胃溃疡疼痛多发生在饭后半小时至2小时，十二指肠溃疡疼痛多发生在饭后2~4小时，表现为饥饿痛，可持续至下次进餐时，因摄食而疼痛消失。定时发生的半夜疼痛具有特征意义，多意味夜间胃酸分泌量增加，或溃疡有向深层发展倾向。

（2）周期性发作：一般秋季至次年早春为消化性溃疡发作季节，发作时间可达数周之久，痊愈后短期内可再发作，渐次呈短暂缓解、长期发作之状态，病情进行性加重。

（3）疼痛性质：疼痛可为钝痛、胀痛、灼痛或剧痛，其程度可轻可重，每次持续时间为 1～2 个小时或 3～4 个小时，多因进食而减轻，发作时上腹部有轻微压痛。胃溃疡的压痛点在正中线或偏左侧，十二指肠溃疡的压痛点多偏右侧，当疼痛辐射在背部第 8～10 胸椎区，提示溃疡已产生慢性穿孔而累及后壁邻近器官。

除上腹部疼痛外，胃、十二指肠溃疡还有下列消化系统症状：空腹时常有嗳气、反酸、嘈杂，饭后和疼痛时可能有反胃，消化性溃疡并发幽门梗阻时，嗳气与反胃（反酸）尤为常见，十二指肠溃疡疾病常有胃酸反流，提示胃酸分泌过盛。

本病病因极为复杂，中医学认为本病主要原因有三个。

（1）情志所伤：即精神因素，如精神紧张、忧思愤怒、情志不舒等均可引起气机阻滞，胃失和降，致肝胃不和而成病。

（2）饮食不节：即饮食因素，如饥饱失常，过食生冷、油炸食物以致脾阳不运，或过食辛辣刺激以致脾胃损伤，脾不健运，胃失和降，气机不畅，久之脉络瘀阻，发生胃、十二指肠溃疡。

（3）体质素弱：即体质因素。体质平素较差或因病而致脾胃气虚，贪食生冷，损伤脾阳，积久而成脾胃虚寒之证。

西医学认为与发病有关的因素有遗传因素，地理环境因素，精神因素，饮食、药物与化学品，吸烟等。近年体检发现不少溃疡与幽门杆菌感染有关。

根据病史和典型症状，临床诊断多无困难，确诊则依赖于 X 线钡餐与胃镜检查。

胃溃疡如病后调理不当，反复发作，则缠绵难愈，其他如饮食、疲劳、情绪、外感等亦皆能诱发和加重病情，久病入络，气滞血瘀，或中气不足，脾阳不振，气不摄血，可导致呕血、便血及穿孔。病损气虚，邪气凝聚，亦可形成梗阻。

原发性慢性胃炎，简称慢性胃炎，是一种发病率居各种胃病首位、较顽固的常见慢性疾病，中年以上更为多见，以胃黏膜炎症为主要病理变化。自从胃镜，特别是纤维胃镜在临床应用后，对本病的认识更加深入，认为慢性胃炎的实质是胃黏膜的上皮遭到反复损伤之后，由于胃黏膜特异的再生能力，以致黏膜发生改变，并最终导致不可逆的固有胃腺体萎缩，甚至消失，其中包括炎症浸润、化生、异型增生等，从而出现了一系列临床症状。

本病病因不明，可能和下列因素有关：饮食不节，吸烟及嗜食酒辣生冷，精神刺激，维生素 E 缺乏，急性胃炎治疗不彻底，胆汁返流，营养不良及免疫等。

中医学认为慢性胃炎属于“胃脘痛”“痞满”等范畴，其发病原因关键在于脾胃，因脾主运化，胃主和降，脾胃不和，气机阻滞，势必作痛。若情志失调，忧思伤脾，郁怒伤肝，肝气不得疏泄，脾气失于运化，胃气失调，失于和降亦可发为本病。

慢性胃炎以胃痛、饮食不多、腹胀、嗳气吞酸为主要症状，上腹部胀闷隐痛，无一定规律性，但食后加重，且有纳呆、口臭、嗳气、恶心、呕吐等消化不良症状。上腹部可有压痛，范围较广，且不固定。

西医学一般将慢性胃炎分为萎缩性及非萎缩性，其中慢性萎缩性胃炎有恶变倾向，后期可见营养不良、消瘦、贫血、舌乳头萎缩等，并可恶性变而形成胃癌，故积极防治慢性胃炎是降低胃癌发病率的有效措施。

对于各类胃病，治疗之外也要注意调养。饮食要有节（最好能定时、定量），不要暴饮暴食，并少食生冷及辛辣食物。树立乐观精神，保持心情舒畅，加强劳动锻炼，增强体质。

治疗胃炎胃痛常用之一针疗法穴位很多，这里介绍个人用之有效的足三里、梁丘、中脘、正筋、印堂、土水、陷谷等穴。

梁　丘

【位置】　当膝髌之外缘上 2 寸处，以手按之，在两筋间微有陷凹处是穴。

【针法】　略屈膝取穴，快速刺入，捻转提插，深度以得气为度，得气后按揉胃部，可立止胃痛。留针 30 分钟，每 5 ~ 10 分钟捻针 1 次，仍嘱患者按揉胃部。

【解析与经验】　急性胃痛，针刺本穴可立刻止痛。本穴为胃经郄穴，郄穴为气血聚集之处，有理气止痛、收敛止血之功，阳明胃经为多气多血之经，因此本穴为多气多血经络之多气多血穴位，调理气血作用极强，治胃脘急性病症有极显著疗效，止胃肠疼痛效果迅速而确实。

足三里
（四花上）

【位置】　足三里穴在小腿前外侧面上部，犊鼻穴下 3 寸，距胫骨前缘 1 横指（在足三里穴上下寻找压痛点更佳）。四花上穴在膝眼下 3 寸，胫骨外缘，与足三里平行。

【针法】　（1）用 3 寸毫针，刺入 2 寸深，得气后施以提插捻转，强刺激。留针 30 分钟，每 5 ~ 10 分钟捻针 1 次。

（2）按时取穴，以毫针按子午流注纳子法针刺。每日早晨 7 ~ 9 时（辰时）针刺双侧足三里，留针 30 分钟，每 5 ~ 10 分钟捻针 1 次。

（3）刺血针法：以四花上穴为主，即在足三里周边找青筋，以三棱针刺出瘀血，刺血宜稍离腑骨，较安全且易出血。

【解析与经验】　《席弘赋》说："手足上下针三里，食癖气块凭此取。"足三里穴是足阳明胃经合穴，胃经属土，阳经合穴也属土，本穴为土经中的土穴，属真五行。"合治内腑"，合穴为治疗腑病的首选穴，对本腑的一系列病症能起到通治作用。足三里自古即是调整胃肠功能，治疗有关消化系统疾病的主要穴位。《灵枢·邪气脏腑病形》曰："胃病者，胃膜胀，胃脘当心而痛，上支两胁，膈咽不通，食饮不下，取之三里也。"《灵枢·五邪》说："邪在脾胃，则病肌肉痛。阳气有余，阴气不足，则热中善饥；阳气不足，阴气有余，则寒中肠鸣腹痛。阴阳俱有余，若俱不足，则有寒有热，皆调于三里。"说明足三里穴具有寒热皆治、虚实俱调的双向性治疗作用，胃部疾患，不论寒热虚实，都可以足三里穴调理而治之，通治上腹疼痛、脘腹胀满、食欲不振、嗳气嘈杂、泛吐清水等症。

至于运用子午流注纳子法按时取穴针刺，则是根据其有补虚泻实、调治寒热的双向性作用，利用辰时足阳明经气血旺盛之时施针治疗，效果更为显著。

胃痛久病多有瘀血，在四花上穴周边刺血，能活血化瘀，有根本治疗之效，对于急性胃痛，只要有青筋，刺络出血即可立刻见效。

中　脘

【位置】　在上腹部，前正中线上，当脐上4寸，仰卧时于胸骨体下缘与脐中连线的中点处取穴。

【针法】　仰卧取穴，医师左手拇指切按于穴位上，右手持针，紧靠指甲快速刺入皮下，然后手指用力徐徐进针，直刺约1寸，注意勿针刺过深，以免刺伤内脏。得气后施以捻转手法，中刺激。留针30分钟，每5～10分钟捻针1次。留针期间加用温针灸，针后加拔火罐效果更佳。

【解析与经验】　《针灸甲乙经》说："胃胀者，腹满，胃脘痛，鼻闻焦臭，妨于食，大便难，中脘主之。"中脘穴临床应用颇为广泛，是治疗胃肠疾病常用要穴。中脘穴是任脉及手太阳、少阳、足阳明经会穴，为胃之募穴，募穴系经气汇集胸腹的部位，中脘为胃之募穴，是足阳明胃经经气汇集之处，有健脾益胃、理气活血之功，能温中散寒，清热化湿，消食导滞，可说脾胃之疾，无所不疗。凡脾胃虚寒及胃腑久病，皆属本穴治疗范围。临床上常用于治疗胃痉挛、胃下垂、胃及十二指肠溃疡、急慢性胃炎、消化不良、肠梗阻等胃腑病症。

中脘又为八会穴之腑会，是六腑之气聚会之处，张景岳云："此为腑会，故凡脏腑病者，当治之"，可治一切腑病，临床上常用治胃痛、腹痛、肠鸣腹泻、黄疸、便秘等病症。

本穴治疗胃腑病症也是"阳病治阴""阴病治阳"理论的应用发挥。中脘位于任脉上，任脉在胸腹属阴，胃为腑属阳，胃腑有病用阴经穴位治疗，即所谓"阳病治阴"，故募穴中脘可以治疗胃腑病症。中脘穴平衡疏导作用甚强，故治疗各种胃病效果甚好。

正　筋

【位置】　在足后跟筋中央，距足底 3.5 寸。

【针法】　患者俯卧或取坐位，用 2 寸毫针快速刺入穴位，针深 1~1.5 寸。提插捻转，得气后留针 30 分钟，每 10 分钟捻转 1 次，可嘱其每隔几分钟做深呼吸及缩腹以引针气至胃，疗效较快。

【解析与经验】　正筋穴在足踝（阿基里斯腱）上，为董氏奇穴，针入阿基里斯腱，可谓"以筋治筋"，能治痉挛之病，因此治胃痉挛痛、脚抽筋疗效显著。

印　堂

【位置】　在前正中线上，两眉头连线中点，对准鼻尖处取穴。

【针法】　患者仰靠或仰卧，医师左手将印堂穴部位的皮肤捏起，右手持 1 寸毫针向下沿皮垂直刺入 3~5 分，然后用提插捻转手法，以感鼻头酸胀沉重为度。留针 30 分钟，留针期间每隔 10 分钟行补或泻手法 1 次。

【解析与经验】　印堂穴为经外奇穴，位于督脉循行线上，在两眉中间，有平肝气、理脾胃、化湿滞、通经络、调气血等作用。针刺印堂穴可治疗胃炎、胃溃疡等胃部疾患。《灵枢·五色》曰："阙中者，肺也；下极者，心也；直下者，肝也；肝左者，胆也；下者，脾也；方上者，胃也。"阙中即印堂，印堂内应于肺，对于胃炎及久年胃病、大便溏泄有其治疗功效，这是因为肺经起于中焦（中脘附近），并且向下联络大肠，还循胃口，从面部倒象来看，眉毛水平与大肠相对，故针刺印堂穴有理肺气、调脾胃之作用，能治疗急慢性胃炎、胃溃疡病等脾胃疾患。

土水

（鱼际）

【位置】　大指本节后，内侧赤白肉际陷中。

【针法】　用 1.5 寸毫针快速刺入穴位 1 寸，提插捻转，得气后留针 30 分钟，每 10 分钟捻转 1 次。

【解析与经验】 本穴即肺经鱼际穴，起于中焦，向下联络大肠，穴名土水，能行胃中湿气，出阳道，不令湿土克肾水也，可治胃土寒证，对久年胃病甚效，治脾湿慢性腹泻亦佳。据《黄帝内经》所载，手鱼际部位能诊断肠胃疾病，《灵枢·经脉》篇说："胃中寒，手鱼之络多青矣；胃中有热，鱼际络赤。"据临床观察，便秘者常在鱼际部位发赤，大便溏泄者，鱼际辄有暗青色浮起，如患肠炎、腹泻严重，则更能见及青筋暴起。鱼际部位既能反映病变，当然也就能以之治疗病变。

四花中

【位置】 本穴位于四花上穴直下4.5寸，即胃经条口穴上5分。

【针法】 三棱针刺络放血。

【解析与经验】 本穴位于胃经条口穴上5分，为应用极广泛之穴位。以三棱针点刺出血治冠状动脉硬化、急性胃痛、肠炎、胸部发闷、肋膜炎确有特效。本穴在胃经上，在上巨虚（大肠经下合穴）、下巨虚（小肠经下合穴）之间，又在小腿之中点，不论穴性或穴位皆在中央，调理肠胃作用甚强。

四花外

【位置】 在四花中穴向外横开1.5寸。

【针法】 用三棱针点刺，放出黑血。

【解析与经验】 四花外穴邻近丰隆，丰隆穴为胃经络穴，能联络脾胃两经，并能同时治疗脾胃两经之病，为极重要刺血穴位。点刺时在四花外穴周围，视青筋点刺出血即见大效，不必拘泥穴位。中医理论认为久病必有瘀、难病必有瘀、怪病必有瘀，又认为久病必有痰、难病必有痰、怪病必有瘀，痰会丰隆，刺之能化痰，以三棱针点刺出血，则又能活血，痰瘀并治，专治各种疑难杂病，与四花中穴并用，点刺尤佳。此穴为董师刺血最常用之要穴，可活血化痰，逢久治不愈之病，点刺出血每见奇效。

陷谷
（门金）

【位置】 在足第2趾外方直上，足第2、3跖骨结合部之前凹陷中取穴。

【针法】 患者俯卧或正坐，用2寸毫针快速刺入穴位，刺入1~1.5寸，提插捻转，得气后留针30分钟。每10分钟捻转1次，捻针时可嘱其稍微按摩胃脘部，或做深呼吸及缩腹动作以引针气至胃，疗效较快。

【解析与经验】 陷谷为胃经输穴，输主疼痛，故治疗胃痛疗效甚好，五行属木，对于胃痉挛痛疗效亦好，许多胃痛与情绪有关，本穴为土经木穴，尤善治肝脾不和之胃病。多年久病可向后贴骨取穴，即门金穴，疗效尤佳。

第二节　胃痉挛

胃痉挛是胃脘部突然发生的一种阵发性、痉挛性的胃部剧烈疼痛，多在暴饮暴食或贪食生冷硬物以后发生，有时可伴有呕吐，属于中医学"胃脘痛"范畴。乃因食积、寒邪阻滞胃腑，致气机不利，气血郁滞而作痛。

治疗胃痉挛常用之一针疗法穴位有梁丘、中脘、正筋、承山、劳宫、素髎、四花中、四花外、门金等。梁丘、正筋、中脘、四花中、四花外之解析见本章第一节，以下仅介绍劳宫、承山、素髎、门金穴。

劳　宫

【位置】　屈指握拳时中指指尖所点处，中指与无名指指尖之间所对的掌心中，当第3掌骨桡侧。

【针法】　取劳宫穴，常规消毒后用毫针直刺3～5分。行平补平泻手法，留针30分钟，留针期间每隔10分钟行针1次。

【解析与经验】　劳宫为手厥阴心包经荥穴，通过心包经与胃经相通，能治疗胃病，又手足厥阴经相通，肝主筋，主痉挛，故治疗肝气犯胃所致胃痉挛效果甚佳。手厥阴心包经属火，阴经荥穴亦属火，本穴为火中之火（真五行），"荥主身热"，心属火，故劳宫穴具有清心火、除烦热、安神定志等作用，又系回阳九针穴之一，有开窍醒神的急救作用，临床能治疗心火亢盛引起的许多精神病症，如心烦、心悸、失眠、神昏谵语、狂躁不宁等。针刺劳宫穴还有明显的止痛作用，尤其适用于因寒凉而发病的虚寒性胃痉挛疼痛。针刺劳宫穴在运针时患者常感到胃脘部有热感而疼痛立止，往往1针即愈。

承　山

【位置】　在腓肠肌肌腹下分肉间陷中，伸足时呈现"人"字纹处。

【针法】　在腓肠肌下现出"∧"字纹下取之，针刺1.5～2寸，行平补平泻法，留针30分钟，每隔10分钟行针1次。

【解析与经验】　承山穴有舒筋活络、调理脏腑功能作用，最常用治转筋（《胜玉歌》《灵光赋》《通玄指要赋》《医宗金鉴》）及痔疾（《肘后歌》《百症赋》《灵光赋》《医宗金鉴》）。穴在腿肚下尖分肉间，可"以筋治筋"，有缓解痉挛和止痛的功效，为治疗各种痉挛的有效穴位。

素　髎

【位置】 在鼻之尖端。

【针法】 用毫针直刺 2～3 分，不捻转，一般可立即缓解疼痛。

【解析与经验】 素髎为督脉腧穴，温阳效果极佳，常用于昏迷急救。此穴为阳明经所夹，在全息对应中与脾胃相对，临床实践治疗急性胃脘胀痛即胃痉挛效果颇佳。

门　金

【位置】 在第 2 跖骨与第 3 跖骨连接部之直前陷中，即在胃经陷谷穴后骨前陷中。

【针法】 患者取俯卧或坐位，用 2 寸毫针快速刺入穴位，针深 1～1.5 寸。提插捻转，得气后留针 30 分钟，每 10 分钟捻转 1 次。捻针时可嘱患者稍微按摩胃脘部位，或做深呼吸及缩腹动作以引针气至胃，疗效较快。

【解析与经验】 参见前节陷谷穴之“解析与经验”。

✻本章小结✻

以上治疗胃痛之特效穴位，选穴可以分为几类：①以胃经之梁丘（郄穴）、陷谷（输穴）、足三里（合穴）为主。②心包络与胃通，可取内关、劳宫等穴。③对于痉挛性胃痛，可“以筋治筋”，取正筋或承山。④胃募中脘则属局部应用较多之穴位。⑤督脉之印堂及素髎作用机制皆与全息对应有关。⑥四花中、四花外穴适用于久年胃病多有瘀血者。

第十九章　腹痛与急腹痛

第一节　腹　痛

凡自胃以下至耻骨以上的整个部位发生疼痛者概称腹痛。腹痛是临床最常见症状之一，涉及脏腑较广，病情亦较复杂，既可单独出现，也可由腹腔内脏器的器质性或功能性病变所致，而并发于多种脏腑疾患中，或由腹外器官病变以及全身感染、内分泌与代谢紊乱、过敏、血液病等全身疾病引起。

可以引起腹痛的疾病甚多，首先要了解疼痛的部位，其次要了解疼痛的形式。可引起腹痛的常见疾病有以下几类：胃与十二指肠溃疡，急、慢性胰腺炎，急、慢性胆囊炎，胆囊结石，尿路结石，阑尾炎，肠梗阻，腹膜炎，妇科疾病（常见的有宫外孕、卵巢囊肿蒂扭转、急慢性输卵管炎），肠寄生虫，外伤性腹痛。此外，非腹部疾病而有腹痛症状的也很多，有些胸部疾病如大叶性肺炎、胸膜炎（肋膜炎）、心肌梗死等有时以腹痛为主要表现而影响医生诊断。药物中如剧泻药、食物中毒、铅中毒、砒中毒都会引起腹痛，其他如尿毒症、糖尿病酮症酸中毒、过敏性紫癜、梅毒晚期之脊髓痨等也都可引起腹痛，脊椎异常（脊椎弯曲、骨刺、肿瘤）也可并发腹痛。不过以上这些疾病除了腹痛外，还有其他体征及症状，仔细检查不难鉴别。

由于腹痛牵涉范围广泛，因此要正确地认识腹痛并不是一件简单的事情，有些突发剧烈的腹痛，通常是腹腔内发生严重感染，使腹膜受到强烈刺激而引起的，我们一般称它为急腹症，临床必须认真鉴别。

腹痛致病原因很多，范围较广，中医认为大致有下述原因。

（1）外邪侵袭：外邪侵入腹中常可引起疼痛。如感受寒邪可使气的流通受阻，血脉凝滞而产生疼痛（所谓寒凝气滞），若感受热邪则热邪熏蒸脉络，也会产生腹痛，同时热邪还常与湿邪结合，或化火郁结成毒而致病。

（2）饮食不节：暴饮暴食，过食肥腻难消化的食物，或过食辛辣刺激的食品，阻碍或损伤了脾胃运化功能，而成积滞，或热结胃肠而发生疼痛。

（3）脏腑功能失调：过食生冷、寒凉损伤脾胃阳气，或素体脾阳不足，久病耗伤肾阳，不能温运脾阳，均可导致脾的运化功能减弱，寒湿停滞而发生腹痛。忧思恼怒伤肝，肝气郁结，气郁化火而致肝经循行部位疼痛。

（4）气滞：气滞不通，不通则痛，这是腹痛最基本的病机。

（5）血瘀：这是血的病理变化，能阻滞血脉而发生疼痛。

（6）虫积：寄生于腹部的虫体阻塞了脏腑经脉而致腹痛。

由胃肠痉挛、胃肠炎、消化不良等引起的腹痛，多由寒邪侵入腹中，或过食生冷，中阳受伤，寒积留滞，气机阻滞所致。

对于腹痛的辨证要注意其性质及部位。

为便于临床辨证，中医学上习惯将全腹分为脘、胁、脐、少腹和小腹等。大抵脘痛多属胃，脐周痛属脾与肠，胁肋与少腹痛属肝，小腹痛属子宫与膀胱。

（1）腹部疼痛伴恶心、呕吐等症多属胃部疾患。

（2）右上腹部疼痛伴恶寒、发热、恶心、呕吐、腹泻、黄疸等症状多属肝胆系统疾病。

（3）脐周或左下腹疼痛伴恶寒、发热、恶心、呕吐、腹泻，而局部有压痛者多属肠道疾患。

（4）脐周围阵发性疼痛而无明显压痛者多属肠寄生虫病。

治疗腹痛常用的一针疗法穴位有内关、梁丘、公孙、四花上、四花中、四花外、三阴交、中脘、阴谷等。

内 关

【位置】 在前臂掌侧，当曲泽与大陵的连线上，腕横纹上2寸掌长肌腱与桡侧腕屈肌腱之间。

【针法】 ①取一侧内关穴，刺入1寸，行雀啄提插手法，嘱患者深呼吸，同时揉摩腹部，直至腹痛消失，再留针30分钟，每5分钟运针1次，反复行雀啄提插手法，并轻揉腹部，仍嘱患者深呼吸。②取一侧内关穴，用毫针直刺，深达对侧外关穴皮下（以能触到针尖为准，但切勿穿透皮肤），然后反复施行雀啄提插手法，并嘱患者深呼吸多次，轻揉腹部数分钟，直至腹痛消失，再留针30分钟，每5分钟运针1次。

【解析与经验】 ①内关穴的治疗范围非常广泛，是临床常用的要穴之一。本穴系八脉交会之一，通于阴维，阴维主一身之阴，与公孙通于冲脉，会合于心、胸、胃，故内关穴可以治疗心、胸、胃部疾病。内关穴又为手厥阴心包经之络穴，走入心胸中，心包经别走手少阳三焦经，从胸至腹依次联络三焦，上、中、下焦病皆能治疗。临床经验表明，针刺内关穴能显著提高机体痛阈和温觉阈，达到温经止痛的效果。②本穴深刺透达三焦经之外关，疗效更好，盖外关为三焦之络穴，历来常被用于配穴，治疗腹部病变。如配大陵可治腹痛（《玉龙歌》）；配支沟可治肚痛秘结（《玉龙赋》）；配照海可下产妇之胎衣（《标幽赋》）。杨继洲云："三焦乃阳气之父，包络乃阴血之母。"此二经有调理全身气血作用，内关透外关可气血阴阳皆调，疗效较单独刺内关更佳。

梁　丘

【位置】　仰卧或正坐，垂足，在髂前上棘与髌骨外上缘的连线上，膝膑外上缘上2寸处取穴。

【针法】　取梁丘穴，常规消毒后，用毫针进针，直刺1.2寸，左右行雀啄提插手法，嘱患者深呼吸，并同时揉摩腹部，直至腹痛消失，再留针30分钟，每5分钟运针1次，反复行雀啄提插手法，并轻揉腹部，嘱患者深呼吸。

【解析与经验】　郄穴乃本经气血聚集之处，多气多血，调理气血作用甚强。梁丘穴系足阳明经郄穴，阳明经又为多气多血之经，梁丘穴实为多气多血之经的多气多血穴位，是全身调理气血作用最强的穴位，尤其适用于气血不和之急性症状，具有舒肝和胃、理气止痛之功效，临床上最常用于治疗胃腑病症，尤其是急性胃腑疾病。

梁丘穴也是治疗腹痛及急腹痛的有效穴。临床上无论是何种原因引起的腹痛，梁丘穴都有较好的止痛效果。这是因为梁丘为足阳明经郄穴，手足阳明经相通，郄穴主要用于治疗本经循行部位及所属脏腑的急性病症，实践证明，针刺梁丘穴止痛效果迅速、安全、简便，是治疗急腹痛的有效方法之一。

临床针刺梁丘治疗急性腹痛多例，实践证明止痛迅速，腹痛全部缓解，但待腹痛缓解后，应对原发病进行进一步的治疗，另外注意本穴孕妇忌用。

门　金

【位置】　在第2跖骨与第3跖骨连接部之直前陷中，即在胃经之陷谷穴后骨前陷中。

【针法】　用毫针贴骨进针，直刺2寸左右，行雀啄提插手法，嘱患者深呼吸，并同时揉摩腹部，直至腹痛消失，再留针30分钟，每5分钟运针1次，反复行雀啄提插手法，轻揉腹部，嘱患者深呼吸。

【解析与经验】　本穴为输穴，"输主体重节痛"，故治本经同名大肠经之疼痛甚效。本穴在胃经上，为胃（土）之木穴，善治肝脾不和之病，为治肠胃炎之特效要穴，无论何种腹泻，针之皆有特效。急性者多有疼痛，本穴能疏肝（本）理脾胃（土），治之甚效；慢性者多兼肾虚，本穴贴骨应肾，又能补金生水，治之亦甚效。

公　孙

【位置】　在足内侧第 1 跖骨基底之前下缘凹陷赤白肉际处。

【针法】　用毫针直刺 1.5 寸，行雀啄提插手法，嘱患者深呼吸，并同时揉摩腹部，直至腹痛消失，再留针 30 分钟，每 5 分钟运针 1 次，反复行雀啄提插手法，轻揉腹部，嘱患者深呼吸。

【解析与经验】　公孙穴为足太阴脾经络穴，别走足阳明胃经，脾胃相表里，是治疗脾胃病之要穴，也善治腹病。《灵枢·经脉》篇记载，脾络实则肠中切痛，宜泻公孙，虚则鼓胀，宜补公孙。公孙穴单用即可治脐下之病。《兰江赋》云：“胸中之病内关担，脐下公孙用法拦。”公孙为八脉交会穴之一，通于冲脉，通过阴维脉与心包之内关穴相联系，主治心、胸、胃、腹之疾病及疼痛，效果极佳。《席弘赋》说：“肚疼须是公孙妙，内关相应必然瘳。”《杂病穴法歌》说：“腹痛公孙内关尔。”

据研究，针刺公孙穴还可鉴别腹痛为功能性还是器质性，如果针后痛止，则为功能性病变，若出针后疼痛复起，多为器质性病变。

四花上

【位置】　在膝眼下 3 寸，胫骨外缘，与足三里平行。

【针法】　刺血针法，以四花上穴为主，即在足三里周边找青筋，以三棱针刺出瘀血，刺血宜稍离胻骨，较安全且易出血。

【解析与经验】　足三里穴是足阳明胃经合穴，胃经属土，阳经合穴也属土，本穴为土经中的土穴，属真五行。“合治内腑”，合穴为治疗腑病的首选穴，对胃腑的一系列病症能起到通治作用，手足同名经相通，亦能治足阳明大肠经病变。

足三里自古便是调理胃肠功能，治疗有关消化系统疾病的主要穴位。《灵枢·五邪》说：“邪在脾胃，则病肌肉痛。阳气有余，阴气不足，则热中善饥；阳气不足，阴气有余，则寒中肠鸣腹痛。阴阳俱有余，若俱不足，则有寒有热，皆调治于三里。”说明足三里穴具有寒热皆治、虚实俱调的“双向性”治疗作用，除能治胃部疾患外，亦能治腹痛，不论是寒热虚实皆有效。

腹痛久病多有瘀血，在四花上穴刺血，能活血化瘀，有根本治疗之效，对于急性腹痛，只要有青筋，刺出血立刻见效。

四花中

【位置】　位于四花上穴直下 4.5 寸，即胃经条口穴上 5 分。

【针法】　三棱针刺络放血。

【解析与经验】　本穴位于胃经条口穴上5分，为应用极广泛之穴位。以三棱针点刺出血治冠状动脉硬化、急性胃痛、肠炎、胸部发闷、肋膜炎确有特效。本穴在胃经上，在上巨虚（大肠经下合穴）、下巨虚（小肠经下合穴）之间，又在小腿之中点，不论穴性或穴位皆在中央，调理胃及大小肠作用甚强，刺血治疗肠胃病尤其有效。

四花外

【位置】　在四花中穴向外横开1.5寸。

【针法】　用三棱针点刺，放出黑血。

【解析与经验】　四花外穴邻近丰隆，丰隆穴为胃经络穴，能联络脾胃两经，同时治疗脾胃两经之病，手足同名经相通，也能治足阳明大肠经病变。四花外穴为极重要刺血穴位，在周围视青筋点刺出血即见大效，不必拘泥穴位。中医理论认为久病必有瘀、难病必有瘀、怪病必有瘀，又认为久病必有痰、难病必有痰、怪病必有瘀，痰会丰隆，刺之尚能化痰，以三棱针点刺出血，则又能活血，痰瘀并治，专治各种疑难杂病，与四花中穴并用点刺尤佳。此穴为董师刺血最常用之要穴，可活血化痰，逢久治不愈之病，点刺出血每见奇效。

三阴交

【位置】　在内踝尖上3寸，胫骨后缘处。

【针法】　用毫针进针后提插，出现针感后再行捻转，紧提慢按，往复3次使针感放散，留针20分钟。

【解析与经验】　三阴交为足太阴脾、足厥阴肝、足少阴肾三条阴经的交会，是治疗消化系统病症和泌尿生殖系统病症的常用要穴，尤为治疗妇科病第一要穴。少腹疼痛多为脾、肝、肾之病，以三阴交治疗少腹疼痛有效，用治少腹挛痛疗效尤佳。

中　脘

【位置】　在前正中线脐上4寸处。

【针法】　用毫针直刺1.5寸左右，虚则补之，实则泻之，留针20分钟，每日1次。

【解析与经验】　中脘穴系手太阳小肠经、手少阳三焦经、足阳明胃经和任脉之会穴，亦为胃之募穴，八会穴之腑会，为回阳九针之一。临床长期实践证明，中脘穴具有补中益气温阳、升清祛湿化浊、和中降逆之效，是治疗脾胃及脘腹疾患最常用的穴位之一，治疗腹痛疗效显著。

阴 谷

【位置】 从筑宾上行，膝下内辅骨后大筋下，小筋上，按之应手，屈膝得之。即腘窝内侧，半腱肌与半膜肌两肌腱下端之间。

【针法】 正坐屈膝取穴，从腘横纹内侧端，按取小筋与大筋（即半膜肌与半腱肌腱）之间陷中。直刺，从内略向外下方刺入5分。

【解析与经验】 阴谷穴为少阴肾经合水穴。肾经夹任脉可治任脉病，本穴位于腘横纹内侧端，大太极学说认为膝部对应肚脐，因此本穴治疗脐周之腹痛甚效。《通玄指要赋》说："连脐腹痛，泻足少阴之水"，即指泻阴谷穴。《卧岩凌先生得效应穴针法赋》说："脐腹痛泻足少阴之水，应在行间"，可知本穴治疗脐周围之腹痛确有效验，可配行间穴应用。

第二节 急腹痛

急性腹痛是常见的临床症候之一，常见于泄泻、痢疾、疝气、虫积、肠痈及妇科疾病中，多由寒邪内积、脾阳不振、饮食停滞等引起。西医学中急性肠炎、痢疾、阑尾炎、痛经等均属本证范畴。

治疗急腹痛常用的一针疗法穴位有内关、梁丘、四花上、四花中、四花外、神阙、胆囊等。四花上、四花中、四花外之解析详见本章第一节。

内 关

【位置】 在前臂掌侧，当曲泽与大陵的连线上，腕横纹上2寸掌长肌腱与桡侧腕屈肌腱之间。

【针法】 取一侧内关穴，用毫针直刺，深达对侧外关穴皮下（以能触到针尖为准，但切勿穿透皮肤），然后反复施行雀啄提插手法，并嘱患者深呼吸多次，轻揉腹部数分钟，直至腹痛消失后再留针30分钟，每5分钟运针1次。若取双侧内关穴，则可由医师或护士代为抚摸、揉按腹部。

【解析与经验】 本法适用于胃痉挛、急性胃炎、急性胃肠炎、肠痉挛、胆道蛔虫、胆囊炎等引起的急性腹痛。急腹痛的主要原因为气血运行失常，所以针刺治疗应以调理气血为主。内关为手厥阴经络穴，别走手少阳三焦，《标幽赋》云："胸满腹痛刺内关。"《玉龙歌》云："腹中气块痛难当，穴法宜向内关防，八法有名阴维穴，腹中之疾永安康。"内关穴不但主治胸腔疾病，也是治疗腹腔内诸症的要穴。

外关属三焦经络穴，内关属心包络，心包经起于胸中，循胸出胁，历络三焦。《针灸大成》把心包称为阴血之母，三焦称为阳气之父，两者统调全身气血功能，故取内关透外关治疗气血失调引起的腹痛效果甚好。又内关与足厥阴肝经同名经相通，肝主筋、主痉挛，针刺内关透外关配合深呼吸治疗急腹痛，可缓解腹腔脏器受到各种刺激时产生的痉挛状态，止痛效果甚佳。

梁　丘

【位置】　仰卧或正坐，垂足，在髂前上棘与髌骨外上缘的连线上，膝膑外上缘上2寸处取穴。

【针法】　取梁丘穴，常规消毒后用毫针进针，直刺1.2寸，行雀啄提插手法，嘱患者深呼吸，并同时揉摩腹部，直至腹痛消失后再留针60分钟，每5分钟运针1次，反复行雀啄提插手法，并揉摩腹部，嘱患者深呼吸。

【解析与经验】　见本章第一节梁丘穴之"解析与经验"。

神　阙

【位置】　在腹中部脐中央。

【针法】　艾炷隔盐灸法。①患者仰卧露腹，将食盐研细后，经锅炒制填满脐部。切取厚约5毫米的生姜1片，中心处用针穿刺数孔，置于脐上，上面再放大艾炷点燃施灸，灸5~10壮。②患者仰卧露腹，将食盐研细后经锅炒制，均匀铺于脐孔（神阙穴），厚约0.3厘米，直径2~3厘米，再在上置艾炷1壮，点燃，待烧至刚有温热感时，用汤匙压灭其火（注意不宜烧得过度和压得过猛，以防烫伤），脐部有较明显的烧灼感向腹中扩散，从而加强了艾灸通经脉的效果。运用此法须注意勿烫伤皮肤，灸治过程中如感觉过热可添加食盐。

【解析与经验】　神阙穴具有健运脾阳、和胃理肠、温阳救逆、开窍复苏作用，为温阳、回阳救逆之要穴，但本穴只宜灸不宜针。本穴位于脐中，能大补元气，健脾益肾，该处在胎孕时以脐带连接供给胎儿营养，为生命之根蒂，故温灸神阙可大补元气，健脾胃，益肾气，对全身都有调节作用。

对于寒邪入腹及过食生冷，寒滞于中，阳气不得通畅，气机阻滞之急性腹痛腹泻，灸神阙能回阳救逆，温阳暖脐，散寒止痛，不仅止痛，且可止吐泻，通便排气，消除腹胀。

胆　囊

【位置】　在阳陵泉下1寸左右之压痛明显处取穴。

【针法】　毫针针刺法。穴位常规消毒，快速进针，针深1~1.5寸，得气后加大旋转幅度及频率。本穴针感以明显酸、麻、胀为常见，针感强烈者止痛效果非常明显。得气后留针 30~60 分钟，每隔 5~10 分钟行针 1 次，行强刺激手法捻转、提插约 30 秒（以患者能忍受为度），镇痛见效时间最短为 5 分钟，最长为半小时，每能取得较为满意疗效。

【解析与经验】 胆囊穴为新发现的经外奇穴，首载于《中华外科杂志》。本穴在阳陵泉下 1 寸左右之压痛点，主治急性胆囊炎、胆石症、胆道蛔虫症、慢性胆囊炎的急性发作等胆囊疾患，故称为胆囊穴，又称胆囊点。

胆囊穴在阳陵泉下，位于足少阳胆经的循行路线上，在阳陵泉下外丘之上，正处"合""郄"之间的重要位置。足少阳经之合穴阳陵泉能治胆腑病，郄穴外丘善治胆腑及胆经急性病症，胆囊穴在此两穴之间，同时有此两种作用。其取穴系在胆绞痛发作时，于压痛之处针刺该穴，针感甚强，能诱发循经感传作用，取得"气至病所"的治疗效应。由于胆囊炎、胆石症等引起的胆绞痛多为胆腑实证，"实则泻之"，"闭者决之"，针刺胆囊穴宜采用强刺激泻法，止痛效果较好。有研究表明，针刺胆囊穴能够调畅胆腑气机，使胆囊收缩，胆汁随之排出，胆腑得通，"通则不痛"，故针刺胆囊穴对胆源性急腹痛、胆囊炎、胆石症、胆道蛔虫症等引起的胆绞痛有明显效果。

金津或玉液

【位置】 在舌下两旁紫脉上，左名金津，右名玉液。

【针法】 用三棱针点刺出血。一般 1 次即可见效。

【解析与经验】 金津或玉液为经外奇穴。两穴位于舌下，具有开窍泄热、活血化瘀和疏通经络作用，凡瘀血阻于舌窍，刺之有效。舌为心之苗，胃之经脉属胃散脾，上通于心，故刺舌下脉络有调理脾胃、和胃降逆之作用，用于急性胃肠炎所致腹痛更佳。

附按

除上述穴位外，经外奇穴阑尾穴亦常用于治疗急性盲肠炎之急性腹痛。阑尾穴位于足三里下 1 寸，于阑尾发炎时出现压痛点，快速进针，针深 1~1.5 寸。得气后加大旋转幅度及频率，本穴针感明显，以酸、麻、胀为常见，针感强烈者止痛效果显著。得气后留针 30~60 钟，每隔 5~10 分钟行针 1 次，行强刺激手法捻转、提插约 30 秒（以患者能忍受为度），镇痛见效时间最短为 5 分钟，最长为半小时，每能取得较为满意的效果。

✽本章小结✽

凡是以腹痛为主要症状，疼痛剧烈，检查腹部有明显压痛，伴腹肌紧张或反跳动，或触及包块者，应当考虑急腹症。有一些急腹症需送医紧急诊疗，不可妄自草率处理，以致延误病情。在未明确诊断前，切忌乱用止痛药，以免掩盖症状而影响正确判断，妨碍正常治疗。如疼痛难忍，除上述穴位外，下面几个针刺穴位亦有一定之缓痛及治疗作用。

（1）地机（脾经郄穴）：能反映并治疗胰腺炎。

（2）梁丘（胃经郄穴）：能反映并治疗胃痉挛、胃扩张、溃疡病穿孔。

（3）温溜（大肠经郄穴）：能反映并治疗肠梗阻、肠穿孔。

（4）养老（小肠经郄穴）：能反映并治疗阑尾炎、肠穿孔。

（5）中都（肝经郄穴）：能反映并治疗胆石症及肝胆疾病。

（6）外丘（胆经郄穴）：能反映并治疗胆石症及胆囊炎。

第二十章 胆绞痛

胆绞痛是指以胆囊绞痛为主症的综合症候群，属于急腹症范畴，多由胆囊结石、胆管结石、胆道蛔虫或胆囊急性炎症所引起。

急性胆囊炎患者突发右上腹持续性疼痛，疼痛剧烈，并向右肩胛（背）处或右肩部放射，多数起病时有发热、畏寒或寒战、恶心、呕吐，右肋下胆囊区有压痛，腹肌紧张，深吸气时有触痛反应。白细胞总数常升高，或有轻度黄疸。

胆囊结石症之胆绞痛常在饱餐或进高脂肪餐后发作，疼痛剧烈，多位于中上腹部或右上腹，并放射至右肩胛处或右肩部，患者常坐卧不安，弯腰，打滚，甚至哭喊，大汗淋漓，面色苍白，恶心呕吐。一次发作时限长短不一，多数较短暂，很少超过数小时。另伴有消化不良症状，如中上腹或右上腹饱满感、胃灼热、嗳气、嗳酸及腹胀，以上症状在摄取油腻食物后更显著。

西医学对胆石症的病因和发病机制认识尚未完全明了，一般认为胆汁淤积、胆道感染及胆固醇代谢失调是发病的主要原因。胆石常由综合因素形成，胆石症的诊断常须经 X 线检查才能确定。

本病可见于中医学"胁痛""黄疸"等疾病之中。中医学认为胆石症多由肝气郁滞，胆汁滞结而成。此外，脾蕴湿热日久亦可形成胆石。过食油腻辛辣，损伤脾胃，致使湿热蕴蓄，或肝气郁结，侵犯脾胃，脾的运化功能障碍，而致湿热滞留。胆石既成，便会造成阻塞不通，而"六腑以通为用"，"不通则痛"，因此会产生不同程度的疼痛，包括右上腹胀痛、胆囊压痛。

由于胆石症与胆囊炎经常合并存在，因此在症状与辨证施治上有类似之处。现代实验研究显示，针刺能松弛痉挛，缓解胆绞痛，并有助于排石。临床观察显示本法对于较小的结石或泥沙样结石疗效较好。

治疗胆绞痛常用的特效一针穴位有木枝、中渎、太冲、胆囊、胆俞、下白、火枝等。

木　枝

【位置】　在马金水穴（外眼角直下至颧骨之下缘陷凹处）向外上方斜开1寸。

【针法】　毫针刺法，针深 1～3 分。

【解析与经验】 本穴与下关穴相近，下关为足阳明胃经与足少阳胆经之会，治胆病甚效，尤其是对胆胃并病、胆结石效果更佳。木枝穴，顾名思义，木者肝也，木枝者，胆也，本穴治疗各种胆病，尤其是胆结石、胆绞痛确具卓效。

中　渎

【位置】 髀外膝上5寸，分肉陷中。

【针法】 屈膝，从腘横纹头直上5寸，股外侧肌与股二头肌之间凹陷处，与环跳穴成直线，直刺，从大腿外侧向后内刺入，针入1.5寸。

【解析与经验】 本穴位于胆经风市穴下2寸，对应于大腿内侧面之火枝穴稍下，火枝穴能治疗黄疸及背痛、胆囊炎等，本穴位于胆经，治疗更为直接。

太　冲

【位置】 在足背，第1、2跖骨结合部之前凹陷处取穴。

【针法】 患者仰卧，用1.5寸毫针与皮肤垂直刺入，或针尖略向上斜刺，达1寸深左右，连续提插捻转约1分钟后，施强刺激手法，刺激量略超过患者的耐受量。留针45分钟，期间多次强捻针。

【解析与经验】 太冲穴为足厥阴肝经原穴及输穴。《灵枢·九针十二原》说："五脏有疾，当取之十二原。"原穴善于调整内脏功能，肝与胆相表里，太冲穴能疏肝利胆，因此为治疗肝胆病症的重要腧穴。太冲穴为输穴，"输主体重节痛"，又为肝（木）经土穴，肝主疏泄，尤擅疏（木）理脾和胃（土），又因肝主筋，故善治痉挛性疼痛，为治疗胆囊炎、胆石症的要穴。据经验，针刺太冲穴治疗胆结石胆绞痛止痛效果显著，一般在留针时便可立即止痛或使疼痛明显缓解。

胆　囊

【位置】 在阳陵泉下1寸左右的压痛明显处取穴。

【针法】 在胆囊穴上下寻找压痛点，压痛最明显处是穴，用毫针直刺1～1.5寸，得气后施以大幅度提插捻转手法进行强刺激。留针30分钟，留针期间每隔3～5分钟行针1次，强刺激捻针，一般可即刻缓解症状。

【解析与经验】 胆囊穴在阳陵泉下1寸之压痛点处，为新发现的经外奇穴，首载于《中华外科杂志》。本穴位于足少阳胆经的循行路线上，正当合穴阳陵泉、郄穴外丘之间的膝下位置。阳陵泉、外丘对胆经及胆腑的急性病症都甚具疗效，胆囊穴为有病时之压痛反应点，胆绞痛时取刺该穴针感甚强，能迅速诱发循经感传作用而取得"气至病所，通则不痛"的治疗效果。

胆 俞

【位置】 在第 10 胸椎棘突下，旁开 1.5 寸处。

【针法】 用毫针斜刺 5 分左右，紧提慢按，待针感加重，留针 10 分钟，急速出针。

【解析与经验】 胆俞为足太阳经背部俞穴，内应胆腑，有清泄肝胆邪热、理气宽膈作用，是主治一切胆腑疾病的要穴。胆囊炎胆绞痛可在此点刺以泻肝胆实热而止痛。

下 白

【位置】 在手背第 4、5 掌骨骨间隙后缘，腕背横纹与掌骨小头连接之中点凹陷处取穴。

【针法】 拳手取穴，当小指掌骨与无名指掌骨之间，距指骨与掌骨 2 寸（即中白穴后 1 寸）是穴。针入下白穴 5 分，得气后行中强刺激。留针 30 分钟，每 5 分钟运针 1 次，痛不减者，间歇多捻针，并加强刺激。

【解析与经验】 本穴位于手少阳三焦经，位置与经外奇穴精灵穴相同，位于中渚穴（属三焦经）之直后方，主治同中白、中渚。本穴位于手腕上方，对应约当腰肋部位，又通过手少阳与足少阳同名经相通，能治胆病。据经验，针刺本穴治疗胆绞痛止痛甚效，大多数在针刺 10 分钟内疼痛缓解。

火 枝

【位置】 在明黄穴（大腿内侧之正中央）下 1.5 寸。

【针法】 从大腿内侧进针，直刺 1 寸。

【解析与经验】 本穴在肝经上，肝胆相表里，故能治黄疸病及背痛、胆囊炎及胆石症。火枝穴与其下 1.5 寸的其黄穴配针，治黄疸病、胆囊炎及胆结石，止痛效果更佳。

✾本章小结✾

胆囊炎、胆结石引起的胆绞痛，取穴以胆经为主，可选木枝、中渎、胆囊穴，其次选肝经腧穴如太冲、火枝，最后可选三焦经腧穴如下白。

我个人常取下白配胆囊，手足并用，上下交济，或用下白配木枝，开上启下，疗效甚佳。

第二十一章　肾绞痛

肾绞痛多因肾和输尿管结石引起，常突然发生，表现为腰部持续性钝痛或阵发性剧烈绞痛，持续数分钟或数小时不等。肾结石痛可放射至背部、下腹部，输尿管结石则可向下放射至阴部及大腿内侧，疼痛剧烈，坐卧不安，同时伴有恶心、呕吐、出冷汗等症状，有不同程度的血尿。疼痛可突然停止，患侧肾区常有压痛、叩击痛。如结石嵌在肾盏中静止不动，可无任何症状，或仅有轻微腰部胀痛。

泌尿系结石引起的肾绞痛属于中医学"石淋""热淋"等范畴。中医认为本病系由湿热蕴结下焦，尿中杂质凝结，停蓄尿路，使排泄瘀阻，气机不利，不通则痛。其病因病机可概括为下焦湿热、肾气虚弱、气滞血瘀三个方面。辨经络多在足太阳膀胱经与足少阴肾经，足厥阴肝经环绕阴部且主疏泄，亦与本病有关。

治疗肾绞痛常用一针效穴有下白、太溪、外关、太冲、承山、肾俞、内白、足三里、委中、马金水。

下　白

【位置】　在手背第4、5掌骨骨间隙后缘，腕背横纹与掌骨小头连接之中点凹陷处取穴。

【针法】　拳手取穴，当小指掌骨与无名指掌骨之间，距指骨与掌骨2寸（即中白穴后1寸）是穴。针入下白穴5分，得气后行中强刺激。留针30分钟，每5分钟运针1次。痛不减者，间歇多捻针并加强刺激。

【解析与经验】　本穴位置与经外奇穴精灵穴相同，出自《小儿推拿方脉活婴秘旨全书》，位于中渚穴（属三焦经）之直后方，主治同中白、中渚。本穴通过三焦经与肾经相通，能治肾亏各病，疗效极佳。本穴水平与腰肾对应，贴骨进针亦与肾相应，治肾绞痛疗效显著。据经验，本穴治疗肾绞痛止痛甚效，绝大多数在针刺10分钟内止痛，有少数留有隐痛，在2~3日内疼痛逐渐消失。

太　溪

【位置】　足内踝后5分，跟骨上动脉陷中。当内踝后侧，与跟骨筋腱连线中点之陷中取之，适与昆仑穴相对。

【针法】 毫针针刺法。取双侧太溪穴，常规消毒后，用毫针刺入穴内，得气后行中强刺激手法，以患者有麻胀感，且针感向足等部位放散为度。留针30~90分钟，留针期间可间断刺激，加强针感。

【解析与经验】 太溪穴系肾经腧穴，又是原穴，可以调治三焦，畅通气机，行气化水。本穴五行属土，为水经土穴，能土水并治，有滋阴强腰补肾、清利湿热止痛的作用。临床上治疗因结石而引起的肾绞痛，止痛效果较为满意。我针刺此穴治疗多例尿路结石所致的肾绞痛，全部有效。

外 关

【位置】 腕背横纹上2寸，尺骨与桡骨之间。

【针法】 毫针针刺法。手平伸，掌向下，从阳池上2寸，桡尺两骨间取之，从外向内直刺，针5分~1寸。待得气后捻转及提插2~4次，边行针边令患者活动腰部，疼痛即减轻。留针30分钟，留针期间反复运针3~4次，运针时仍令患者活动腰部。

【解析与经验】 外关穴系手少阳三焦经络穴，八脉交会穴之一，通于阳维脉。三焦主诸气，总司人体气化功能，三焦与肾通，针刺外关有助于原气布散全身及发挥清利湿热、通利水道、调畅气机、通经活络、理气止痛之功效，治疗肾绞痛效果显著，多能即时止痛。

太 冲

【位置】 在足大趾本节后2寸，第1、2跖骨骨间腔中。

【针法】 取双侧太冲穴，直刺，从足背向下进针。针入得气后施捻转、提插手法，嘱患者活动腰部以动引其气，可立刻止痛。留针30分钟。

【解析与经验】 太冲穴属足厥阴肝经原穴及输穴。原穴是人体原气作用表现的部位，在治疗本脏腑及有关脏器病变中有特殊作用。输穴广泛用于治疗疼痛。太冲穴多用于治疗肝胆疾病，但亦能治腰痛，古人对太冲穴治疗腰痛早有记载，《十二穴治杂病歌》云："太冲，足大趾，节后二寸中……亦能疗腰痛，针下有神功。"

太冲穴有疏肝活血、理气止痛、清利湿热的作用，对胆绞痛和肾绞痛都有较明显的止痛效果。由于肝胆经循行线路与输尿管位置相关，所以本穴对于输尿管结石引起的绞痛，止痛效果尤佳。

承 山

【位置】 在小腿后面正中，即腓肠肌肌腹之下分肉间陷中，伸足时呈"人"

字纹处。

【针法】 直刺，从后向前刺入 8 分 ~ 1 寸。针刺得气后令患者活动腰部，留针 30 分钟。每隔 10 分钟捻针 1 次，捻针时仍嘱患者活动腰部。

【解析与经验】 承山为足太阳膀胱经腧穴，膀胱经通过腰部，能疏通经气，通则不痛，又膀胱与肾相表里，承山善治抽筋及痉挛痛，对肾绞痛亦有效。

肾　俞

【位置】 在 14 椎（第 2 腰椎）棘突下，两旁相去脊各 1.5 寸，督脉命门穴（前与脐平）旁开 1.5 寸处取穴。

【针法】 患者正坐或俯卧，从第 14 节即第 2 腰椎之下命门穴旁开 1.5 寸取之。另一简便取法，由医者两手中指按其脐心，左右平行移向背后，两指会合之处为命门穴，由此旁开 1.5 寸处取之（此法对于肥人腹下垂者不甚准确）。取患侧、健侧穴位皆可，用 30 号毫针直刺，从背侧向前下方针入 5 分，中等刺激，边捻针边为患者按摩腰部，留针 30 分钟。每 5 分钟行针 1 次，每次运针 1 分钟。

【解析与经验】 本病中医辨证多因湿热瘀滞、蕴结而成砂石，不通而痛。辨经络多在足太阳膀胱经与足少阴肾经。"腰为肾之府"，肾俞位于膀胱经，且为肾之"俞"穴，俞穴是脏腑经脉之气所输注的部位，与脏腑有着直接的联系，故而可治疗相应的脏腑病变。针刺肾俞可疏利肾气而止痛。

内　白

【位置】 在手背第 3、4 掌骨骨间隙后缘，腕背横纹与掌骨小头连接之中点凹陷处取穴。与下白穴平行。

【针法】 握拳取穴，当中指掌骨与无名指掌骨之间，距指骨与掌骨 2 寸（即次白穴后 1.5 寸）是穴。毫针针刺法。常规消毒后，针入内白穴 3 分，得气时酸、麻感传至指尖，行中强刺激。痛不减者，留针 30 分钟，并间歇加强刺激。

【解析与经验】 本穴为经验取穴，贴骨进针，与骨、肾相应。为董氏奇穴，在无名指阳面之穴位皆作用于肝肾，能治肾病。以太极对应来看，此穴与下白皆对应于肾腰，因此治疗肾绞痛有效。

足三里

【位置】 在小腿前外侧面的上部，犊鼻穴下 3 寸，距胫骨前缘 1 横指（在足三里穴上下寻找压痛点更佳）。

【针法】 取双侧足三里穴，用 3 寸毫针，刺入 2 寸，得气后施以提插捻转强刺激，并按摩或活动腰部。留针 30 分钟，每 5 ~ 10 分钟捻针 1 次。

【解析与经验】 足三里穴为足阳明胃（土）经合土穴，为土中之土，是治疗胃病及腹部疾患的常用穴和维护全身强壮的要穴，古文献如《针灸甲乙经》即有足三里穴可治"腰痛不可以顾"等类似肾绞痛一类病症的记载。临床实践证实，针刺足三里对体外碎石后排石时所发生的肾绞痛镇痛作用甚好。

委 中

【位置】 在腘窝横纹中央，当腘正中筋间凹陷处。

【针法】 俯卧微屈膝或站立小腿伸直取穴。采用刺血法，详见急性腰扭伤之委中针法。

【解析与经验】 亦参见急性腰扭伤委中之"解析与经验"。

马金水

【位置】 在外眼角直下至颧骨之下缘陷凹处。

【针法】 当外眼角直下至颧骨之下缘 1.5 分陷凹处是穴，位置与小肠经之颧髎穴相近，在其下 1.5 分。针深 3 ~ 5 分，得气后行中强刺激，留针 30 分钟，每 5 分钟捻针 1 次。

【解析与经验】 人中线为腰脐线，马金水在此线略上，对应于肾。又本穴贴骨进针，与肾相应，治疗肾结石及肾绞痛确有卓效。针刺本穴有开上启下的作用，治疗闪腰岔气痛效果亦佳。

✸本章小结✸

治疗肾结石及肾结石所致肾绞痛的特效一针单穴很多，较常用者为下白、太溪、马金水、肾俞等，我个人常用下白、马金水，称之为"肾石杨二针"。

第二十二章　痛　经

痛经是指妇女在月经期或其前后发生的腹痛，临床上可分原发性和继发性两种。凡月经初潮即发生痛经，生殖器官无明显器质性病变者称为原发性痛经，又称功能性痛经，多见于少女，往往生育后疼痛缓解或消失。如月经初潮时并无痛经，以后因生殖器官器质性病变，如生殖器炎症、子宫内膜异位症、子宫内膜粘连、巧克力囊肿、盆腔炎、子宫肌瘤等导致痛经者，称为继发性痛经。继发性痛经多见于已婚、已育或中年妇女。疼痛一般发生在月经前数小时，呈阵发性、痉挛性疼痛，常伴有面色苍白、出冷汗、手足发凉、恶心、呕吐、腹泻、腰酸等症状。痛经严重者可致昏厥。痛经是妇科较常见的病症，也是妇科急症之一。

运用针灸治疗痛经临床效果好，且副作用小，可以缓解甚至根治本病。

中医认为痛经多因气滞血瘀或寒湿凝滞所致，瘀、寒是主要病因病机。

内因主要是气滞血瘀。瘀滞之痛经多发生在经前或经初，但亦有在两次月经之间排卵期疼痛者，因卵巢增厚，卵子排出困难所致。临床常见经血中夹有较多血块，一般血块排出后腹痛减轻，经净以后痛便消失。瘀为有形之邪，属实证，由于体质的关系，也有虚实夹杂者。

外因主要是经期受寒而寒凝。可分虚、实两类，实寒为寒邪客于血脉，血凝而致痛经，虚寒有气虚和肾虚之分，均使胞脉失养而致痛经。此外血虚痰湿、肝郁血虚等亦可致本病。妇女易患七情之疾，尤以忧思、郁忿者为多见，常因肝郁脾虚导致气血不和发生痛经。另外，脏腑气血功能失调亦可致痛经，冲任和肝肾失调与痛经关系最为密切。育龄妇女因房室、胎产、哺乳、流产等因素引起气血损伤，加之肝肾不足，冲任失调，又多感染机会，因而常发生生殖器炎症、子宫内膜粘连、盆腔炎等，使经血排泄不畅而发痛经。

目前来说，此病气滞血瘀型、寒凝气滞型多见，虚证、热证者少。尽管病因种种，治则均应以通为上，活血温经可作为基本大法。针刺治疗本病效果甚好。痛经的最佳治疗阶段是经行期，应在月经来潮前 7 天开始治疗，隔天 1 次，直至经行停止。

治疗痛经常用的一针疗法特效穴有妇科、内庭、门金、三阴交、至阴、承浆、行间、承山、十七椎下、次髎、太冲等。

门　金

【位置】　在足第2、3跖骨结合部之前凹陷中取穴。

【针法】　向足心针刺或直刺均可，针深1寸。得气后行捻转手法，运针时嘱患者按摩小腹或提肛，留针30分钟，留针期间每5分钟行针1次，运针时仍嘱患者按摩小腹或提肛。针治时间为月经来前2日或痛经发作前2日，至月经来潮不痛为止。

【解析与经验】　门金穴与足阳明胃经陷谷穴位置、功能相近，属土经木穴，能疏肝理气，调理肝脾。阳明经多气多血，门金穴在阳明经上，故能调理气血，治疗痛经疗效显著。

内　庭

【位置】　当次趾与中趾合缝处之上际取穴。

【针法】　毫针直刺，从足背刺向足底，深度为5分～1寸。得气后行捻转手法，运针时嘱患者按摩小腹或提肛，留针30分钟，留针期间每5分钟行针1次，运针时仍嘱患者按摩小腹或提肛。针治时间在月经来前2日或痛经发作前2日，至月经来潮不痛为止。

【解析与经验】　《神灸经纶》云："行经头晕少腹痛，灸内庭。"就是说月经期间之头晕、痛经，灸内庭有效。内庭为胃经荥穴，荥穴能温经，亦能清热，胃经多气多血，故本穴能清湿热，调理气血而镇痛，善治小腹胀满（《玉龙歌》《通玄指要赋》），配三阴交治月经腹痛，效果甚佳。

至　阴

【位置】　在足小趾外侧，趾甲角旁0.1寸。

【针法】　（1）毫针针刺（或加灸）法：取至阴穴，常规消毒后，针刺0.3～0.5寸，得气后行捻转手法，留针30分钟，留针期间每5分钟行针1次。针治时间在月经来前2日或痛经发作前2日，至月经来潮不痛为止。寒者可加艾条灸，灸法可参照下述艾灸至阴穴法。

（2）艾灸至阴穴法：患者取坐位，两手各持艾条1根，点燃一端，在双侧至阴穴的上方或侧方距离约1寸处，固定不动灸之，使皮肤有温热感，直至至阴穴周围起红晕为止。每次灸5～10分钟（或20分钟）。月经前3天开始至经后为1个疗程（月经期也可用）。

【解析与经验】　肾开窍于二阴，主发育与生殖，肾精与胞宫的发育及月经能否按时来潮有关。

至阴为膀胱经井穴，能开窍，且膀胱与肾相表里，从临床实践上看，凡是胞宫方面的疾病，如胎位不正、难产、胎衣不下都可灸至阴（或针刺至阴）治疗。针灸至阴穴可调理胞宫以及冲任督带诸脉，达到疏通经气、调理气血的作用，不论寒热虚实之痛经，均有确切疗效。对于虚寒性痛经及寒湿凝滞型痛经加艾条温灸效果更佳。

行　间

【位置】　在足蹬趾、次趾趾缝间，趾蹼缘后约 5 分处。

【针法】　用毫针刺入 5 分左右，平补平泻，运针时嘱患者按摩小腹或提肛，留针 30 分钟，留针期间每 5 分钟行针 1 次，运针时仍嘱患者按摩小腹或提肛。针治时间在月经来前 2 日或痛经发作前 2 日，至月经来潮不痛为止。

【解析与经验】　行间为足厥阴肝经荥穴，有养阴血、降肝气的作用。肝经绕行阴部，肝经腧穴对阴部疼痛皆有治疗之功。行间穴治疗肝郁气滞、血行不畅之痛经效果满意。此型痛经常表现为经前或经中少腹胀痛，并连及胸乳不适。

承　山

【位置】　在腓肠肌肌腹下方，"人"字形凹陷中。

【针法】　令患者俯卧，以毫针针刺双侧承山穴，徐徐捻转进针，以有强烈针感为度，运针时嘱患者按摩小腹或提肛。留针 30 分钟，留针期间每 5 分钟行针 1 次，运针时仍嘱其按摩小腹或提肛。针治时间在月经来前 2 日或痛经发作前 2 日，至月经来潮不痛为止。每日或隔日针刺 1 次。

【解析与经验】　承山治疗痛经为经验穴，疗效显著。承山穴有舒筋活络、调理脏腑功能，常用治转筋（《胜玉歌》《灵光赋》《通玄指要赋》《医宗金鉴》），穴在小腿腓肠肌肌腹下尖分肉间，可"以筋治筋"，有缓解痉挛和止痛的功效，为治疗各种痉挛的有效穴位，故针刺承山穴治疗子宫痉挛疼痛可取得满意疗效。

承　浆

【位置】　在下颌正中线，下唇缘下方凹陷处。

【针法】　取承浆穴，斜刺，针尖从前下向后上方刺入，深度为 3～5 分，待患者有针感后快速提插捻转 30 秒，留针 30 分钟，每隔 5～10 分钟行针 1 次。一般在经来前 3 天治疗，到月经停止为 1 个疗程。每日 1 次或隔日 1 次。

【解析与经验】　痛经病位主要在胞宫，其病机与冲任脉有密切关系。《素问·

上古天真论篇》曰："任脉通，太冲脉盛，月事以时下。"任脉主一身之阴，起于胞中，行于腹部正中，为"阴脉之海"，所以针刺任脉之承浆穴，有调和冲任、补益阴血之功。承浆穴也可以说是任脉的井穴，井穴可开窍祛寒，任脉通到阴部，承浆穴可温阳，开阴道之窍。另外，承浆穴为手足阳明经脉的交叉点，手足阳明经腧穴有调理气血作用，月经疼痛多半是因为气血不调，气血瘀滞，或下焦虚寒所致，因此针刺承浆穴治疗痛经疗效显著。

三阴交

【位置】 在内踝尖上 3 寸，胫骨后缘。

【针法】 用毫针直刺 1.5 寸，行提插捻转泻法。留针 30 分钟，每 5 分钟运针 1 次，运针时嘱患者按摩小腹或提肛，有利于气至病所。

【解析与经验】 三阴交属足太阴脾经腧穴，亦为脾、肝、肾三条阴经的交会，是治疗消化系统病症和泌尿生殖系统病症的常用要穴，尤为治妇科病第一要穴。本穴为调血要穴，有行气活血、通经化瘀的作用，痛经不论虚实证皆治，对有瘀血、痛而拒按、经色紫红夹有血块者疗效尤佳。

妇 科

【位置】 当大指背第 1 节之中央线外开 3 分，距前横纹 1/3 处 1 穴，距该横纹 2/3 处 1 穴，共 2 穴。

【针法】 贴于骨旁下针，针深 2～3 分，一次两针齐下，谓之倒马针。

【解析与经验】 本穴为妇科常用穴，治痛经极有效，配门金或内庭效更佳。

十七椎下

【位置】 在腰部，当后正中线上，第 5 腰椎棘突下凹陷处取穴。

【针法】 患者取俯卧位，取 17 椎下，常规消毒后，用毫针直刺 1 寸左右。待得气后，快速捻转，施强刺激手法，运针时嘱患者缩小腹或提肛，有利于气向少腹传导，持续行针 30 秒～1 分钟，疼痛减轻或消失后，留针 30 分钟，每 5 分钟运针 1 次，运针时仍嘱其缩小腹或提肛，以利于气至病所。在月经来潮前 7 天开始治疗，隔天 1 次，直至经行停止。

【解析与经验】 十七椎下为治疗痛经的特效经验穴，为经外奇穴，又名腰空，首见于《千金翼方》，该书卷二十四章载："灸转胞法，第十七椎下灸五壮。"《针灸孔穴及其疗法便览》云："十七椎下，奇穴……主治转胞、腰痛。"十七椎下穴可治疗胞宫之疾。十七椎下穴虽为经外奇穴，但其在督脉上，督脉总督一身之阳，为阳脉之海，能调节全身阳经之气。针刺十七椎下穴能调诸阳以通气活血，气行则血行，通则不痛。从现代解剖来看，十七椎有第 5 腰神经分布，与子宫、阴道等生殖器有关，针刺十七椎下穴，能调节子宫肌收缩，解除子宫痉挛而止痛。

次　髎

【位置】　俯卧，在脊椎正中线和膀胱俞之间，第 2 骶后孔凹陷处取穴。取穴时，以食指按在小肠俞与脊椎正中线之中间，小指按在骶角（尾骨上方黄豆大小的圆骨突起）上方，中指和无名指相等的距离分开按放，则中指尖所按之处是穴。

【针法】　患者俯卧于床上，取准次髎穴后，用 30 号毫针刺入，深度为 1.5～2 寸，其针感可向少腹、前阴及肛门、直肠等部位扩散，适用于治疗泌尿、生殖系统及直肠、肛门疾患。当患者小腹内有沉胀或酸麻感时，用小幅度泻法捻转毫针，留针 30 分钟，每 10 分钟行针 1 次。对寒凝型痛经可加灸收效更速。

【解析与经验】　用次髎穴治痛经，短时间内即可达止痛效果。针刺本穴治疗各型痛经皆有疗效。次髎穴是足太阳膀胱经腰骶部的重要腧穴，乃八髎之一。从腰以下挟脊至骶骨部位是足少阴、足太阳和督脉循行交会之处，督脉贯脊属肾，足少阴经属肾络膀胱，足太阳经循膂络肾，此三经皆与肾联系密切。肾主二阴，主生殖及发育，督脉与冲、任同出胞宫，"一源而三歧"，取刺次髎穴有调理冲任、补肾壮腰、理气活血、清利湿热、调经止痛之功，因此是治疗腰痛、妇科病及生殖、泌尿系统疾病的要穴，治疗痛经疗效显著。

太　冲

【位置】　在足背，大趾本节后，第 1、2 跖骨结合部之前凹陷处取穴。

【针法】　用毫针刺入 8 分～1 寸，得气后行捻转手法，运针时嘱患者按摩小腹或提肛缩小腹，留针 30 分钟，留针期间每 5 分钟行针 1 次，运针时仍嘱患者按摩小腹或提肛缩小腹。针治时间在月经来前 2 日或痛经发作前 2 日，至月经来潮不痛为止，一般月经来时亦可针之止痛。

【解析与经验】　《素问·上古天真论篇》说女子："二七而天癸至，任脉通，太冲脉盛，月事以时下，故能有子。"冲脉与月经有关，太冲穴为肝经原穴，又为冲脉之支别处，肝主藏血，冲为血海，肝主疏泄，喜条达而恶抑郁，本穴为木经土穴，最能调理肝脾不和，故凡因肝气不舒、情志抑郁而致的郁证、痞病、妇女月经不调及痛经等，皆可取刺太冲穴以收疏肝理气之效，又本穴为输穴，输主疼痛，故治经行腹痛效果甚佳，如配三阴交则效果更佳。

✿本章小结✿

　　治疗痛经的特效穴位甚多，可分几类：①内庭、门金、行间、太冲皆在同一水平，对应少腹，又为荥输穴，善治疼痛。②至阴为膀胱井穴，对应阴窍。③奇穴妇科穴善治妇科病，亦常用之。④三阴交向为妇科要穴。⑤承山善治痉挛痛。⑥任脉通阴窍，承浆相当于任脉井穴。⑦次髎、十七椎下皆在背后，虽有效，我一般不取，只有在同时取背后其他穴治其他病，又适逢患者有痛经时，才会就方便而取之。

　　我最常用门金穴治疗痛经，嘱患者按摩小腹，可立止疼痛，如加三阴交或妇科穴调理几次，痛经可不再复发。

第二十三章　前阴痛

第一节　相关疾病

能引起前阴疼痛的疾病很多，如泌尿系感染、睾丸炎、附睾炎、前列腺炎等。外伤及化脓性疾病，如妇女外阴及阴道损伤，男性外生殖器损伤，前阴部位脓肿等，均可出现前阴疼痛。

一、泌尿系感染

急、慢性肾盂肾炎及膀胱炎为泌尿系感染性疾病，最常见的病原菌为大肠杆菌。急性肾盂肾炎与急性膀胱炎有起病急骤、尿痛、尿频、尿急、尿道灼热感等特点，急性肾盂肾炎还有畏寒发热、腰痛、蛋白尿等，急性膀胱炎还有小腹疼痛症状。慢性肾盂肾炎为慢性泌尿系感染，尿痛及尿频程度较经，有不规则低热及腰痛症状。

二、急、慢性前列腺炎

前列腺炎为成年男性常见的疾病，急性患者常因上呼吸道感染、过度劳累、尿潴留而诱发。急性期治疗不当，迁延日久就转成慢性。

前列腺炎的疼痛部位主要在会阴部、腰骶部及肛门内，有时可以牵涉耻骨上区及阴茎、睾丸等处，多为坠胀隐痛。

本病由于后尿道炎可引起尿频、尿急、尿痛等症状，排尿不适或有灼热感，排尿末或大便时尿道可有白色分泌物滴出。有些人出现性欲减退、早泄、阳痿及遗精，而且有疲倦乏力、腰腿酸痛、失眠多梦等神经衰弱症状。

本病应该积极治疗，长期不愈形成慢性病灶，可以诱发神经衰弱、肾盂肾炎、关节炎、神经炎、虹膜炎等。

治疗前阴痛常用的一针疗法穴位有行间、外间、浮间、太冲、灵骨、气海、列缺等穴。

第二节　常用穴位

行　间

【位置】　在足踇趾、次趾趾缝间，趾蹼缘后约 5 分处。

【针法】　用毫针刺入 5 分～1 寸，平补平泻，运针时嘱患者提肛缩小腹，使气往小腹阴部运行，留针 30 分钟，留针期间每 5 分钟行针 1 次，运针时仍嘱患者提肛缩小腹。

【解析与经验】　本穴为肝经荥火穴，为肝经子穴，能泻肝经实证。又荥能治热证，故善治生殖器热证、炎症。行间穴治疗生殖器疾患如月经不调、子宫出血等以及遗尿、胆石疝痛、呕吐等疗效显著。

外　间

【位置】　在阴掌（掌心）食指第 2 节之 B 线上，取穴采用三分点法，下穴为外间。

【针法】　用毫针刺入 3 分，平补平泻，运针时嘱患者提肛缩小腹，使气往小腹阴部运行，留针 30 分钟，留针期间每 5 分钟行针 1 次，运针时仍嘱患者提肛缩小腹。

【解析与经验】　根据大太极之手躯顺对，外间穴可以治疗前阴部病变，如疝气、尿道炎、小肠气、前列腺炎。

浮　间

【位置】　在阴掌（掌心）食指第 2 节之 B 线上，取穴采三分点法，上穴为浮间。

【针法】　用毫针刺入 3 分，平补平泻，运针时嘱患者提肛缩小腹，使气往小腹阴部运行，留针 30 分钟，留针期间每 5 分钟行针 1 次，运针时仍嘱患者提肛缩小腹。

【解析与经验】　根据大太极之手躯顺对，浮间穴可以治疗前阴部并变，如疝气、尿道炎、小肠气、前列腺炎。

太　冲

【位置】　在足大趾本节后 2 寸或 1.5 寸凹陷处。正坐垂足，第 1、第 2 跖骨连接部之前凹陷中取之。或以指从踇趾次趾之间，循歧缝上压，压至尽处。

【针法】 用毫针刺入 8 分 ~ 1 寸，平补平泻，运针时嘱患者提肛缩小腹，使气往小腹阴部运行，留针 30 分钟，留针期间每 5 分钟行针 1 次，运针时仍嘱患者提肛缩小腹。

【解析与经验】 太冲穴为肝经原穴，理气调肝作用甚强，一切肝经病症均可取用。肝经绕阴部 1 周，本穴为肝经输穴，荥输治外经，故治阴部病甚效。在大太极之足躯顺对中，本穴对应少腹阴毛部，亦为善治阴部病原因之一。

灵 骨

【位置】 握拳取穴，在拇指、食指叉骨间，第 1 掌骨、第 2 掌骨接合处。

【针法】 用毫针刺入 1 ~ 1.5 寸，平补平泻，运针时嘱患者提肛缩小腹，留针 30 分钟，留针期间每 5 分钟行针 1 次，运针时仍嘱患者提肛缩小腹。

【解析与经验】 通过大太极之手躯顺对，灵骨穴可以治疗前阴部病变。在微太极中，本穴为下焦之极，善治阴部及腿病。

气 海

【位置】 在腹正中线脐下 1.5 寸，当脐至关元穴之中间，腹白线上。

【针法】 直刺，从腹侧面向背侧面刺入，针深 8 分 ~ 1.2 寸。平补平泻，运针时嘱患者提肛缩小腹，留针 30 分钟，留针期间每 5 分钟行针 1 次，运针时仍嘱患者提肛缩小腹。

【解析与经验】 本穴为治泌尿生殖系统疾病要穴，《席弘赋》说："气海专能治五淋，更针三里随呼吸。"《百症赋》说："针三阴于气海，专司白浊久遗精。"《灵光赋》说："气海血海疗五淋。"本穴素为主治五淋（包括血淋、热淋、气淋、石淋、浊淋）之要穴。

列 缺

【位置】 腕横纹上 1.5 寸，以两手交叉，食指尽处，两筋骨罅中。

【针法】 用针斜刺，使针感向肘方向传导。

【解析与经验】 列缺为手太阴肺经络穴，通于任脉，与肾经照海穴交会，照海穴又通于阴跷脉，四经会合之处在肺系咽喉、胸膈之间，所以可以治疗喉痛、咳嗽、寒痰、头痛、胸肌压痛，又因与肾经照海交会，因此又可以治阴中痛、尿血、精出。临床常用本穴治疗男子淋滴、阴中疼痛、遗尿、尿血、精出等，疗效显著。

✻本章小结✻

肝经经过前阴，并绕行一周，故治疗前阴部疾病常取肝经穴位，如行间、太冲，其次，治疗前阴疼痛亦可取与肝经有关之穴位，包括与肝通之大肠经腧穴，如外间、浮间、灵骨等。气海为治五淋要穴，亦可取。列缺为肺经络穴，又为八脉交会穴，通于任脉，与阴跷脉及肾经都有交集，能治阴中痛。治疗前阴痛一般可取上述任一穴治疗，最佳组合为取一手部穴位、一足部穴位。

第二十四章 肛门痛

第一节 相关疾病

肛门痛是肛肠疾病常见症状之一。疼痛性质随病而异，胀痛多见于肛门脓肿、肛瘘，刺痛多见于肛裂、外痔，灼痛多见于肛裂、肛门脓肿。

一、肛裂

肛裂是肛管皮肤发生的溃裂，多发生于青壮年，是肛肠疾病中仅次于痔的一种多发病和常见病。

肛裂表现为烧灼或刀割样剧痛，极为痛苦，排便后疼痛缓解，下次排便时又重复出现这种状况，以致有些患者惧怕排便，待不得已时才排便。

由于有裂口，排便时必然会出血，但肛裂裂口不大，也很表浅，因此出血量一般较少，仅见附于粪便表面或便纸染血，色鲜红。肛裂有时会刺激肛门部末梢神经纤维，产生痒的感觉，有感染时，痒感更明显。

二、血栓外痔

血栓外痔为外痔的一种，多因便秘而在排便时用力过猛或在剧烈运动后，肛周皮下静脉破裂，血块凝结而形成血栓。好发于肛门口的两侧皮下。

本病起病急骤，患者觉得肛门部突然出现一肿物，肿物十分敏感，稍微触碰即引起疼痛，排便、坐下、走路，甚至咳嗽等动作均可加重疼痛，患者坐立不安，十分痛苦。

三、内痔嵌顿

内痔初期较小，不脱出肛门。第Ⅱ期内痔较大，经常出血，排便时外痔可脱出肛门，但在大便后脱出的内痔能自行回纳。第Ⅲ期内痔由于反复脱出，组织松弛，在大便、咳嗽，甚至打喷嚏、站立、行走时内痔即脱出肛门外，脱出后不能自行回纳，必须用手推回，如此反复进出，容易引起炎症、出血，使肛门部又肿又痛，潮湿不洁，瘙痒不适，甚为痛苦。

有时内痔脱出后未能及时还纳，引起括约肌痉挛，静脉血液回流障碍，肛门水肿，疼痛剧烈，内痔核瘀血形成，复位困难，此时称为内痔嵌顿。

内痔嵌顿患者肛门疼痛，行动不便。内痔核脱出于肛门外，痔内瘀血明显，颜色变紫，分泌物增多，肛缘水肿，甚至痔核坏死感染。少数患者出现发热、食欲减退等全身症状。

内痔嵌顿为Ⅱ、Ⅲ期内痔的合并症，内痔的症状是便血、脱垂，只有嵌顿才会出现剧烈疼痛。

四、肛门脓肿

肛门直肠周围间隙发生急慢性化脓性感染而形成脓肿者称为肛门直肠周围脓肿。本病多因过食肥甘、辛辣、醇酒等物，热毒结聚肛门，或肛门破损染毒，肛腺感染化脓。主要症状为肛门周围疼痛、肿胀，伴有不同程度的全身症状，如恶寒发热、食欲不振、大便干燥、小便短赤、口干苦等。

治疗肛门痛常用的一针疗法穴位有委中、束骨、承山、二白、龈交等。

第二节　常用穴位

委 中

【位置】 在腘中央横纹中。

【针法】 每周刺血1次，出血后轻微、缓慢且大幅度地活动骶尾部2～3分钟，或提肛缩小腹1分钟。

【解析与经验】 委中为膀胱经合穴，膀胱经夹脊而行，其经别并入脊中，与肾表里，肾主骨。委中又为血郄，系刺血第一要穴，膀胱经为少气多血之经，适于刺血，对于一切瘀血热毒，以三棱针点刺出血皆能见效。对于膀胱经所过部位之重性疼痛及久年疼痛，刺血均能见大效。痔疮乃肛门静脉瘤，系长期瘀滞所成，刺血能活血化瘀，加速痊愈。刺血治疗痔疮，委中穴为第一特效针，多年痔疮往往刺血1～2次即得痊愈。刺血治疗肛痛亦为特效。我以委中刺血1～2次治愈痔疮不下百例。

束 骨

【位置】 在足小趾外侧，本节后陷中，赤白肉际处，即足外侧缘，第5跖骨小头后，骨的下缘。

【针法】 直刺 8 分～1 寸，针入后嘱患者每几分钟活动骶尾部或提肛缩小腹，以引针气，下针后可速止肛痛。留针 30 分钟，每隔 10 分钟捻针 1 次，捻针时活动骶尾部。

【解析与经验】 骶尾肛门部为膀胱经经别及督脉循行所过，膀胱经挟督脉，远取膀胱经腧穴束骨穴治疗骶尾部肛门痛有特效。盖束骨为膀胱经输穴，"输主体重节痛"，为治痛最常用之穴位，对于本经所过之处的疼痛皆有特效。且本穴为膀胱经（水经）之木穴，针之有补水润木之效，因此无论从经络、五行及穴性来说，都是治疗肛门痛的有效穴，对于肛门手术后疼痛亦颇有效。

承 山

【位置】 在腓肠肌肌腹之下分肉间陷中，伸足时呈"人"字纹处。

【针法】 直刺，从后向前刺入 8 分～1 寸。针刺得气后令患者活动骶尾部或提肛缩小腹，以引针气。留针 30 分钟，每隔 10 分钟捻针 1 次，捻针时仍嘱患者活动骶尾部。

【解析与经验】 承山为足太阳膀胱经腧穴，膀胱经经别经过骶尾部，经脉所及，主治所在，故治疗肛门骶尾痛效果甚佳，对于病况较重及病情较久之肛门骶尾痛，则于承山穴点刺出血效果更佳。

龈 交

【位置】 唇内齿上缝中。掀起上唇，正当上唇系带之上唇端部，门齿缝微上方。

【针法】 正坐，于上唇内，从门牙缝之上 3 分处，即上唇系带与齿龈之连接处、龈肉略凹处取之。捏起患者上唇，暴露穴位，治疗痔疾用三棱针挑刺，治其他疾患则用毫针斜刺，针尖向上，针 1～3 分，留针半小时，每 10 分钟捻针 1 次。

【解析与经验】 本穴为任、督、足阳明之会，善治肛裂疼痛、便血、内外痔。对于肛裂剧痛患者，针龈交穴留针半小时则疼痛大减。

二 白

【位置】 在掌后横纹中直上 4 寸。一手有 2 穴，一穴在筋内，两筋间，即间使后 1 寸，一穴在筋外，与筋内之穴相并。穴位在间使、郄门二穴的中间，肌腱旁再开一穴，两穴相平名二白。

【针法】 直刺，针入五分～1 寸，针刺得气后，令患者活动尾骶部或提肛缩小腹，以引针气，留针 30 分钟。每隔 10 分钟捻针 1 次，捻针时仍嘱其活动尾骶部。

【解析与经验】 在中太极（腕踝太极）的区位对应中，腕后 3 ~4 寸的区间对应肛门，为治疗肛门病之有效区间。两穴一在间使上 1 寸心包经上，通过心包经与阳明经相通，一在旁边之肺经边，肺与大肠表里，两穴单用皆能治疗肛门痛，合用效更佳。

✽本章小结✽

以上穴位皆能治疗肛门疼痛，二白、委中、承山、龈交皆能治痔疮，其中委中、承山、龈交皆以刺血为主。委中刺血效果最佳。

第二十五章　眼　痛

能引起眼睛疼痛的疾病很多，眼睛疾病常伴有疼痛，止痛对治疗眼疾有重要作用。本章主要介绍青光眼、红眼（急性卡他性结膜炎）以及结膜、角膜异物伤等引起的眼睛疼痛。从眼睛疼痛的性质、痛状、痛势、发病范围及主要伴随症状进行鉴别诊断，及时有效地进行治疗，可以减轻痛苦，缩短病程，保护视力。

第一节　相关疾病

一、青光眼

青光眼的发生中医认为多与七情过伤有关，《审视瑶函》说："虽曰头风所致，亦由痰湿所致，火郁忧思忿怒之故。"《证治准绳》说："阴虚血少之人，及竭劳心思，忧郁忿恚，用意太过者，每有此患。"

本病常骤然发作，头痛或偏头痛，眼珠胀痛如脱，痛连眼眶，视灯光有红绿色环，伴见视力下降，恶心呕吐，或口苦咽干。治宜平肝泻火。

三、红眼

红眼，俗称火眼，西医病名为急性卡他性结膜炎。特点是起病急骤，常双眼皆发，出现显著的结膜充血和大量黏液脓性分泌物，双眼发痒，并且有灼热及异物感，夜间分泌物粘住眼睑及睫毛，晨起时不能睁眼。中医认为这是由风热外邪上犯，天行时邪攻目所致。西医则认为是由细菌或病毒感染引起，传染性很强，常易在军队、学校、幼稚园、工厂等集体场所流行。

治疗眼痛常用的特效一针疗法穴位有行间、耳尖、太阳、侠溪、足临泣、曲池等。

第二节　常用穴位

行　间

【位置】　在足蹞趾、次趾趾缝间，趾蹼缘后约5分处。

【针法】　用毫针刺入5分~1寸，平补平泻，运针时嘱患者闭张眼睛，留针30分钟，留针期间每5分钟行针1次，运针时仍嘱患者闭张眼睛。

【解析与经验】　行间穴为肝经荥穴，荥能治热证，本穴因此善治火热证、炎症。行间为肝经子穴，能泻肝经实证，善治阴部及眼部实证、火证，肝郁化火，本穴能泻之，我用本穴治多例青光眼，疗效极佳。

耳　尖

【位置】　在耳轮之外缘最高点。

【针法】　在患眼侧耳尖穴位上，即耳廓最高点，用酒精消毒后，以左手拇、食指捏住耳尖皮肤，以右手持针（三棱针或采血片皆可）速刺，或对准耳尖速刺，即可出血，若出血少者，可以用手略挤压，即可出血数滴。

【解析与经验】　由于太阳经循行至耳上角，少阳经绕耳，故耳部有太阳经及少阳经循行所过，在耳尖点刺能治太阳经及少阳经所过之眼睛疼痛，收效甚速。

太　阳

【位置】　在颞部，当眉梢与目外眦之间，向后约1横指凹陷处。

【针法】　视青筋，用三棱针点刺出血，然后迅速将头侧翻，向下滴血，双侧各出血20~30滴。每隔7~10天点刺1次，轻者1~2次即愈，重者2~3次可愈。

【解析与经验】　本穴系经外奇穴，为足少阳及足阳明交会之处，又有手太阳及手少阳经脉分布周围，阳明从内眼角起，少阳绕行内外眼角，对于眼睛之各类疾病皆有疗效，青光眼多属风热，刺血能散之，治疗青光眼甚效。

曲　池

【位置】　在肘外侧，屈肘时，当肘横纹外侧尽端。

【针法】　直刺，从上向下，针5分~1寸。

【解析与经验】　曲池为大肠经合穴，有镇定作用，能降血压、安眠，常用于治疗头面、耳、目、口、鼻诸病（《杂病穴法歌》），为治疗结膜炎、眼睑炎之特效穴。通过大肠经与肝经相通，亦能降眼压。

三 间

【位置】 在第2掌骨桡侧缘，第2掌骨小头后方陷窝内。

【针法】 直刺，从桡侧向尺侧刺入，针5分。贴骨刺效果更佳。

【解析与经验】 本穴为大肠经腧穴，泄邪热，利咽喉，调腑气，可治目病，治疗目痛、头痛疗效甚佳。《百症赋》说："目中漠漠，即寻攒竹、三间。"《眼科捷径》载有三间治目疾、口干等病，各家经验皆认为本穴能治面部诸病。按五行来说，肺与大肠属金，金旺则肾水自生，瞳神属肾，肾水足则视物自明。该经在面部与胃肠经相交，而达目部，又大肠与肝通，本穴属木，亦与肝通，故古今治目病多取之。

侠 溪

【位置】 足小趾、次趾歧骨间，本节前陷中。

【针法】 正坐垂足，在第4趾外侧，本节之前陷中取之。用毫针刺入5分～1寸，平补平泻，运针时嘱患者闭张眼睛，留针30分钟，留针期间每5分钟行针1次，运针时仍嘱患者闭张眼睛。

【解析与经验】 本穴为胆经荥水穴，能肝肾并治，治眼病有效。《医宗金鉴》也说：侠溪主治胸胁满……"兼治目赤耳聋痛。"

足临泣

【位置】 在足小趾、次趾本节后陷中，去侠溪1.5寸，小趾、次趾本节后跖骨上踝之前陷中取之。（按：在足小趾、4趾缝后有一大横筋，筋上两骨间是足临泣，筋下乃地五会。）

【针法】 对侧取穴，即健侧取穴。针入8分～1寸，针入后每隔数分钟活动活动眼部（睁眼闭眼），留针30分钟，每隔10分钟捻针1次，捻针时仍嘱患者活动眼部。

【解析与经验】 本穴为少阳胆经腧穴，胆经循行眼部，本穴为木经土穴，治疗与胃有关或木土不和（肝脾不和）、情绪及压力所致之眼痛，尤其有效。如系久病，则可稍偏后贴骨进针，所谓久病入肾，贴骨进针与肾相应，疗效尤佳。足临泣治疗胆经循行部位疼痛皆有疗效，为眼科要穴。

❀本章小结❀

　　肝主目，胆经循行于内外眼角，治疗眼痛的特效穴位以肝经（行间）、胆经（侠溪、足临泣）穴位为主。大肠经与肝经别通，故亦常取大肠经穴位（三间、曲池）治疗眼病。

第二十六章　耳　痛

能引起耳部疼痛的疾病很多，如耳外伤、外耳道炎、急性中耳炎、中耳癌等。本章主要论述外耳道炎与急性中耳炎引起的耳痛。中年以上的人出现耳痛、耳内流腐臭的红色分泌物、张口受限，有发生中耳癌的可能，应到医院早期确诊，以采取相应的治疗。

第一节　相关疾病

一、外耳道病与外耳道炎

局限性外耳道炎又称外耳道疖，为外耳道毛囊或皮脂腺的局限性化脓性感染，以剧烈耳痛为主，常影响张口、咀嚼，打呵欠时疼痛亦加重，也可影响听力及睡眠。检查可见外耳道软骨内有单发或多发小疖，初起皮肤呈局限性红肿，渐成小丘状隆起，触痛明显，疖肿成熟后可自行溃破，溃破后会流出脓血。

外耳道炎（即弥漫性外耳道炎）为外耳道皮肤及皮下组织的炎症，以外耳道局部弥漫性红肿、溃疡、渗出脓液为特征，有急慢性之别。急性者症状与疖肿相同，轻者外耳道轻度充血、肿胀，表面有黏稠的分泌物或碎屑，重者外耳道全皮溃烂，分泌物呈浆液脓性，耳部周围可发生水肿，耳周淋巴结肿大。慢性者耳部及外耳道皮肤增厚，管腔狭窄，外耳道深处有脱屑及有臭味分泌物。

预防外耳道痛及外耳道炎，应注意耳部卫生，戒除挖耳恶习，平时及游泳时防止污水入耳。已患病者应保持外耳道清洁，如痛肿已溃，应经常清除脓液，睡眠时患耳应在下侧，以利脓液排出，但不能使患耳局部受压，以免加重疼痛。

二、急性中耳炎

急性中耳炎为发生于中耳的急性炎症，有化脓与不化脓之别，急性期如治不及时或治疗不当，常易转成慢性。

急性化脓性中耳炎的致病菌以溶血性链球菌、葡萄球菌、肺炎双球菌多见，可引起耳鼓室黏膜、骨膜，甚至骨组织的不同程度的病理改变。本病轻者仅为鼓室黏膜红肿、充血，继而炎症渗出物增多，脓液渐多可压迫鼓膜外凸而导致穿孔。急性化脓性中耳炎的局部症状为耳痛、听力障碍、耳鸣、耳流脓。耳痛常为耳深部的胀痛，或为与脉搏一致的跳痛，疼痛可向咽部、牙齿或同侧面部放散，耳流脓后疼痛缓解。耳鸣多为低音调的轰隆作响。听力障碍在脓液增多而鼓膜未穿破时明显，鼓膜穿孔后听力反而有所改善。耳流脓在鼓膜穿破后出现，初为血脓性，之后转为黏液脓性或脓性。本病初期有发热、头痛、食欲不振、全身不适等全身症状，外耳道流脓后大部分症状迅即消失。

急性非化脓性中耳炎常继发于鼻及咽部黏膜或淋巴组织的急性炎症，影响咽鼓管口功能。如鼻窦炎、扁桃体炎、鼻咽部肿物、气压骤然变化等均可诱发本病。

治疗耳痛常用的一针疗法穴位有液门、三叉三、中渚、风市、太溪、手三里、涌泉、制污等。

第二节　常用穴位

太　溪

【位置】　足内踝后5分，跟骨上动脉陷中。平齐内踝最隆出点，在内踝后缘与跟腱内侧缘中间。

【针法】　针入穴位，得气后嘱患者用双手捏住鼻孔，轻轻地由内向外鼓气，每5分钟重复此动作。

【解析与经验】　肾开窍于耳，耳痛与肾密切相关，太溪为肾经腧穴，治疗本经之疼痛有效，又为原穴，能调理肾脏而治疗耳病。

液　门

【位置】　手小指、次指歧骨间陷中，握拳取之。

【针法】　针入穴位，得气后嘱患者用双手捏住鼻孔，轻轻地由内向外鼓气，每5分钟重复此动作。

【解析与经验】　本穴为三焦经荥穴，荥主身热，针刺本穴能治三焦经之热证，尤以治上中焦壅热所导致之五官咽喉（《医宗金鉴》《百症赋》）、喉龈肿、耳部疾患效果较佳。三焦经绕循耳部，荥输主外经，故本穴治疗耳痛有效。

三叉三

【位置】　在手背第4、5指指缝（歧骨）间陷中为液门穴，旁边筋下骨旁为三叉三穴。

【针法】 握拳取穴，避开浅静脉，沿筋下贴骨间隙进针 1~1.5 寸，局部可有酸、麻、重、胀感。有针感后嘱患者用双手捏住鼻孔，轻轻地由内向外鼓气，每 5 分钟重复此动作。

【解析与经验】 液门为手少阳三焦经荥穴，三焦经绕循耳部，荥主热病及外感病，故能清热泻火，祛风定痛。本穴紧临液门，太极对应五官区，亦为五官病穴，除有液门之效用外，贴筋与肝及风相应，贴骨与肾相应，肾开窍于耳，针 1 寸达中渚穴（属土），同时也有中渚之效用，因此针刺三叉三穴治疗各种原因所致之耳痛，效果显著。

中　渚

【位置】 当第 4、5 掌骨小头后缘，指蹼缘（液门）后 1 寸凹陷处取穴。

【针法】 握拳直刺，从掌背侧向掌侧刺入 8 分~1 寸。针入穴位得气后嘱患者用双手捏住鼻孔，轻轻地由内向外鼓气，每 5 分钟重复此动作。

【解析与经验】 三焦经起于无名指尺侧端，循臂之外侧，上行至肩项部，达耳、目、面颊、额等部位，经脉所过，主治所及，故治耳部疾患可在本经远端取穴。中渚穴为三焦经输穴，《难经·六十八难》说"输主体重节痛"，故本穴可用于治疗少阳经脉所至的重痛病。针刺中渚穴，能疏通经气，舒筋活络，达到通则不痛之目的。

风　市

【位置】 在膝上 7 寸，外侧两筋间。人身直立，双手自然下垂，中指尖所到处，即大腿外侧中央线之中点是穴。

【针法】 针深 2 寸，抵骨尤佳。得气后嘱患者用双手捏住鼻孔，轻轻地由内向外鼓气，每 5 分钟重复此动作。

【解析与经验】 本穴疏风作用极强，为常用之镇痛、镇定要穴。《灵枢经》云："凡十一脏者，取决于胆。"胆经在头部之经脉循行最长，穴位最多，镇定作用甚强，绕循耳部，经脉所至，主治所在，故治疗耳部疼痛有一定疗效。

涌　泉

【位置】 足掌心中央，约在足底（去趾）前 1/3 处。

【针法】 在足底，当第 2 跖骨间隙的中点凹陷处，取穴时以趾卷曲，在足掌之中心发现凹陷形处是穴。直刺，从足心刺向足背，针 3~5 分。针入穴位得气后，嘱患者用双手捏住鼻孔，轻轻地由内向外鼓气，每 5 分钟重复此动作。

【解析与经验】 涌泉能够清肾热，降阴火，本穴为肾经井穴，井穴善治窍病，耳为肾窍，因此涌泉治耳病有效。

手三里

【位置】 在前臂桡侧，握拳屈肘时肱桡肌部呈凹陷处。在前臂背面桡侧的上段屈肘侧置，在阳溪穴上 10 寸，曲池穴下 2 寸处，按之肉起，锐肉之端是穴。

【针法】 直刺，从上向下，针深 1～2 寸。针入穴位得气后嘱患者用双手捏住鼻孔，轻轻地由内向外鼓气，每 5 分钟重复此动作。

【解析与经验】 耳痛与肾及大肠之气逆有关，本穴配太溪治疗耳痛有卓效，单独应用亦有效。

制 污

【位置】 在大指背第 1 节中央线上。

【针法】 以三棱针刺出黑血，当即见效。

【解析与经验】 本穴治外耳道炎，外耳道局部弥漫性红肿、溃疡、渗出脓液、疼痛，点刺出血，极有效验。治中耳炎排脓而止耳痛。

✿本章小结✿

治疗耳痛的穴位以手足少阳经之液门、中渚、风市、三叉三（奇穴，位于三焦经），及肾经之涌泉、太溪为主。此外，大肠经之手三里治气逆耳痛，制污穴治疗中耳炎排脓而止耳痛效佳。

第二十七章 鼻 痛

以鼻部疼痛为主要症状的疾病很多，本章主要论述鼻疖、急性鼻窦炎。其他鼻病虽未谈及，但治疗鼻痛，以下穴位皆可选用。

第一节 相关疾病

一、鼻疖

鼻疖是鼻前庭、鼻尖部或鼻翼部的毛囊、皮脂腺或汗腺的急性化脓性炎症，鼻疖多为单侧鼻腔发病，常因挖鼻、拔鼻毛等损伤皮肤，细菌趁机侵入而引起。慢性鼻前庭发炎易继发本病，糖尿病患者生鼻疖容易反复发作，迁延不愈。

鼻疖初期鼻前庭部发胀、灼热、疼痛，继而红肿，有触痛，严重者可出现发热、怕冷、头痛、全身不适等症状。检查鼻腔可见一侧鼻前庭内有丘状隆起，周围浸润发硬、发红，红肿中心有鼻毛，如果脓液形成则红肿区顶部可见黄色脓点。鼻疖一般在一周内可自行溃破、流脓而自愈。发病可伴有唇部肿胀、颌下淋巴结肿大，有压痛。鼻疖一般为单发，也可以多发，但局限于一侧鼻腔内，若用手挤压或处理不当，能引起严重的颅内并发症，如海绵窦血栓静脉炎，甚至危及生命。

二、急性鼻窦炎

急性鼻窦炎多发生于单个鼻窦，以头痛、局部疼痛、鼻腔分泌物增多为主要症状，患侧鼻腔持续性鼻塞，有大量黏液脓性分泌物积存于鼻腔，不易擤尽，可出现嗅觉减退等，同时伴全身不适、困倦、食欲不振、怕冷、发热、咽喉疼痛、咳嗽等全身症状。

凡能阻碍鼻窦自然通风引流的因素均可产生鼻窦炎，如鼻腔肿物、中鼻甲肥大、鼻中隔偏曲、鼻腔异物、扁桃体炎、牙齿化脓性疾病均可诱发鼻窦炎，有过敏体质者常易迁延形成慢性鼻炎。肺炎双球菌是导致急性鼻窦炎发生的主要致病菌，其他如葡萄球菌、链球菌、流感杆菌、革兰氏阴性杆菌等也能引起本病。

急性鼻窦炎有 4 种，即急性上颌窦炎、急性额窦炎、急性筛窦炎、急性蝶窦炎，临床以上颌窦炎发病率最高。急性上颌窦炎头痛部位在前额部，疼痛晨轻，午后加重，伴有面颊红肿、压痛、上牙叩痛。额窦炎多见内眦部（内眼角），鼻根部疼痛，内眦部红肿，有压痛。其治疗应根除病因，控制感染，预防并发症。

治疗鼻痛常用的一针疗法常用穴位有三间（或大白）、曲池、内庭、门金、三叉三、太冲、少商、木穴。

第二节　常用穴位

三　间

【位置】　在食指桡侧，本节之后内侧陷中。

【针法】　握拳取穴，直刺 1 寸，从桡侧向尺侧刺入，针刺得气后令患者轻微撝鼻以活动鼻部（或稍微按摩）1 分钟，以引针气，留针 30 分钟，每隔 10 分钟捻针 1 次，捻针时仍嘱患者轻微撝鼻活动鼻部（或稍微按摩）30 秒。

【解析与经验】　三间为手阳明大肠经输穴，输穴主体重节痛，为治痛最常用之穴位。大肠经绕过鼻子旁边，两边大肠经夹鼻，经脉所过，主治所在，因此治疗鼻痛甚为有效。如本穴再向前贴骨，即大白穴，大白穴接近第 2 掌骨侧，属全息点之头面点，因此亦为治疗头面五官痛特效点，刺之效果尤佳。

曲　池

【位置】　在肘外侧，屈肘时当肘横纹外侧尽端。

【针法】　直刺，从上向下，针 5 分～1 寸。针刺得气后令患者轻微撝鼻活动鼻部（或稍微按摩）30 秒，以引针气，留针 30 分钟，每隔 10 分钟捻针 1 次，捻针时仍嘱患者轻微撝鼻活动鼻部（或稍微按摩）30 秒。

【解析与经验】　曲池为大肠经合穴，对于头面病变疗效甚佳，常用治头面、耳、目、口、鼻诸病（《杂病穴法歌》）。由于大肠经多气多血，曲池为合穴，根据肺与大肠相表里，及"合治腑病"的原则，加之本穴具有疏风解表及调和气血的作用，因此治疗肺开窍于鼻的病变，疗效甚好。

内　庭

【位置】　当次趾与中趾合缝处之上际取穴。

【针法】　毫针直刺，从足背刺向足底，深度为 5 分～1 寸。得气后行捻转手法，运针时嘱患者轻微撝鼻活动鼻部（或稍微按摩）30 秒，以引针气，留针 30

分钟，每隔 10 分钟捻针 1 次，捻针时仍嘱患者轻微擤鼻活动鼻部（或稍微按摩）30 秒。

【解析与经验】 足阳明胃之脉，起于鼻之交颎中，旁纳太阳之脉，下循鼻外，入上齿中，"经络所过，主治所及"，内庭为胃经荥穴，善清胃火，可用治牙痛龈肿、鼻衄、扁桃体炎、咽病、鼻痛。

门 金

【位置】 在足第 2、3 跖骨结合部之前凹陷中取穴。

【针法】 向足心针刺，或直刺亦可，针深 1 寸。得气后行捻转手法，运针时嘱患者轻微擤鼻活动鼻部（或稍微按摩）30 秒，以引针气，留针 30 分钟，每隔 10 分钟捻针 1 次，捻针时仍嘱患者轻微擤鼻活动鼻部（或稍微按摩）30 秒。

【解析与经验】 门金穴有理气的作用，位置、功效与足阳明胃经陷谷穴相符。足阳明胃经起于鼻孔两旁手阳明经的终穴迎香，由此上行，左右相交于鼻根，"经络所过，主治所及"，且本穴属土经木穴，在五行方面跟肝相关，可以疏肝，肝经内经鼻咽深处，胃经循行鼻之外，故本穴可治鼻之内外疾病。

三叉三

【位置】 在手背第 4、5 指指缝（歧骨）间陷中为液门穴，旁边筋下骨旁为三叉三穴。

【针法】 握拳取穴，避开浅静脉，沿筋下贴骨间隙进针 1～1.5 寸，局部可有酸、麻、重、胀感，有针感后嘱患者轻微擤鼻活动鼻部（或稍微按摩）30 秒，以引针气，留针 30 分钟，每隔 10 分钟捻针 1 次，捻针时仍嘱患者轻微擤鼻活动鼻部（或稍微按摩）30 秒。

【解析与经验】 本穴在太极全息中对应五官区，为治五官病要穴，邻近液门穴，除有液门之效用外，因贴筋与肝相应，贴骨与肾相应，针 1 寸透达中渚穴（属土），同时也有中渚之功效，治疗各种原因所致之鼻痛，效果显著。

太 冲

【位置】 正坐垂足，第 1、第 2 跖骨连接部之前凹陷中取之。或以指从踇趾、次趾之间，循歧缝上压，压至尽处。

【针法】 用毫针刺入 8 分～1 寸，有针感后嘱患者轻微擤鼻活动鼻部（或稍微按摩）30 秒，以引针气，留针 30 分钟，每隔 10 分钟捻针 1 次，捻针时仍嘱患者轻微擤鼻活动鼻部（或稍微按摩）30 秒。

【解析与经验】 本穴为肝经原穴，理气调肝作用甚强，一切肝经病症均可取用。肝经上入颃颡（鼻之内部深处），至脑肝与大肠脏腑别通，大肠经绕鼻之外侧，经脉所过，主治所及，故治鼻痛甚效。

商　阳

【位置】　在食指末节桡侧，距指甲角约0.1寸。

【针法】　用三棱针点刺出血。男先左手，女先右手，若病重者两手皆刺。

【解析与经验】　大肠经绕过鼻子旁边，经脉所过，主治所及，因此本穴治疗鼻痛甚为有效。商阳为手阳明经井穴，其性属"开"，尤善治急症及外感所导致之鼻病，在此穴放血，具有开窍泄热、活血消肿、通经活络止痛的作用。

木　穴

【位置】　当掌面食指之内侧，距中央线2分直线上，上穴距第2节横纹三分三，下穴距第2节横纹六分六，共二穴。

【针法】　针深2~3分。有针感后嘱患者轻微搐鼻活动鼻部（或稍微按摩）30秒，以引针气，留针30分钟，每隔10分钟捻针1次，捻针时仍嘱患者轻微搐鼻活动鼻部（或稍微按摩）30秒。

【解析与经验】　本穴具有清利头目、开窍疏肝的作用，位于食指上，通过肝经与大肠经相通，能够清肝胆大肠火，大肠与肺相表里，故治鼻痛有显著疗效。

✳本章小结✳

《灵枢·经脉》记载大肠经"从缺盆上颈，贯颊，入下齿中，还出挟口，交人中，左之右，右之左，上挟鼻孔"，胃经"起于鼻之交颃中，旁纳太阳之脉，下循鼻外，入上齿中，还出挟口环唇，下交承浆"，肝经"布胁肋，循喉咙之后，上入颃颡，连目系，上出额，与督脉会于颠"。大肠经与胃经循行包围鼻子，肝经"循喉咙之后，上入颃颡"，走鼻腔内部，治疗鼻病不外选取这几条经络之穴位。至于三叉三穴及液门穴，为治疗五官病要穴、效穴，也常取用。

第二十八章　牙　痛

　　龋齿、牙根尖周炎、牙髓炎、牙周炎、牙龈炎等均能引起牙痛。引起牙痛的原因多种多样，牙痛症状亦多样。

　　牙痛是指牙体组织及牙周组织发生病变引起的疼痛，是临床常见症状，常见于各种疾病，如龋齿、牙髓炎、牙周炎、冠周炎等，颌骨疾患、神经疾患以及一些全身疾患亦可引起牙痛。其临床表现以牙痛为主，遇冷、热、酸、甜等刺激则疼痛加重，可伴有牙龈肿胀或出血、龈肉萎缩、牙齿松动、颈淋巴结肿痛以及发热、食欲减退等症状。

　　牙痛是口腔科最为常见的症状，其原因有牙齿本身、牙周组织病变，附近组织疾病引起的牵涉痛，三叉神经痛、一些全身疾病亦可引起牙痛。

第一节　相关疾病

一、龋齿　（牙根尖周炎、牙髓炎）

　　龋齿（又称蛀牙）的发病率很高，尤以儿童、青年居多。龋齿是因细菌在齿缝繁衍，使食物残渣发酵产酸，造成牙体组织缺损的疾病。龋齿感染侵及牙髓则发生牙髓炎。牙髓感染后，侵及牙齿根尖周围组织则发生根尖周炎。龋病好发于磨牙的咬合面，牙齿硬组织发生色、形、质的改变，严重的出现龋洞。龋洞细菌感染则产生牙齿剧烈疼痛。疼痛大多是自发性、阵发性剧痛，常在夜间发生或加重，遇冷、热、酸、甜及食物嵌入可使疼痛加剧，甚者牙痛难忍，涕泪俱出，齿龈红肿疼痛，口气秽臭，苔黄腻。继发感染引起牙根尖周炎、牙髓炎后，牙痛尤其剧烈。

二、牙周炎、牙龈炎

　　牙周炎、牙龈炎是牙齿的周围组织发生的病变，主要由菌斑、牙垢和牙石所引起，此外，食物嵌入、不良的假牙等也可引发本病。中医认为本病主要由肾虚胃热所引起。

牙龈炎主要症状有牙龈肿胀疼痛、牙龈出血、牙龈出现深红色或暗红色，牙颈部有牙石堆积，伴见口臭。

牙周炎多由牙龈炎发展而来，临床上除具有牙龈炎的表现外，轻轻触碰牙周可见脓液溢出，牙齿出现松动。严重的牙周炎患者出现多个牙周脓肿，还可伴有全身不适、体温升高等全身症状。

治疗牙周炎、牙龈炎，首先应去除局部刺激因素，如调整牙齿咬合关系、去除不良的假牙、矫正食物嵌入等，如果仍无效，应请牙科医师诊治。

治疗牙痛常用之特效一针疗法穴位有解溪、内庭、劳宫、合谷、三叉三、昆仑、太溪、偏历、太冲、下关、太阳、尺泽、二间、三间、厥阴俞等。

第二节　常用穴位

内　庭

【位置】　在中趾与次趾间隙陷中。

【针法】　用毫针刺患侧内庭穴（健侧亦效），捻转进针5分左右，强刺激，嘱患者轻轻咬牙，留针30分钟，每5分钟强捻针1次，捻针时仍嘱患者轻轻咬牙。

【解析与经验】　内庭穴是足阳明胃经荥穴，有清虚热、滋阴血之效，牙齿肿痛多属胃经火热上攻，故针刺本穴治疗效果较好，尤以上牙龈肿痛效果更佳。

解　溪

【位置】　从第2趾直上至足腕部前面横纹，两筋之间陷凹中，屈足背向上取之。一般取法：医者以两中指从后跟正中，左右向前面移转，两中指相会处陷中是穴，即系鞋带之处。

【针法】　针健侧，强捻针，嘱患者轻轻咬牙，留针30分钟，每5分钟强捻针1次，捻针时仍嘱患者轻轻咬牙，齿痛多能立止。

【解析与经验】　牙痛与胃经关系密切，解溪为足阳明经经穴，"病变于音者取之经"，经穴有清泻胃经之火和安神定痛消肿等功效，针刺解溪穴可立止牙痛。我用解溪穴治疗多例牙痛患者，疗效满意。

合　谷

【位置】　在手背，当第1、2掌骨间隙之中点处，或第2掌指关节与阳溪穴之间的中点处，稍靠近食指侧。

【针法】　用毫针针刺，取对侧合谷，直刺1寸深。强刺激，大幅度捻转，嘱患者轻轻咬牙，留针 30 分钟，每 5 分钟强捻针 1 次，捻针时仍嘱患者轻轻咬牙。

【解析与经验】 合谷为手阳明大肠经原穴，为增强自然治愈力的要穴、治疗齿痛之特效穴。大肠经起于食指端，走行入下齿，因此下牙齿肿痛取合谷效果尤佳。《针灸甲乙经》曰："齿龋痛，合谷主之。"《四总穴歌》云："面口合谷收。"据经验，针刺合谷治疗急性牙髓炎、根尖周炎、冠周炎，止痛效果甚佳。

二　间

【位置】 在食指根部桡侧，握拳时在第 2 掌指关节前下方之凹陷处是穴。

【针法】 直刺，从桡侧向尺侧刺入。针入 3 分，强刺激，嘱患者轻轻咬牙，留针 30 分钟，每 5 分钟强捻针 1 次，捻针时仍嘱患者轻轻咬牙。

【解析与经验】 二间为大肠经荥水穴，系本经子水穴，本经实证皆可泻之，本经热证皆可清之，治齿痛甚效。古诀（《玉龙赋》《天星秘诀》《席弘赋》）认为本穴可治牙痛，确有效验，从经络来看，大肠经先入下牙，故治疗下牙痛尤其有效。

三　间

【位置】 第 2 掌骨桡侧缘，在第 2 掌骨小头后方的陷窝内。

【针法】 穴位常规消毒，用 1～1.5 寸毫针垂直刺入，运用泻法，强刺激，嘱患者轻轻咬牙，留针 30 分钟，每 5 分钟强捻针 1 次，捻针时仍嘱患者轻轻咬牙。

【解析与经验】 本穴善于治疗大肠经循行所过之病，腧穴对应于耳、眼、鼻、口，治疗牙痛、咽喉、鼻病等甚效，亦常用于治疗头面各种病变。《医宗金鉴》《卧岩凌先生得效应穴针法赋》皆认为本穴治疗牙痛有效，大肠经先入下牙，故治疗下牙痛效果佳，配太溪效更佳。

三叉三

【位置】 当小指与无名指歧缝间，握拳取穴。

【针法】 取液门穴旁，避开可见浅静脉，用毫针顺掌骨间隙、筋下骨旁刺入 0.5～1 寸，得气后强刺激，嘱患者轻轻咬牙，留针 30 分钟，每 5 分钟强捻针 1 次，捻针时仍嘱患者轻轻咬牙。

【解析与经验】 本穴在太极全息中对应五官区，为治五官病要穴，邻近液门穴，除有液门之功效外，因为贴筋与肝相应，贴骨与肾相应，针 1 寸透达中渚穴（属土），同时也有中渚之功效，治疗各种原因所致之牙痛效果显著，亦可治疗各种原因引起的口舌痛。

劳 宫

【位置】 握拳，中指与无名指指尖之间所对的掌心中。

【针法】 用毫针快速直刺同侧劳宫穴，强刺激，嘱患者轻轻咬牙，留针30分钟，每5分钟强捻针1次，捻针时仍嘱患者轻轻咬牙。

【解析与经验】 劳宫为手厥阴心包经荥穴，为火中之火，清火之力甚强，包络与胃通，兼能清胃火，因此针刺本穴治疗阴虚火旺所致的牙痛效果甚佳。

木 火

【位置】 当中指第3节横纹中央点是穴。

【针法】 皮下针向外（小指方向）横刺，强刺激，嘱患者轻轻咬牙，留针30分钟，每5分钟强捻针1次，捻针时仍嘱患者轻轻咬牙。

【解析与经验】 木火穴位置相当于手厥阴心包经之荥穴，具有清虚热、滋阴血之效，对阴虚火旺所致的牙痛效果甚佳。

厥阴俞

【位置】 正坐或俯卧，在第4胸椎下旁1.5寸处取之。

【针法】 斜刺，从背侧向前下方刺入3分，或以三棱针或采血片在此穴点刺，稍稍出血，嘱患者轻轻咬牙。

【解析与经验】 牙痛有时会在厥阴俞附近出现敏感压痛点，点刺出血少许，牙痛可止。厥阴俞与心包关系密切，包络与胃通，兼能清胃火，故治牙痛。

昆 仑

【位置】 在足部外踝后方，当外踝尖与跟腱之间的凹陷处。

【针法】 正坐垂足，以手指从跗阳穴按下，手指到达足跟骨之处取之，适当外踝与跟腱之中央凹陷部。或患者侧卧，患侧在上，针昆仑穴时，针尖对向内踝前缘而入，针入5分。强刺激，嘱患者轻轻咬牙，留针30分钟，每5分钟强捻针1次，捻针时仍嘱患者轻轻咬牙。

【解析与经验】 昆仑穴系足太阳膀胱经经穴，为水经火穴，具有疏风清热、通络止痛的作用，治牙痛甚效，治肾火上炎之牙痛亦有效（《医宗金鉴》）。《针灸甲乙经》亦有本穴主治上齿痛的记载。据经验，针刺昆仑穴治疗虚实牙痛，其即时止痛效果甚佳。

太 溪

【位置】 当内踝后侧，与跟骨筋腱连线中点之陷中取之，适与昆仑穴相对。

【针法】 取双侧太溪穴，常规消毒后，用毫针刺入5分。强刺激，嘱患者轻轻咬牙，留针30分钟，每5分钟强捻针1次，捻针时仍嘱患者轻轻咬牙。

【解析与经验】 太溪穴系肾经腧穴，又是原穴，可以调畅肾气，肾阴虚、肾阳虚皆能通治。肾主骨，太溪穴治疗牙根痛颇效。老年人牙根摇动，常隐隐作痛，这种牙痛多为肾虚牙痛，于牙痛发作前针刺之，可防止牙痛再发。

太 冲

【位置】 在足大趾本节后2寸，第1、2跖骨骨间腔中。

【针法】 取患侧太冲穴，直刺，从足背向下进针1寸。强刺激，嘱患者轻轻咬牙，留针30分钟，每5分钟强捻针1次，捻针时仍嘱患者轻轻咬牙。

【解析与经验】 足厥阴肝经"其支者，从目系，下颊里，环唇内"，太冲是足厥阴肝经的输穴和原穴，肝经与大肠经相通，针刺太冲可缓解牙痛，治疗牙质过敏所致疼痛效果甚好。

尺 泽

【位置】 手臂平伸，手掌向上，前臂略向上使肘稍屈，从肘窝横纹之外侧，试以大指按穴处，前臂稍屈时即有大筋凸起，筋外侧有大静脉一条，在静脉外侧凹陷处是穴。

【针法】 毫针针刺法。取患侧尺泽穴，常规消毒后，用毫针刺入穴内，得气后强刺激，嘱患者轻轻咬牙，留针30分钟，每5分钟强捻针1次，捻针时仍嘱患者轻轻咬牙。

【解析与经验】 牙痛多因大肠、胃腑或肾虚火炎所致，尺泽穴为肺经合穴，属水，滋水育阴而清虚热，据经验，针刺尺泽穴治疗牙痛有速效。

耳 尖

【位置】 在耳部，当耳廓缘之最高点处。

【针法】 以三棱针或采血片在此穴点刺，稍稍出血。嘱患者轻轻咬牙。

【解析与经验】 耳尖穴为经外奇穴，适应证甚多，对于一切痛证及实热证，均可应用本穴治疗。西医学认为本穴有消炎、退热、降压、镇静等作用。有谓本穴百病无所不主，在牙痛用其他疗法治疗无效时，可在此点刺出血。

太 阳

【位置】 在面部，目外眦与眉梢之间向外 1 寸的凹陷处取穴。

【针法】 用三棱针点刺出血，单侧牙痛取患侧，双侧牙痛取双侧。嘱患者轻轻咬牙。

【解析与经验】 牙痛多为实热之证，常因风热之邪客于阳明经脉，气血壅滞，内侵牙体、齿龈或胃肠实热，阳明火盛，循经上炎所致，点刺太阳穴出血可疏导阳明经气，泄血清热，通调气血，而达到止痛、消肿、治愈牙痛的目的。

无名穴

【位置】 在足外踝下陷凹处。

【针法】 用三棱针在细静脉血管点刺出血。

【解析与经验】 此为董师常用之法，此穴在足太阳循行部位，在该穴点刺出血有疏经活络、祛风泄热的作用，对风火牙痛疗效较好。一般 1~3 次即愈。

下 关

【位置】 在颧弓下缘，下颌骨髁状突之前方。

【针法】 以指按压耳珠之前七八分处，当颧骨弓之下端有一凹陷，口合有空，口张则闭，是为穴位，闭口取穴。取患侧下关穴，横刺（透颊车），针入 1~1.5 寸。强刺激，嘱患者轻轻咬牙，留针 30 分钟，每 5 分钟强捻针 1 次，捻针时仍嘱患者轻轻咬牙。

【解析与经验】 本穴为足阳明胃经与足少阳胆经之会穴，有疏风活络、开窍益聪作用，对于面部及面部与偏头交会部位之病痛，如齿痛、齿龈炎、颜面神经麻痹、三叉神经痛及耳鸣、耳聋、耳痛等皆有疗效。《针灸甲乙经》云："下齿痛，颊肿，下关主之。"据经验，用此穴治疗牙痛多例，获速效，尤以治上牙痛疗效佳。

偏 历

【位置】 从阳溪至曲池之间分 12 寸，当下 1/4 处。简便取穴法：两虎口交叉时当中指尽处是穴。

【针法】 取患侧偏历穴，斜刺，针尖向肘微斜刺入。针 3 分，强刺激，嘱患者轻轻咬牙，留针 30 分钟，每 5 分钟强捻针 1 次，捻针时仍嘱患者轻轻咬牙。

【解析与经验】 本穴为手阳明大肠络穴，《灵枢·经脉》说："手阳明之别，名曰偏历……实则龋聋，虚则齿寒痹隔。"龋齿牙痛常于偏历穴处有压痛，用手揉按即见牙痛减轻。本穴治疗龋齿牙痛有特殊疗效。

❋本章小结❋

牙痛不外胃肠之火与肾火，虽然胃经及大肠经腧穴皆能治疗牙痛，由于大肠经"从缺盆上颈贯颊，入下齿中，还出挟口，交人中，左之右，右之左，上挟鼻孔"，先至下牙，故治疗下牙痛多取大肠经腧穴。胃经"起于鼻之交频中，旁纳太阳之脉，下循鼻外，入上齿中，还出挟口环唇，下交承浆"，先至上牙，所以一般治疗上牙痛多取胃经腧穴。

此外，心包经与胃经别通，所以也有取用心包经腧穴如劳宫、厥阴俞、木火穴治疗牙痛者。

由于肾主骨，所以牙龈痛多取肾经之太溪或膀胱经之昆仑穴治之。

第二十九章　咽喉痛

咽喉疼痛是咽喉部病变的常见症状之一，能引起咽喉肿痛的原因及疾病很多，这里主要论述由于上呼吸道感染、急性扁桃体炎、急性咽炎、慢性咽炎、单纯性喉炎以及扁桃体周围脓肿等所致的咽喉肿痛。

第一节　咽　炎

咽炎为临床常见疾病，属于中医学"咽喉肿痛""喉痹"等范畴，有急性及慢性之分。

一、急性咽炎

急性咽炎是发生于咽喉部黏膜的急性炎性病变，好发于春、秋、冬季。多由感受寒气、劳累、烟酒过度等使身体抵抗力下降，流感病毒及腺病毒等经飞沫或接触传染而发病。在幼儿，本病可为麻疹、流感、猩红热、百日咳等传染病的先驱症状及并发症，在成人，本病可与急性鼻炎、鼻窦炎、急性扁桃体炎同时出现。

急性咽炎起病急，初感咽部干燥灼热，继而疼痛，吞咽时加重，疼痛常向耳部放射。严重者吞咽困难，声音嘶哑，讲话费力，咽喉部有异物感，阵发性咳嗽，伴有发热、头痛、疲乏、口渴、便秘等全身不适症状。检查咽部可见黏膜充血，有分泌物附着，悬雍垂水肿，下颌角淋巴结肿大，有压痛。

本病相当于中医的风热喉痹。风热邪毒侵袭咽喉，肺胃邪热上壅，搏结于咽喉部致病。

二、慢性咽炎

慢性咽炎是咽黏膜的一种慢性炎性病变，咽部黏膜、黏膜下及淋巴组织呈弥漫性炎症，以咽痛、咽干、吞咽不利为主要表现，患者自觉咽部不适，有咽干、发痒、灼热、微痛、异物感等，干咳或咳出少量黏液，局部充血、疼痛等，一般全身症状不明显。常由急性咽炎未注意治疗或未愈，反复发作转变而来，或因长期嗜好烟、酒以及刺激性气体、粉尘等慢性刺激所致。本病属于中医的"喉痹""嗌干"等范畴，认为多系病后余邪未清或肺肾阴虚，虚火上炎，循经上结于咽，咽失濡养所致。

治疗咽喉痛常用特效一针疗法穴位有少商、商阳、廉泉、照海、鱼际、液门、关冲、太溪、太冲等。

少 商

【位置】　在拇指桡侧距指甲角1分许。

【针法】　捏紧拇指，另一手持三棱针，对准穴位快速刺入出血。男先左手，女先右手，若病重者两手皆刺。挤出血10～15滴，使血由暗红变淡为宜。嘱患者吞咽口水，可立觉轻松。

【解析与经验】　少商为手太阴经井穴，其性属"开"，善治急症及外感证。在此穴放血具有开窍泄热、活血消肿、通经活络的作用，治疗感冒发热、喉痛、扁桃体炎甚效。文献记载，一切咽喉急症，或闭或痛，应用本穴，百刺百应。《玉龙歌》说："乳蛾之证少人医，必用金针疾始除，如若少商出血后，即时安稳免灾危。"《针灸资生经》说："以三棱针刺之，微出血，泄诸脏热凑，不宜灸成君绰忽腮颌肿大如升，喉中闭塞，水粒不下，甄权针之立愈。"《针灸大成》说："主颌肿喉闭……小儿乳蛾。"《医宗金鉴》说："少商惟针双蛾痹，血出喉开功最奇。"少商对咽喉痛有特异作用，急性咽喉痛及急性扁桃体炎皆由肺经郁热、邪袭肺卫所致，用三棱针在少商点刺放血效果良好。本穴点刺放血对咽喉肿痛、乳蛾、急性腮腺炎亦常有特殊疗效。我治疗感冒咽喉痛数十例，在少商点刺放血后当即止痛，感冒亦快速痊愈。

商 阳

【位置】　手大指次指内侧，去爪甲角如韭叶。

【针法】　用三棱针点刺出血。男左手，女右手，重者两手齐刺。挤出血10～15滴，使血由暗红变淡为宜。嘱患者吞咽口水，可立觉轻松。

【解析与经验】　本穴为大肠经井金穴，为金中之金穴，治疗肺系急病最为有效。喉在肺系，此穴治喉痛、喉肿、颌肿有良效，又本穴为阳明经穴位，阳明经多气多血，亦生热证，本穴亦善治热证，能清泄阳明，宣肺利咽，点刺出血甚佳。治感冒喉痛，我常以商阳配少商点刺出血少许，可立止喉痛。本穴临床亦常用于治疗喉头炎、扁桃体炎。

少商配商阳刺血治疗咽喉痛有特殊效果，或左少商配右商阳，或右少商配左商阳，病情严重者两穴两边皆针则更效。少商能清肺热、消肿痛、利咽喉，商阳能解表热散郁结，两穴配合，清解并治，疗效更佳。

太 冲

【位置】 足大趾本节后2寸，内间动脉应手陷中。

【针法】 直刺，从足背向下进针，针1～1.5寸。嘱患者吞咽口水，可立觉轻松。

【解析与经验】 肝经"循喉咙之后，上入颃颡"，即肝经穿过喉咙深处，经络所过，主治所及，太冲为肝经输穴，尤善治本经所过之疼痛。古文献中常有用太冲穴治疗咽喉痛的经验。《标幽赋》说："心胀咽痛，针太冲而必除。"《马丹阳天星十二穴治杂病歌》说："太冲足大趾，节后二寸中，动脉知生死，能医惊痫风，咽喉并心胀。"《席弘赋》说："咽喉最急先百会，太冲照海及阴交。"提出太冲治疗喉痛，配照海、百会效更佳。

鱼 际

【位置】 大指本节后，内侧赤白肉际陷中。在拇指本节后凹陷处，约当第1掌骨中点桡侧，赤白肉际处。

【针法】 仰掌，在第1掌骨掌侧中部，赤白肉际处取穴。斜刺，针尖微斜向掌内刺入。针入5分，得气后嘱患者吞咽口水，可立感轻松。留针30分钟，每5分钟捻针1次，捻针时仍嘱患者吞咽口水。

【解析与经验】 鱼际为肺经荥穴，荥主身热，善清肺经火热，对于风袭肺卫的发热有直接退热作用，主治咽部、胸肺部病症。又"荥输治外经"，荥输善治经络之病及外感之证，鱼际尤善治外感病（外感与肺关系密切），治疗感冒、气管炎、肺炎及急性扁桃体炎、喉痛（喉为肺系也）皆甚效，临床上常用于治疗热邪壅于肺经的咽喉肿痛（配液门尤效）及急性扁桃体炎等。

《百症赋》说："喉痛兮，液门、鱼际去疗"，据经验，确有卓效。单针液门或鱼际皆有效，治疗时不必双手4穴皆刺，若针左手鱼际，则针右手液门，针右手鱼际，则针左手液门，两边各针一针即可，捻针时，双手齐捻，并令患者吞咽唾液，动引其气，两穴之气，在喉部交应，可即止喉痛。

液 门

【位置】 在第4、5指指缝间，当本节前。

【针法】 当小指与无名指歧缝间，握拳取穴。直刺，从上向下刺，针入5分～1寸，透针可达1.5寸。贴近无名指之骨旁筋下进针，亦即三叉三穴，疗效更佳。得气后嘱患者吞咽口水，可立感轻松。留针30分钟，每5分钟捻针1次，捻针时仍嘱患者吞咽口水。

【解析与经验】 本穴为三焦经荥穴，荥主身热，针刺本穴能疏利三焦邪热，尤其是对上中焦壅热所导致之五官咽喉疾患（见《医宗金鉴》《百症赋》），疗效甚好。从太极对应来看，荥穴对应五官，本穴透针而入，可谓眼、耳、口、鼻区皆能透达，为治疗五官病之要穴。我常用此穴治咽喉痛（喉痛甚效，配鱼际效更速），又用治耳鸣、耳痛、中耳炎、眼疾、鼻塞、牙痛等。本穴若不在两指中间取穴，而是紧贴无名指骨旁筋下取之，则谓三叉三穴，治疗五官病疗效更佳。

太 溪

【位置】 平齐内踝最隆出点，在内踝后缘与跟腱内侧缘之中间。

【针法】 当内踝后侧，与跟骨筋腱连线中点之陷中取之，适与昆仑穴相对。斜刺，从足外踝刺入，针5分。得气后嘱患者吞咽口水，可立感轻松。留针30分钟，每5分钟捻针1次，捻针时仍嘱患者吞咽口水。

【解析与经验】 太溪为肾经原穴，肾阴亏损，肾阳不足，本穴皆有调解作用，《备急千金要方》云："然谷、太溪，主嗌内肿，气走咽喉而不能言。"《证治准绳·杂病》曰："娄全善治一男子喉痹，于太溪穴刺出黑血半盏而愈。"咽喉肿痛，针此穴有效。

关 冲

【位置】 在手4指外侧端，去爪甲角如韭叶许。无名指外侧端（即靠小指的一面），爪甲角后1分许取之。

【针法】 斜刺，针尖略向上方刺入1分，或在此穴点刺出血。

【解析与经验】 本穴能治三焦之热气上壅所致之证。《玉龙歌》说："三焦热气壅上，口苦舌干岂易调，针刺关冲出毒血，口生津液病俱消。"《玉龙赋》亦强调关冲治壅热盛于三焦之证甚效。刺手少阳井穴关冲治头面部疾患，如眼（大眦）痛、咽喉痛（急性咽喉炎），点刺出血甚佳，其作用与液门相近。

照 海

【位置】 在足内侧面，内踝尖下方凹陷中。

【针法】 取双侧穴位，直刺约0.5寸，得气后施以提插捻转手法，强刺激，至咽喉部有感觉时停针，留针30分钟。每日1次，针刺时嘱患者做吞咽动作，一般即刻可觉症状减轻。若照海穴处有压痛则针刺效果尤佳。

【解析与经验】 本穴为八脉交会穴之一，通于阴跷脉，借任脉与肺经之列缺相交会，合用之能治肺、咽喉、胸膈等部疾病。《兰江赋》曰："痰涎壅塞及咽干，噤口喉风针照海，三棱出血刻时安。"《标幽赋》云："必准者，取照海治喉中之闭塞。"《针灸甲乙经》曰："咽干，照海主之。"本穴除治喉痛外亦能治痰壅噤口喉风，点刺出血，效果更佳。

廉 泉

【位置】 微仰头，在结喉的上方，当舌骨上缘凹陷处取穴。

【针法】 仰头斜刺，针尖从前下方向后上方直对脑户穴刺入，深3分~1寸，当咽喉疼痛部位有麻、胀感时，停止深入。针刺时嘱患者做吞咽动作，一般即刻可觉症状减轻。若照海穴处有压痛则针刺效果尤佳。留针30分钟，留针期间每隔5分钟行针1次，捻针时嘱患者做吞咽动作。

【解析与经验】 廉泉穴位于喉结部，系任脉和阴维脉之会穴，有清热利咽、消散郁结之作用。针感能达喉咽部、腮部和耳部，可直接作用于患部，是治疗咽喉、舌、气管疾患的要穴，对急性咽炎、慢性咽炎急性发作、扁桃体炎也有一定的疗效。

第二节 急性扁桃体炎

急性扁桃体炎是扁桃体的急性炎症，主要由细菌感染引起。急性扁桃体炎致病菌以溶血性链球菌为主，葡萄球菌、肺炎双球菌、流感杆菌及病毒也能致病，致病菌常寄生在健康人的口腔或扁桃体内，健康人抵抗力强，故不发作，当机体在受凉、劳累、烟酒过度或精神刺激等诱因作用下，抵抗力降低时，病菌大量产生，侵入扁桃体组织而引起发病。

本病以咽痛、高热、畏寒、扁桃体红肿增大为主要表现，甚者扁桃体化脓，咽痛在吞咽或咳嗽时加重，有的出现吞咽困难或向耳部放射，甚至言语含糊不清，幼儿常哭闹不安，因吞咽疼痛而拒食。本病起病急，畏寒，高热达39℃以上，伴有头痛、倦怠、食欲不振、全身酸痛。小儿可以出现昏睡、呕吐、腹泻、惊厥等神经、消化系统症状，呈急性病容，面颊潮红，口臭，苔厚。咽部检查可见黏膜充血，扁桃体红肿，严重的扁桃体呈圆形，散在大小脓肿，双侧下颌角淋巴结肿痛。实验室检查可发现血白细胞总数及中性粒细胞计数升高。急性扁桃体炎久治不愈，反复发作，亦可转为慢性扁桃体炎。

本病属于中医"乳蛾""喉蛾"等范畴，认为由风热时毒侵袭肺胃，加之火热挟痰所致。

治疗扁桃体炎常用之特效一针疗法穴位有少商、鱼际、液门、手三里、尺泽、合谷、商阳、耳背静脉等。

少 商

【位置】 大指内侧，去爪甲角如韭叶。在拇指桡侧距指甲角1分许。

【针法】 用三棱针点刺出血。男左手，女右手，重者两手齐刺。

【解析与经验】 少商点刺出血可宣泄肺热、开窍利咽，往往刺出血后患者咽喉部即有舒适之感，为治疗喉痹的要穴，详见本章第一节咽炎少商之"解析与经验"。

商 阳

【位置】 手大指、次指内侧，去爪甲角如韭叶。

【针法】 用三棱针点刺出血。男先左手，女先右手，病重者两手皆刺。

【解析与经验】 详见本章第一节咽炎商阳之"解析与经验"。

耳背静脉

【位置】 耳背部青筋即是。

【针法】 先用手轻揉患侧耳部，使之局部充血，再从耳后找明显之静脉，用毫针对准点刺，挤出3～5滴血，每日施行1次，两耳交替。

【解析与经验】 本方为刺络法，适用于实证和热证，具有泄热消肿、疏通经络的作用。由于太阳经至耳上，又少阳经绕耳，太阳主表，少阳主风，因此本穴善治表证及风证，治感冒、发烧、扁桃体炎及肿大、皮肤痒疹均甚效。

尺 泽

【位置】 屈肘横纹，筋骨罅陷中。

【针法】 毫针刺入1寸，强刺激强捻针，可较快止痛。或用三棱针点刺放血。嘱患者暴露手臂部位，对准尺泽穴附近之青筋（即血管），男取左，女取右，用三棱针点刺出血。

【解析与经验】 本穴为金之水穴，善于泄肺热，因此为治疗咽喉炎及扁桃体炎的特效穴。咽喉部为肺胃所属，点刺尺泽穴放血为较强之泻法，可起到泄热散邪、消肿止痛的作用。

鱼 际

【位置】 在拇指本节后凹陷处，约当第1掌骨中点桡侧，赤白肉际处。

【针法】 详见本章第一节咽炎少商之"针法"。

【解析与经验】 详见本章第一节咽炎少商之"解析与经验"。

液 门

【位置】 在第4、5指指缝间,当本节前。

【针法】 当小指与无名指歧缝间,握拳取穴。详见本章第一节咽炎液门之"针法"。

【解析与经验】 详见本章第一节咽炎液门之"解析与经验"。

手 三 里

【位置】 在前臂桡侧,握拳屈肘时,肱桡肌部呈凹陷处。

【针法】 单侧扁桃体炎针患侧手三里,双侧扁桃体炎针双侧手三里穴。毫针刺入1寸,得气后嘱患者吞咽口水。

【解析与经验】 手三里穴系手阳明大肠经腧穴,能疏风通络,清泄阳明。本穴是扁桃体炎的一个重要反应点,针刺本穴针感尤为强烈,治疗扁桃体炎有消炎止痛之功。

合 谷

【位置】 拇、食两指伸张时,当第1、2掌骨之中点,并合时,当最高点。

【针法】 以手平伸,大指、食指伸张分开,视其歧骨前(即第1、2掌骨),现微凹处是穴。亦有使患者5指并拢,在歧骨间有肌肉隆起,在肌肉隆起之最高点处下针。直刺,针尖偏向第2掌骨上方,针深5分~1寸。得气后强刺激,留针30分钟,中间每隔5~10分钟捻针1次,每日针刺1次。

【解析与经验】 急性扁桃体炎多由肺胃之火上升,风热之邪外乘,风火郁结于咽喉所致。针刺合谷能清泄阳明之热而散邪止痛。本穴为大肠经原穴,为增强免疫力的要穴。大肠经之支脉从缺盆上入颈,通过颈部入下齿龈,回过来绕至上唇,在人中交会,左至右,右至左,上挟鼻孔再与足阳明胃经交会,通过这个经络关系,整个头面皆为其治疗所及,所以《四总穴歌》说:"头面合谷收。"针刺本穴治疗齿、眼、鼻、喉各病,均有卓效。

治疗喉痛选穴以肺经及大肠经最多,患急性咽炎时,应注意休息、禁声,多饮水。

❋本章小结❋

喉痛急性者多与外感有关,首先以针肺经腧穴为主,在少商或商阳(大肠与肺

211

表里）点刺出血少许，即能立刻止痛。其次针肺经之鱼际或尺泽，皆能治外感喉痛。耳尖与太阳经主表有关，耳背静脉放血亦能治感冒喉痛。因肝经走喉咙内部（循喉咙之后，上入颃颡），慢性喉痛常取肝经太冲治之。液门为五官及外感要穴，古来素为治喉痛效穴，不论急慢性喉痛皆有效。

我治疗急性喉痛，多在少商、商阳点刺，或针鱼际、液门。鱼际配液门对急慢性喉痛皆有效，为我最常用之配伍。